名誉总主编　金世元　　总主编　梅全喜　　中成药实用手册丛书

外科及骨伤科
中成药实用手册

主　编　唐洪梅

副主编　苏芬丽　罗　骞　耿福能

编　委（以姓氏笔画为序）

苏芬丽　杨　莎　陈慕媛　罗　骞

耿福能　唐洪梅　富慧琴　廖小红

人民卫生出版社

图书在版编目（CIP）数据

外科及骨伤科中成药实用手册 / 唐洪梅主编 . —北京：人民卫生出版社，2018

（中成药实用手册丛书）

ISBN 978-7-117-26834-9

Ⅰ. ①外… Ⅱ. ①唐… Ⅲ. ①外科 - 中成药 - 用药法 - 手册②骨损伤 - 中成药 - 用药法 - 手册 Ⅳ. ①R287.2-62

中国版本图书馆 CIP 数据核字（2018）第 116735 号

| 人卫智网 | www.ipmph.com | 医学教育、学术、考试、健康，购书智慧智能综合服务平台 |
| 人卫官网 | www.pmph.com | 人卫官方资讯发布平台 |

中成药实用手册丛书
——外科及骨伤科中成药实用手册

主　　编：唐洪梅
出版发行：人民卫生出版社（中继线 010-59780011）
地　　址：北京市朝阳区潘家园南里 19 号
邮　　编：100021
E － mail：pmph @ pmph.com
购书热线：010-59787592　010-59787584　010-65264830
印　　刷：保定市中画美凯印刷有限公司
经　　销：新华书店
开　　本：850×1168　1/32　印张：11　插页：2
字　　数：285 千字
版　　次：2019 年 11 月第 1 版　2019 年 11 月第 1 版第 1 次印刷
标准书号：ISBN 978-7-117-26834-9
定　　价：39.00 元
打击盗版举报电话：010-59787491　E-mail：WQ @ pmph.com
质量问题联系电话：010-59787234　E-mail：zhiliang @ pmph.com

中成药实用手册丛书
编辑委员会

为《中成药实用手册丛书》而题

中成药是历代医家的用药精华应当继承发扬，加以提高。

丁酉年冬月金世元

前　言

　　中成药是中医药学宝库的重要组成部分,具有疗效确切,携带、使用方便,价格便宜等优点,长期以来在临床广泛使用,已成为当今防病治病不可缺少的药物类型,在国内外享有较高的声誉。中成药作为中医防治疾病的一个重要工具,对人体的效应具有两重性,即产生治疗作用的同时也会产生不良反应。医师在临床上若能合理使用中成药,就能在充分发挥其治疗作用的同时降低不良反应的发生概率,使患者早日康复。若医师不能正确合理地使用中成药,不仅达不到治疗疾病的目的,反而会造成不良反应的发生概率增加,在延误原有疾病治疗的同时引发新的疾病,有的甚至危及患者生命安全。

　　目前中成药的临床应用存在着一定的问题,不合理应用情况发生的比例仅次于抗生素类药物。据不完全统计,约有七成的中成药是西医医师为患者开出的,而其中大多数西医医师并没有系统学习过中医药的基础理论和中成药的相关知识,在应用中成药方面经验不足,又缺乏指导,因此,在处方中对中成药的使用存在许多不合理的地方,其中最主要的是没有辨证使用中成药,为此我们在深入学习国医大师金世元教授主编的《中成药的合理使用》专著的基础上,组织编写了这套适合于中西医临床医师阅读的《中成药实用手册丛书》,该套丛书共分《内科中成药实用手册》《外科及骨伤科中成药实用手册》《妇科中成药实用手册》《儿科中成药实用手册》《五官科中成药实用手册》五个分册。

　　本套丛书针对目前临床上不少中成药没有辨证使用、西医及老百姓不会使用中成药的问题,设计出中成药的【辨证要点】【临床应用】【不良反应】【注意事项】等栏目内容,特别是设置的【辨证要点】栏目,便于医师在中医辨证和西医诊断的基础上辨证使用中成药，突出病证结合、辨证论治的原则，对指导中成药的合理应用有重要的作用。同时为了方便西医临床医师和普通老百姓的阅读和参考，本套丛书按照现代医学病症分类，从内科用药、外科用药、骨伤科用药、妇科用药、儿科用药、眼科用药到肿瘤科用药等进行分类，几乎涵盖所有常见医学病症，并且在各科用药内容中对病症做了细分，如内科用药分为感冒类药、高热类药、暑湿类药、咳喘类药、脑卒中类药、高脂血症类药、胸痹类药、眩晕类药、头痛类药等。此外，在栏目设置上向现代医学重视的方面倾斜，如在【临床应用】【不良反应】和【注意事项】等栏目中都做了详细的介绍。这些对指导医师和患者临床安全、合理使用中成药具有较重要的参考价值。本套丛书可供临床医师、药师、护士、患者及药品监督和卫生行政管理部门、药品不良反应监测和研究机构、药品生产和经营企业等相关工作人员参考，亦可供医药院校学生阅读参考。

　　本套丛书的编写全面参考了国医大师金世元教授的《中成药的合理使用》中的精髓，我们又非常荣幸地邀请到金老担任本套丛书的编辑委员会名誉主任委员，同时也邀请金老为本套丛书的出版题词，在此我们全体编写人员向金老表示诚挚的谢意和崇高的敬意！本套丛书还参考了国内外杂志及著作，凡参考医药杂志的文献资料列入正文，部分正文中没有列出的参考文献的数据参考梅全喜主编的《新编中成药合理应用手册》。本套丛书在编写出版过程中得到了首都医科大学金世元国医大师传承工作室、四川好医生药业集团有限公司、北京四方中药饮片有限公司、北京盛世龙药业有限公司、北京万泰利克药业有限公司和盛实百草药业有限公司的大力支持，在此一并表示衷心感谢！

　　由于编者水平有限，加之时间仓促，书中难免出现错误和不足之处，希望广大读者给予批评指正。

梅全喜

2018 年 5 月 1 日

目 录

上篇　外科中成药

下篇　骨伤科中成药

上篇　外科中成药

　　中医外科学所指的外科疾病是指发于人体体表,一般肉眼可见,有形可征及需要以外治为主要疗法的疾病。如发生于肛肠、皮肤、男性前阴、乳房、外周血管等部位的疾病及跌扑闪挫、金刃损伤、水火烫伤、虫兽咬伤等导致的疾病。传统外科制剂通常可根据药物的功效分为以下几类:解毒消肿剂、生肌敛疮剂、清肠消痔剂、清热凉血剂、消核散结剂、活血通脉剂和息风解毒剂,而此种中医学分类方法很难作为西医临床医师和社会大众的用药参考。为了更好地服务于临床,满足中西医临床医师和社会大众的临床用药需要,本篇药物主要按照外科疾病发病部位,结合西医的疾病名称对外科制剂进行分类,分为皮肤外科用药、痔疮类药、乳腺增生类药、淋证类药、男科用药、肿瘤科用药六大类。其中皮肤外科用药涉及多种类型的皮肤科疾病,而疮疡、烧烫伤、蛇虫咬伤等疾病初始皆因皮肤受创所致,故将其也纳入皮肤外科用药范畴,以便于分类查询,据此该章药物分为疮疡类药,烧、烫伤类药,癣病类药,粉刺(痤疮)类药,皮肤瘙痒类药,湿疹类药,银屑病类药,白癜风类药,脱发病类药,蛇虫咬伤类药,其他类药。男科用药按照症状及发病部位分为遗精类药,阳痿、早泄类药,前列腺疾病类药。

皮肤外科用药

第一节 疮疡类药

　　疮疡是指各种致病因素侵袭人体后引起的一切体表化脓感染性疾病的总称,是中医外科范围中最普遍、最常见的疾病,包括急性疮疡和慢性疮疡两大类。急性疮疡一般认为是因感受热毒、火毒而发,临床最常见,多属阳证。而慢性疮疡大多因虚致病,常由内伤而引起,多属阴证。创伤出现感染以后,就形成了疮疡。一般"伤"在皮肤,出现感染后,伤口比较浅,感染也就比较轻,故称为"疡"。"创"在肌肉深处,感染以后脓血郁积较深,同时伴有红、肿、热、痛,故称为"疮"。疮疡包括体表上的肿疡及溃疡、痈、疽、疔疮、疖肿、流注、流痰、瘰疬及有关皮肤病的内容,具有发病迅速、部分病情较重等特点,在面部可引起疔疮走黄(西医称为败血症或脓毒败血症),在手、足易引起伤筋损骨的严重后果。

　　中医认为该病多因热毒侵袭,蕴于肌肤;或过食膏粱厚味、醇酒辛辣之品,致使脏腑蕴热,气血紊乱,壅滞不行,阻于经络,日久化热,火毒结聚,肉腐化脓而致。根据证型可分为热毒蕴结证、暑热浸淫证。热毒蕴结证主症为初起局部皮肤潮红,次日发生肿痛,根脚很浅,范围局限,多在 3cm 左右。轻者疖肿只有几个,较重者可多达数十个,可反复发作,缠绵不愈,或有发热、口渴、尿赤、便秘,苔黄,脉数。暑热浸淫证主症常因夏秋季节,暑热汗湿郁于肌肤而生痱子,经抓破染毒而形成疖,可伴有发热、口渴、小便短赤、大便秘结、苔腻、脉滑数。常用的两类制剂为解毒消肿剂和生肌敛疮剂。其中解毒消肿剂主要由清热解毒、消肿止痛药物组成,常用药物有金银花、连翘、蒲公英、大黄、黄芩、黄连、黄柏、苦参、栀子、白鲜皮、白芷、石菖蒲、雄黄等,适当配伍乳香、没药、赤芍、血竭等活血止痛药物,中成药可选用连翘败毒丸、清血内消丸、拔毒膏、伤疖膏、龙珠软膏、醒消丸、复方黄柏液;生肌敛疮剂主要由轻粉、红粉、煅石膏、煅龙骨等托毒祛腐生肌药物组成,配合使用清热解毒和活血化瘀药物,中成药可选用拔毒生肌散、九一散、生肌散、珍珠散、紫草软膏、生肌玉红膏。

九一散

Jiuyi San

《中华人民共和国药典》2015 年版一部

【药物组成】石膏(煅)、红粉。

【功能主治】提脓拔毒,去腐生肌。用于热毒壅盛所致的溃疡,症见疮面鲜活,脓腐将尽。

【辨证要点】溃疡:因热毒壅盛所致,症见疮面色鲜、脓液中等、有较少腐肉;体表急性化脓性疾病溃破后见上述症候者。

【剂型规格】散剂,每瓶装 1.5g。

【用法用量】外用。取本品适量均匀地撒于患处,对深部疮口及瘘管,可用含本品的纸捻条插入,疮口表面均用油膏或敷料盖贴。每日换药 1 次或遵医嘱。

【临床应用】临床用于治疗溃疡、慢性压疮等。①九一散合冰片末外敷治疗冻疮溃疡 58 例(愈合缓慢者 40 例,化脓感染者 18 例),痊愈 57 例,无效 1 例(治疗期间因工作关系反复下水,溃疡未结痂),治愈率为 98%[国医论坛,1989,5(17):36];②九一散治疗慢性压疮 14 例(Ⅱ期压疮 8 例,Ⅲ期 5 例,

Ⅳ期 1 例），治愈 12 例，未愈 2 例（1 例为Ⅲ期，1 例为Ⅳ期），治愈率为 85.7%［江苏中医，1994，15（1）：22］。

【不良反应】目前尚未检索到不良反应报道。

【注意事项】①慢性溃疡无脓者禁用；②孕妇慎用；③不可久用，不可内服；④若用药后出现皮肤过敏反应需及时停用；⑤忌食辛辣、油腻食物及海鲜等发物。

牛黄醒消丸

Niuhuang Xingxiao Wan

《中华人民共和国卫生部药品标准中药成方制剂第四册》

【药物组成】人工牛黄、人工麝香、乳香（制）、没药（制）、雄黄。

【功能主治】清热解毒，消肿止痛。用于痈疽发背、瘰疬流注、乳痈乳岩、无名肿毒。

【辨证要点】①痈疽：由热毒瘀滞肌肤所致的阳性疮疡，症见肌肤局部红赤、肿胀高凸、灼热、疼痛；体表急性感染性疾病见上述症候者。②发背：由热毒郁滞肌肤所致，症见肌肤局部红赤、肿胀高凸、有多个脓头、灼热、疼痛；西医的痈见上述症候者。③瘰疬：由痰瘀互结、热毒郁滞所致，症见颈项及耳前、耳后结核肿大，见于一侧或两侧，或颌下、锁骨上窝、腋部，一个或数个，成脓时皮色红、皮温高且有鸡啄样疼痛；淋巴结结核成脓见上述症候者。④流注：由痰瘀互结、热毒瘀滞肌肤所致，症见疮形高突、皮色红、皮温高且有鸡啄样疼痛，可见一处或多处发生；体表多发性脓肿成脓期见上述症候者。⑤乳痈：由痰气瘀结、热毒瘀滞所致，症见乳房肿胀疼痛、皮肤红热；乳腺炎见上述症候者。⑥无名肿毒：由痰瘀互结、热毒瘀滞所致，症见肢端关节红肿热痛、疼痛剧烈。

【剂型规格】丸剂，水丸，每瓶装 3g。

【用法用量】用黄酒或温开水送服。一次 3g,一日 1~2 次。患在上部,临睡前服;患在下部,空腹时服。

【临床应用】临床用于治疗痈疽、体表急性感染性疾病、急性乳腺炎、下肢丹毒、血栓外痔等。①治疗下肢丹毒 53 例,治愈 22 例,好转 25 例,无效 6 例,总有效率为 88.7%[上海中医药杂志, 2000, 34(7): 34]。②治疗血栓外痔 30 例,总有效率为 93.4%;其中单纯血栓外痔 17 例,痊愈 10 例,好转 6 例,无效 1 例;混合痔合并血栓外痔 13 例,痊愈 7 例,好转 5 例,无效 1 例[中成药, 2012, 34(12): 2460–2462]。

【不良反应】目前尚未检索到不良反应报道。

【注意事项】①孕妇禁用;②疮疡阴证者禁用;③脾胃虚弱、身体虚者慎用;④不宜长期使用;⑤若用药后出现皮肤过敏反应需及时停用;⑥忌食辛辣、油腻食物及海鲜等发物。

龙珠软膏

Longzhu Ruangao

《新药转正标准第 28 册》

【药物组成】人工麝香、硼砂、炉甘石(煅)、冰片、人工牛黄、珍珠(制)、琥珀、硇砂。

【功能主治】清热解毒,消肿止痛,祛腐生肌。用于疖、痈属热毒蕴结证,也可用于浅Ⅱ度烧伤。

【辨证要点】①疖:由热毒蕴结肌肤所致,症见红肿范围小于 3cm,灼热,疼痛,全身均可发生,一处或多处,或反复发作,2 天左右成脓溃破;毛囊炎、毛囊周围炎见上述症候者。②痈:由肌肤壅热所致,局部红肿高凸,范围多小于 9cm,皮温高,疼痛,2 周左右成脓,全身可有发热,舌红,苔黄,脉弦;体表急性化脓性疾病、急性淋巴结炎见上述症候者。③浅Ⅱ度烧伤:由水、火热源外袭所致,症见皮肤水疱,热痛,疱下肉色鲜红。

【剂型规格】软膏剂,每支装①10g;②15g。

【用法用量】外用。取适量药膏涂抹患处,或摊于纱布上贴患处,每日1次,溃前涂药宜厚,溃后涂药宜薄。

【临床应用】临床用于治疗化脓性毛囊炎、化脓性毛囊周围炎、体表急性化脓性疾病、急性淋巴结炎、浅Ⅱ度烧伤、带状疱疹继发化脓性皮肤病、炎性外痔、促进肛门术后创面愈合等。①四妙散加味联合龙珠软膏治疗痤疮120例,痊愈42例,显效56例,有效19例,无效3例,总有效率为97.5%〔山东中医杂志,2013,32(12):888-889〕。②多切口引流联合龙珠软膏纱条填塞治疗马蹄型肛痈120例,治愈116例,好转2例,未愈2例,治愈率为96.7%〔成都中医药大学学报,2013,36(2):54-55〕。③金玄痔科熏洗散联合龙珠软膏在肛瘘术后应用50例,治愈45例,好转4例,未愈并复发1例,治愈率为98%〔实用中西医结合临床,2013,13(8):57-58〕。④龙珠软膏治疗混合痔术后皮瓣水肿50例,水肿消除率治疗组为92%,治疗后痛、痒、干燥等症状的改善明显优于33%硫酸镁溶液〔新中医,2006,38(6):70-71〕。⑤龙珠软膏治疗耳鼻喉腔道皮肤感染43例,痊愈17例,显效13例,有效8例,无效5例,总有效率为88.4%〔世界最新医学信息文摘,2015,15(63):72〕。⑥地奥司明片、金玄痔科熏洗散熏洗,龙珠软膏、聚乙二醇4000散联合用药治疗痔疮、肛门病手术后并发症60例,治愈率、总有效率分别为58.3%和91.7%〔中国实用外科杂志,2009,29(2):20-22〕。⑦龙珠软膏联合消痔灵注射治疗陈旧性肛裂109例,术后随访1~3年,肛门功能均正常,治愈108例,治愈率为99.1%;创面手术愈合时间为(5±1)天,为传统手术治疗愈合时间的1/4;无术后疼痛、术后出血和排便困难〔现代医药卫生,2012,28(9):1318,1320〕。

【不良反应】有文献报道,用药过程中出现皮肤瘙痒,但皮肤无红肿,继续用药,瘙痒消除〔山东中医杂志,2013,32(12):888-889〕。

【注意事项】①孕妇禁用；②疮疡阴证者禁用；③不可久用，不可内服；④若用药后出现皮肤过敏需及时停用；⑤忌食辛辣、油腻食物及海鲜等发物。

生肌散

Shengji San

《中华人民共和国卫生部药品标准中药成方制剂第六册》

【药物组成】象皮（滑石烫）、乳香（醋炙）、没药（醋炙）、血竭、儿茶、冰片、龙骨（煅）、赤石脂。

【功能主治】解毒生肌。用于疮疖久溃，腐肉不生，久不收口。

【辨证要点】溃疡：由热毒壅盛，日久气血耗伤所致，症见疮面脓液将尽、新肉未生、久不收口，舌质黯红，脉细数；体表溃疡慢性期见上述症候者。

【剂型规格】散剂，每瓶装3g。

【用法用量】外用。取本品少许，薄撒于患处。

【临床应用】临床用于治疗体表溃疡、压疮、下肢慢性溃疡、开放性骨折创面溃疡、术后创面愈合、糖尿病足。①107例压疮患者随机分为治疗组55例和对照组52例，治疗组患者采用生肌散治疗压疮，对照组患者采用常规方法治疗压疮，结果治疗组治愈16例，好转28例，有效9例，无效2例，总有效率为96.36%，高于对照组的71.15%［陕西中医，2016，37（10）：1386-1387］；②生肌散治疗压疮52例，治愈33例，好转13例，无效6例，总有效率为88.5%［中医药导报，2005，11（4）：53-54］；③生肌散联合庆大霉素治疗慢性下肢溃疡40例，治疗天数为9~43天，治愈率为100%［中国误诊学杂志，2010，10（10）：2447-2448］；④50例阑尾切除术术后切口感染患者随机分成治疗组、对照组各25例，在相同的外科常规处理后，治疗组采用生肌散外敷治疗,对照组采用生理盐水治疗,结果治疗组创面肉芽长出天数和平均愈合时间均优于对照组[中医药临床杂志,2016,28(2):229-231];⑤生肌散对痔疮、肛周脓肿和肛瘘术后患者创口愈合有较好的作用,并可明显减轻患者疼痛[实用中西医结合临床,2011,11(4):38-39];⑥在常规活血消炎治疗的基础上,用生肌散治疗伤口经久不愈66例,治愈43例,显效12例,好转9例,无效2例,总有效率为97.0%[辽宁中医药大学学报,2007,9(1):94-95];⑦26例糖尿病足患者创面予以生肌散外敷,每日1次,治疗时间为20天~3个月,结果治愈17例,好转7例,无效2例(最后截趾),总有效率为92.31%[四川中医,2008,26(6):97]。

【不良反应】目前尚未检索到不良反应报道。

【注意事项】①肿疡未溃、溃疡腐肉未尽者禁用;②若用药后出现皮肤过敏反应需及时停用;③不可内服;④忌食辛辣、油腻食物及海鲜等发物。

生肌玉红膏

Shengji Yuhong Gao

《中华人民共和国卫生部药品标准中药成方制剂第一册》

【药物组成】轻粉、紫草、白芷、当归、血竭、甘草、虫白蜡。

【功能主治】解毒消肿,生肌止痛。用于疮疡肿痛,乳痈发背,溃烂流脓,浸淫黄水。

【辨证要点】①疮疡:由于热毒壅盛所致,症见疮面脓液渗出、脓腐将尽或久不收口,舌质红,脉滑数;体表急性化脓性疾病溃后见上述症候者。②乳痈:由于乳络不通,瘀久化热,热盛肉腐所致,症见肿消痛减、脓水将尽;急性化脓性乳腺炎溃后见上述症候者。

【剂型规格】软膏剂,每盒装12g。

【用法用量】疮面洗清后外涂本膏,一日 1 次。

【临床应用】临床用于治疗疮疡、乳痈、创伤性皮肤缺损等。①生肌玉红膏促进下肢慢性溃疡愈合 127 例,痊愈 35 例,显效 60 例,有效 31 例,无效 1 例,总有效率为 99.2%［北京中医药, 2012, 31（11）: 803-804］；②治疗静脉性溃疡 20 例,结果经本品处理 1 个疗程后面积≥30cm^2 的周围明显长出新鲜的肉芽组织,创面明显缩小,创面 <2cm^2 的基本痊愈［中国民间疗法, 2010, 18（4）: 20］；③外敷生肌玉红膏治疗糖尿病足 28 例,治愈 17 例,显效 6 例,有效 3 例,无效 2 例,总有效率为 92.9%［新中医, 2013, 45（11）: 87-88］；④生肌玉红膏促进肛门疾病术后创面修复 98 例,痊愈 56 例,显效 38 例,有效 4 例,总有效率为 100%［湖南中医杂志, 2006, 22（6）: 44-45］。

【不良反应】有报道使用本品致过敏性药疹［中医外治杂志, 2011, 20（1）: 11］。

【注意事项】①孕妇慎用；②溃疡脓腐未清者慎用；③若用药后出现皮肤过敏反应需及时停用；④不可内服,不可久用；⑤忌食辛辣、油腻食物及海鲜等发物。

伤疖膏

Shangjie Gao

《中华人民共和国药典》2015 年版一部

【药物组成】黄芩、连翘、生天南星、白芷、冰片、薄荷脑、水杨酸甲酯。

【功能主治】清热解毒,消肿止痛。用于热毒蕴结肌肤所致的疮疡,症见红、肿、热、痛、未溃破。亦用于乳腺炎、静脉炎及其他皮肤创伤。

【辨证要点】①疮疡:由热毒蕴结肌肤所致,症见局部红赤,肿胀高凸,灼热,疼痛；体表急性感染性疾病见上述症候者。

②乳痈：由乳络不通，热毒蕴结所致，症见乳房肿胀疼痛，皮肤微红，肿块或有或无，或乳汁不畅，舌红，苔薄黄或黄腻，脉弦数；急性乳腺炎见上述症候者。③恶脉：由下肢浅静脉瘀滞不通，热毒蕴结所致，症见局部红肿热痛；下肢静脉曲张见上述症候者。

【剂型规格】橡胶膏剂，①5cm×6.5cm；②5cm×7cm；③7cm×10cm。

【用法用量】外用。贴于患处，每日更换 1 次。

【临床应用】临床用于治疗疮疡、乳痈、恶脉等。

【不良反应】目前尚未检索到不良反应报道。

【注意事项】①疮疡阴证者禁用；②孕妇慎用；③皮肤过敏者慎用；④不可内服；⑤忌食辛辣、油腻食物及海鲜等发物。

连翘败毒丸

Lianqiao Baidu Wan

《中华人民共和国卫生部药品标准中药成方制剂第二十册》

【药物组成】连翘、金银花、苦地丁、天花粉、黄芩、黄连、黄柏、大黄、苦参、荆芥穗、防风、白芷、羌活、麻黄、薄荷、柴胡、当归、赤芍、甘草。

【功能主治】清热解毒，散风消肿。用于脏腑积热，风热湿毒引起的疮疡初起，红肿疼痛，憎寒发热，风湿疙瘩，遍身刺痒，大便秘结。

【辨证要点】疮疡：由风热毒邪蕴结肌肤所致，症见肌肤红赤、肿胀、微热、疼痛，舌尖红，脉浮数；体表急性感染性疾病见上述症候者。

【剂型规格】丸剂，水丸每 100 粒重 6g。

【用法用量】口服。水丸，一次 6g，一日 2 次。

【临床应用】临床用于治疗疮疡、急性荨麻疹等。

【不良反应】文献报道,服用本品可致药疹[吉林中医药,2010,30(7):595–596]及亚急性重型药物性肝炎[中国社区医师,2008,24(4):32–33]。

【注意事项】①孕妇禁用;②疮疡阴证者慎用,其症见疮疡起病较缓、局部漫肿、不痛或隐痛、皮色不变不热;③肝功能不良者在医师指导下使用;④忌食辛辣、油腻食物及海鲜等发物。

拔毒膏

Badu Gao

《中华人民共和国药典》2015 年版一部

【药物组成】金银花、连翘、大黄、桔梗、地黄、栀子、黄柏、黄芩、赤芍、当归、川芎、白芷、白蔹、木鳖子、蓖麻子、玄参、苍术、蜈蚣、樟脑、穿山甲、没药、儿茶、乳香、红粉、血竭、轻粉。

【功能主治】清热解毒,活血消肿。用于热毒瘀滞肌肤所致的疮疡,症见肌肤红、肿、热、痛,或已成脓。

【辨证要点】疮疡:由热毒瘀滞肌肤所致,症见肌肤红赤、肿胀高凸、灼热、疼痛,或局部波动感、跳痛、全身发热;体表急性化脓性疾病见上述症候者。

【剂型规格】黑膏药,每张净重 0.5g。

【用法用量】加热软化,贴于患处。隔日换药 1 次,溃脓时每日换药 1 次。

【临床应用】临床用于治疗疮疡、体表急性化脓性疾病、慢性化脓性骨髓炎、小儿肛瘘、甲沟炎、外伤及感染性皮肤病。

【不良反应】目前尚未检索到不良反应报道。

【注意事项】①肿疡未成脓者禁用;②孕妇慎用;③本品为外用药,不可内服;④本品含红粉、轻粉、木鳖子,不可久用;⑤若用药后出现皮肤过敏反应需及时停用;⑥忌食辛辣、油腻食物及海鲜等发物。

拔毒生肌散

Badu Shengji San

《国家中成药标准汇编外科妇科分册》

【药物组成】黄丹、红粉、轻粉、龙骨（煅）、炉甘石（煅）、石膏（煅）、冰片、虫白蜡。

【功能主治】拔毒生肌。用于溃疡阳证已溃，脓腐未清，久不生肌。

【辨证要点】溃疡：由火热壅盛，热盛肉腐所致，症见疮面脓液稠厚、腐肉不脱，舌质黯红，脉滑；体表急性化脓性疾病见上述症候者。

【剂型规格】散剂，每瓶装3g。

【用法用量】外用适量。撒布患处，或以膏药护之。每日换药1次。

【临床应用】临床用于治疗糖尿病足、术后伤口不愈合、宫颈糜烂、四肢感染不愈合创口等疾病［世界中医药，2016，11（7）：1381-1383］。①糖尿病足：糖尿病足感染性溃疡52例，按Wagner分级标准，2级16例，3级30例，4级6例，疗程为30天，治愈15例，显效30例，有效5例，无效2例，总有效率为96.2%［湖北中医杂志，2013，35（4）：50-51］；②术后伤口不愈合：治疗跟骨骨折术后伤口不愈合56例，伤口不愈合时间在14~35天，用药14天，治愈26例，显效15例，有效9例，无效6例，总有效率为89.3%［内蒙古中医药，2014，33（17）：38-39］；③宫颈糜烂：治疗宫颈糜烂50例，患者病程为3个月~8年，宫颈糜烂Ⅲ度20例，Ⅱ度25例，Ⅰ度5例，用药7天后，治愈31例，好转15例，无效4例，总有效率为92%［新疆中医药，1998，16（3）：19-20］；④四肢感染不愈合：治疗四肢感染不愈合患者34例，治愈23例，显效6例，有效3例，无效2例，总有效率为

94.1%［特别健康，2014，2（2）：350］。

【不良反应】目前尚未检索到不良反应报道。

【注意事项】①孕妇禁用；②溃疡无脓者禁用；③溃疡过大、过深者不可久用；④皮肤过敏者慎用；⑤不可内服，不可久用；⑥忌食辛辣、油腻食物及海鲜等发物。

珍珠散

Zhenzhu San

《中华人民共和国卫生部药品标准中药成方制剂第一册》

【药物组成】石决明（煅）、龙骨（煅）、白石脂（煅）、石膏（煅）、冰片、珍珠、麝香。

【功能主治】祛腐生肌，收湿敛疮。用于溃疡溃烂，流脓溢水，新肉不生，久不收口。

【辨证要点】溃疡：多由热毒蕴结所致，症见疮面色鲜、脓腐将尽、新肉未生；体表溃疡见上述症候者。

【剂型规格】散剂，每瓶装1.5g。

【用法用量】外用。取药粉适量，敷患处。

【临床应用】临床用于治疗溃疡、慢性非特异性溃疡性结肠炎、烫伤等。①倍连膏合珍珠散治疗放疗后皮肤并发症27例，治愈23例，有效4例，总有效率为100%［山东中医杂志，2004，23（2）：86-87］。②治疗口腔溃疡105例，其中复发性口腔溃疡51例，治愈46例，有效4例，无效1例，总有效率为98.04%；创伤性口腔溃疡32例，治愈28例，有效4例，总有效率为100%；其他原因所致溃疡22例，治愈16例，有效5例，无效1例，总有效率为95.45%［黑龙江医药科学，2002，25（4）：33］。③治疗慢性皮肤溃疡100例，100例患者均治愈，其中换药1~2次创面愈合25例，3~5次35例，6~8次30例，9~10次6例，10次以上4例。溃疡面积在10cm²以内者，敷药1~2次即愈；溃疡面积在 30cm^2 以内者，敷药 4~5 次即愈［新中医，2007，39（3）：60］。④珍珠散联合红霉素软膏治疗烧烫伤感染患者 75 例，疼痛评分（1.83±0.11）分，换药次数（8.34±2.63）次，伤口愈合时间（9.23±3.02）天，其疗效明显优于庆大霉素纱布包扎伤口的治疗效果［湖北中医杂志，2014，36（8）：43］。⑤62 例烫伤肉芽创面患者予外用珍珠散治疗，治愈率达 90.3%，总有效率为 96.8%［四川中医，2004，22（5）：80］。

【不良反应】目前尚未检索到不良反应报道。

【注意事项】①肿疡未溃、溃疡腐肉未尽者禁用；②孕妇慎用；③若用药后出现皮肤过敏反应需及时停用；④不可内服；⑤忌食辛辣、油腻食物及海鲜等发物。

复方黄柏液涂剂（复方黄柏液）

Fufang Huangbaiye Tuji（Fufang Huangbai Ye）

《中华人民共和国药典》2015 年版一部

【药物组成】连翘、黄柏、金银花、蒲公英、蜈蚣。

【功能主治】清热解毒，消肿祛腐。用于疮疡溃后，伤口感染，属阳证者。

【辨证要点】疮疡：由热毒、火毒引起，症见局部红、肿、热、痛，溃后脓液稠厚，或外伤所致溃疡，可伴发热、口渴、苔黄、脉数；软组织急性化脓性感染溃后见上述症候者。

【剂型规格】洗剂，每瓶装①20ml；②100ml；③120ml；④150ml。

【用法用量】外用。浸泡纱布条外敷于感染伤口内，或破溃的脓肿内。若溃疡较深，可用直径 0.5~1.0cm 的无菌胶管，插入溃疡深部，以注射器抽取本品进行冲洗。用量一般 10~20ml，每日 1 次；或遵医嘱。

【临床应用】临床用于外伤感染、外伤愈合、皮肤疾病、妇科疾病、肛肠疾病、泌尿系统疾病等［中国新药杂志，2014，23（3）：308-312，337］。①外科疾病：A. 外伤感染。治疗软组织感染破溃后形成的溃疡及外伤感染（包括手术切口感染）所形成的溃疡及窦道305例，有效率为97.7%［中药新药及临床药理，1997，8（1）：12-14］。B. 外伤愈合。治疗尖锐湿疣激光术后伤口愈合40例，术后4、7和14天总有效率分别为40%、62.5%和97.5%［实用药物与临床，2011，14（3）：260-261］。C. 糖尿病足溃疡。252例糖尿病足溃疡患者随机分为试验组和对照组各126例，两组患者均采用标准化创面处理，试验组在此基础上局部应用复方黄柏液冲洗及浸润，对照组用生理盐水冲洗，治疗8周。240例患者完成了该试验（每组各120例），试验组患者在缩小溃疡面积、降低炎症相关指标（白细胞、中性粒细胞百分比、血沉、C反应蛋白）及临床总有效率方面均优于对照组［中国实验方剂学杂志，2016，22（4）：159-163］。②皮肤疾病：A. 湿疹。联合氦氖激光治疗肛周湿疹，有效率为91.61%［中国误诊学杂志，2012，12（1）：53］。B. 带状疱疹。更昔洛韦治疗的同时配合复方黄柏液冷湿敷物理治疗带状疱疹，同时以仅用更昔洛韦治疗作为对照，结果治疗组总有效率为93.75%，高于对照组的68.75%，治疗组止痛时间、结痂时间、脱痂时间均优于对照组［皮肤病与性病，2011，33（3）：169-170］。C. 压疮。68例压疮溃疡期患者应用复方黄柏液和鸡蛋内膜贴于压疮患处进行对比研究，发现复方黄柏液治疗溃疡期压疮总有效率为100%，鸡蛋内膜总有效率为52.9%［河南中医，2000，20（6）：65］。D. 面部糖皮质激素依赖性皮炎。用1%吡美莫司联合复方黄柏液治疗面部糖皮质激素依赖性皮炎，结果治疗组有效率为86.67%，高于对照组的16.67%，主要表现为红斑、丘疹、干燥、脱屑的患者反应良好，治疗后皮损积分下降明显［湖北医药学院学报，2011，30（5）：537-538］。E. 剥脱性角质松解症。联合维生素B_{12}治疗剥脱性角质松解症75例，痊愈率为92%，总有效率为100%［潍坊医学院学报，2012，34（3）：217-218］。

F. 葡萄球菌性烫伤样皮肤综合征。葡萄球菌性烫伤样皮肤综合征患者在常规抗生素全身治疗的基础上，试验组 55 例，用复方黄柏液湿敷治疗；对照组 55 例，用乳酸依沙吖啶溶液湿敷治疗。试验组症状改善时间及平均住院时间均短于对照组［实用药物与临床，2011，14（4）：349-350］。③妇科疾病：A. 宫颈糜烂。应用复方黄柏液治疗宫颈糜烂，10 天治愈率为 93.30%，最后 4 例乳突型糜烂患者继续治疗 1 周治愈率为 6.70%［江西医学院学报，2003，43（6）：97-98］。B. 阴道炎。应用复方黄柏液治疗阴道炎的总有效率为 93.40%，疗效显著［中华临床医药杂志，2003，4（68）：235-236］。C. 其他妇科疾病。治疗会阴切口愈合不良的初产妇，临床证明复方黄柏液对蒂宽≤5mm 的肉芽组织愈合不良的会阴切口有促进愈合的作用［广东医学院学报，2006，24（2）：177-178］；治疗会阴伤口感染 30 例，均有会阴切口感染裂开和脓性分泌物，用药后立即感觉疼痛减轻，分泌物减少，5~7 天伤口愈合［咸宁学院学报，2005，19（5）：417-418］。④肛肠疾病：A. 溃疡性结肠炎。96 例溃疡性结肠炎患者随机分为 A、B 两组，各 48 例。A 组给予复方黄柏液、锡类散加 0.9% 氯化钠注射液保留灌肠，B 组给予柳氮磺吡啶加入 0.9% 氯化钠注射液保留灌肠，疗程结束后按 Clamp 及 Softley 评分系统评价效果。结果 A 组疗效优于 B 组［中国中医急症，2011，20（8）：1343-1344］。B. 溃疡性直肠炎。40 例溃疡性直肠炎患者经复方黄柏液保留灌肠治疗后，腹痛、腹泻与里急后重、黏液脓血便的症状消失率分别为 71.43%、75.82% 和 80.95%［中西医结合研究，2011，3（5）：246-247］。C. 肛肠疾病术后。用复方黄柏液治疗肛肠疾病手术的患者，包括痔、肛瘘、肛裂、肛周湿疹（包括左下腹造口周围湿疹 2 例）、肛门瘙痒用医用脱脂棉浸蘸药物原液湿敷患处，结果显示复方黄柏液对肛肠疾病临床症状及体征的改善较早，能促进创口愈合时间［中华现代中西医杂志，2009，7（1）：39-41］。

【不良反应】文献报道使用复方黄柏液湿敷致过敏反应 1 例［皮肤病与性病，2015，37（2）：124］。

【注意事项】①孕妇慎用;②使用本品前应注意按常规换药法清洁或清创病灶;③忌食辛辣、油腻食物或海鲜等发物;④开瓶后不宜久存。

清血内消丸

Qingxue Neixiao Wan

《中华人民共和国卫生部药品标准中药成方制剂第四册》

【药物组成】金银花、连翘、栀子(姜炙)、拳参、大黄、蒲公英、黄芩、黄柏、木通、玄明粉、赤芍、乳香(醋炙)、没药(醋炙)、桔梗、瞿麦、玄参、薄荷、雄黄、甘草。

【功能主治】清热祛湿,消肿败毒。用于脏腑积热,风湿热毒引起的疮疡初起、红肿坚硬、痈疽不休、憎寒发热、二便不利。

【辨证要点】疮疡:由风湿热毒瘀滞肌肤所致,初起症见局部红赤、肿胀、灼热、疼痛、触之痛甚,无波动,全身可有发热,二便不利;体表急性感染性疾病见上述症候者。

【剂型规格】丸剂,每100粒重6g。

【用法用量】口服。一次6g,一日3次。

【临床应用】临床用于疮疡。

【不良反应】目前尚未检索到不良反应报道。

【注意事项】①孕妇禁用;②疮疡阴证者禁用;③不可久用;④忌食辛辣、油腻食物及海鲜等发物。

紫草软膏

Zicao Ruangao

《中华人民共和国药典》2015年版一部

【药物组成】紫草、当归、防风、地黄、白芷、乳香、没药。

【功能主治】化腐生肌,解毒止痛。用于热毒蕴结所致的溃疡,症见疮面疼痛、疮色鲜活、脓腐将尽。

【辨证要点】溃疡:因热毒蕴结肌肤所致,症见疮色鲜活、疼痛、脓腐将尽;体表溃疡见上述症候者。

【剂型规格】软膏剂,每支装 10g。

【用法用量】外用,摊于纱布上贴患处,每隔 1~2 日换药1 次。

【临床应用】临床用于治疗溃疡、痔疮、痔瘘术后、烧、烫伤、耳前瘘。①治疗甲床缺损患者 124 例,其中Ⅰ度缺损 41 指,Ⅱ度缺损 73 指,Ⅲ度缺损 6 指,Ⅳ度缺损 4 指,结果 124 例指甲床缺损区创面全部愈合,指甲全部再生[中国中医急症,2010,19(12):2151-2152]。②紫草软膏外敷治疗经外周置入中心静脉导管致静脉炎 25 例,痊愈 15 例,显效 7 例,有效 3 例,总有效率为 100%[中国药房,2010,21(47):4495-4497]。③采用紫草软膏联合封闭和冰敷治疗抗癌药渗漏 52 例,总有效率为 100%,治愈率为 71.15%,提示能有效防治抗癌药物渗漏引起组织损伤的发生[山东医药,2010,50(36):65-66]。④以补液抗感染为基础,配合紫草软膏外敷治疗烧烫伤患者 30 例,其中热水烫伤 20 例,火烧伤 6 例,其他原因烧伤 4 例,部位多位于手、足踝部,均为轻度烧伤,Ⅰ度 5 例,浅Ⅱ度 17 例,深Ⅱ度 8 例,结果治愈 16 例,好转 13 例,无效 1 例,总有效率为 96.7%[河北中医,2006,28(7):519]。⑤紫草软膏油纱条局部换药治疗先天性耳前瘘管感染化脓 38 例,均取得满意疗效[辽宁中医学院学报,2005,7(5):477]。

【不良反应】目前尚未检索到不良反应报道。

【注意事项】①肿疡未溃、溃疡腐肉未尽者禁用;②孕妇慎用;③若用药后出现皮肤过敏反应需及时停用;④不可内服;⑤忌食辛辣、油腻食物及海鲜等发物。

醒消丸

Xingxiao Wan

《中华人民共和国卫生部药品标准中药成方制剂第十册》

【**药物组成**】麝香、乳香（制）、没药（制）、雄黄。

【**功能主治**】活血消肿，止痛。用于痈疽肿毒、坚硬疼痛。

【**辨证要点**】痈疽：由热毒瘀滞肌肤所致的阳性疮疡，症见肌肤局部红赤、肿胀高凸、灼热、疼痛；体表急性感染性疾病见上述症候者。

【**剂型规格**】丸剂，每100粒重6g。

【**用法用量**】用黄酒或温开水送服。一次1.5~3g，一日2次。

【**临床应用**】临床用于治疗痈疽、体表急性感染性疾病。应用醒消丸治疗乳腺增生疾病，取得良好效果［全国中成药学术研讨会论文汇编，1994（1）：79］。

【**不良反应**】目前尚未检索到不良反应报道。

【**注意事项**】①孕妇禁用；②疮疡阴证者慎用；③脾胃虚弱、身体虚者慎用；④不宜长期使用；⑤若用药后出现皮肤过敏反应需及时停用；⑥忌食辛辣、油腻食物及海鲜等发物。

第二节　烧、烫伤类药

烧、烫伤是因热力（火焰，灼热的气体、液体或固体）、电能、化学物质、放射线等作用于人体而引起的一种局部或全身急性损伤性疾病。在古代，一般以火烧和汤烫者居多，故又称为水火烫伤、汤泼火伤、火烧疮、汤火疮、火疮等。由于现代科学技术的发展，出现了化学烧伤、放射性烧伤、电击伤等。现代医学认为高温可直接造成局部组织细胞损害，发生变质、坏死，甚至炭化。大面积严重烧伤可引起全身性变化，早期可因大量体液丢失和剧烈疼痛引起休克。在体液回收期和焦痂脱落期细菌感染可引起脓毒败血症。创面修复愈合可形成大量瘢痕或形成顽固性溃疡。

中医认为烧、烫伤主要是因火毒炽盛，伤津耗液，损伤阳气，致气阴两伤；或因火毒侵入营血，内攻脏腑，导致脏腑失和，阴阳平衡失调，重者可致死亡。治疗则应以清热、解毒、滋阴为主，严重者需回阳救逆、凉血清营治疗。外用药物治疗，对于Ⅰ度、浅Ⅱ度、深Ⅱ度烫伤主要以保护皮肤为主，用各种油质敷料覆盖伤口表面，促进烧伤创面的愈合。严重烧伤需要控制感染、保护创面、切痂植皮、防治并发症等。

创灼膏

Chuangzhuo Gao

《中华人民共和国卫生部药品标准中药成方制剂第六册》

【药物组成】石膏（煅）、炉甘石（煅）、甘石膏粉苍术、木瓜、防己、黄柏、延胡索（醋制）、郁金、虎杖、地榆、炉甘石（煅）、白及、冰片。

【功能主治】排脓，拔毒，去腐，生肉，长肉。用于烧伤、烫伤、挫裂创口、老烂脚、压疮、手术后创口感染、冻疮溃烂、慢性湿疹及常见疮疖。

【辨证要点】①烧伤：由水、火等外来性热源所致，症见局部皮肤潮红疼痛，或有水疱，若表皮脱落，则疱下肉色鲜红；浅Ⅱ度烧伤见上述症候者。②冻疮：由寒冷外袭、经脉瘀滞化热所致，症见暴露局部肤色红、灼热疼痛。③压疮：由长期受挤压、气血瘀滞、肌肤失养所致，症见受压部位溃破、疮面经久不愈或有疼痛。④慢性湿疹：湿疹失治、误治长期未愈者，症见局部渗液、肿痛。

【剂型规格】软膏剂，每支装35g。

【用法用量】外用。涂敷患处,如分泌物较多,每日换药1次;分泌物较少,每2~3日换药1次。

【临床应用】临床用于治疗烧伤、冻疮、压疮、慢性湿疹、小儿湿疹、带状疱疹等。①创面浸泡结合创灼膏治疗烧伤400例,治愈率为100%。其中烧伤面积≤5%者158例,6%~20%者233例,21%~45%者9例;烧伤深度以浅Ⅱ度为主270例,平均治愈天数为6.7天;以深Ⅱ度为主103例,平均治愈天数为17.7天;以Ⅲ度为主27例,平均治愈天数为38.5天[中医外治杂志,1999,8(5):10-11]。②创灼膏治疗7种儿童皮肤病:婴儿湿疹53例,痊愈38例,显效10例,好转3例,无效2例;寻常性银屑病8例,痊愈6例,显效1例,好转1例;虫咬皮炎5例,痊愈5例;接触性皮炎5例,痊愈5例;冻疮4例,痊愈1例,显效2例,无效1例;疖10例,痊愈5例,显效2例,好转2例,无效1例;脓疱疮11例,痊愈5例,显效2例,好转2例,无效2例[中国皮肤性病学杂志,2000,14(2):101]。③紫外线负离子喷雾与创灼膏治疗带状疱疹122例,痊愈100例,显效18例,总有效率为96.7%[山东医药,2002,42(12):63]。④创灼膏治疗18例(共31处)Ⅱ~Ⅳ期压疮患者,其中Ⅱ期压疮6处,Ⅲ期压疮23处,Ⅳ期压疮2处,经治疗后,痊愈22处,好转6处,有效1处,无效2处,总有效率为93.55%;6处Ⅱ期压疮中,5处使用创灼膏7天后痊愈,1处好转;23处Ⅲ度压疮中,使用创灼膏6~14天后17处创面愈合,4处好转,2处无效[护理实践与研究,2008,5(4):13-14]。⑤采用中西医结合方法,将创灼膏用于糖尿病足溃疡的治疗,26例患者在30天内痊愈20例,治愈率为76.92%;溃疡面明显缩小6例,有效率为23.08%[西部医学,2012,24(5):916-917]。

【不良反应】目前尚未检索到不良反应报道。

【注意事项】①烧、烫伤感染者禁用;②不可内服;③若用药后出现皮肤过敏反应需及时停用;④忌食辛辣、油腻食物及海鲜等发物。

京万红软膏

Jingwanhong Ruangao

《中华人民共和国药典》2015年版一部

【药物组成】地榆、地黄、当归、桃仁、黄连、木鳖子、罂粟壳、血余炭、棕榈、半边莲、土鳖虫、白蔹、黄柏、紫草、金银花、红花、大黄、苦参、五倍子、槐米、木瓜、苍术、白芷、赤芍、黄芩、胡黄连、川芎、栀子、乌梅、冰片、血竭、乳香、没药。

【功能主治】活血解毒,消肿止痛,去腐生肌。用于轻度水、火烫伤、疮疡肿痛、创面溃烂。

【辨证要点】①烧、烫伤:由外来性热源损伤所致,症见局部皮肤色红或起水疱,或疱下基底部皮色鲜红,疼痛;Ⅰ度、浅Ⅱ度烧、烫伤见上述症候者。②疮疡:由热毒瘀滞或热盛肉腐所致,局部红肿热痛、日久成脓、溃破;体表急性化脓性感染见上述症候者。

【剂型规格】软膏剂,①每支装10g;②每支装20g;③每瓶装30g;④每瓶装50g。

【用法用量】用生理盐水清理创面,涂敷本品或将本品涂于消毒纱布上,敷盖创面,用消毒纱布包扎,一日1次。

【临床应用】临床用于烧、烫伤,疮疡,压疮,带状疱疹,冻疮,新生儿尿布皮炎,日晒伤,放射性皮肤损伤等。①皮肤烧烫伤:碘附京万红软膏混合剂包扎治疗小面积Ⅱ度烧伤96例,显效79例,有效16例,瘢痕增生明显1例,总有效率为99.0%〔中外医疗,2012(9):104〕。②皮肤创伤:京万红软膏治疗皮肤挫擦伤88例,7天内痊愈60例,14天内痊愈23例,28天愈合5例,总有效率为100%〔海南医学,2008,19(11):53-54〕。③日晒伤:京万红软膏治疗日晒伤59例,其中轻度日晒伤17例,3天痊愈;中度日晒伤33例,7天症状消失;重度日晒伤9例,10天症状消失〔实用中医药杂志,2007,23(4):242〕。

④压疮：京万红软膏联合济安舒能治疗Ⅱ、Ⅲ期压疮 30 例，有效率为 86.6%［河南职工医学院学报，2013（3）：278-279］。⑤肿瘤放疗性皮肤损伤：京万红软膏治疗乳腺癌放射性皮肤损伤 17 例，患者的病情得到有效控制，患者的损伤等级得到了有效的控制［临床合理用药，2016，9（6A）：83-84］。⑥带状疱疹：京万红软膏治疗带状疱疹 48 例，用药后 48 小时内疼痛缓解或消失，4~5 天后皮疹结痂，约 7 天后痊愈［中国民间疗法，2004，12（5）：46］。⑦新生儿尿布皮炎：京万红软膏治疗新生儿尿布皮炎 60 例，用其外涂患处，涂布厚度小于 1mm，2~3h/ 次，痊愈率 71.7%，总有效率为 88.3%［中国医学工程，2012，20（1）：94-94］。⑧痤疮（粉刺）：京万红软膏治疗粉刺 28 例，显效 16 例，有效 8 例，无效 4 例，总有效率为 85.7%［中医外治杂志，2005，14（4）：50］。

【不良反应】有报道称使用本品出现轻度皮肤瘙痒［包头医学，2003，27（1）：45］。

【注意事项】①烧、烫伤感染者禁用；②若用药后出现皮肤过敏反应需及时停用；③不可内服，不可久用；④忌食辛辣、海鲜食物。

烧伤灵酊

Shaoshangling Ding

《中华人民共和国药典》2015 年版一部

【药物组成】虎杖、黄柏、冰片。

【功能主治】清热燥湿，解毒消肿，收敛止痛。用于各种原因引起的Ⅰ、Ⅱ度烧伤。

【辨证要点】烧、烫伤：由外来性热源损伤所致，症见局部皮肤色红或起水疱，或疱下基底部皮色鲜红、疼痛；Ⅰ度、浅Ⅱ度烧、烫伤见上述症候者。

【剂型规格】酊剂，每瓶装①50ml；②100ml。

【用法用量】外用。喷洒于洁净的创面,不需包扎,一日3~4次。

【临床应用】临床用于治疗烧、烫伤。雾化烧伤灵治疗Ⅱ度烧伤281例,小面积烧伤201例,用药8~24小时内渗出停止;大面积烧伤80例,用药24~48小时内渗出停止;浅Ⅱ度烧伤230例,创面平均愈合时间为12.7天;合并深Ⅱ度烧伤51例,创面平均愈合时间为19.2天[山东中医杂志,2001,20(6):346–347]。

【不良反应】目前尚未检索到不良反应报道。

【注意事项】①烧、烫伤感染者禁用;②孕妇慎用;③深Ⅱ度、Ⅲ度烧伤慎用;④不可内服;⑤若用药后出现皮肤过敏反应需及时停用;⑥忌食辛辣、油腻食物及海鲜等发物。

烫伤油

Tangshangyou

《中华人民共和国药典》2015 年版一部

【药物组成】马尾连、紫草、黄芩、冰片、地榆、大黄。

【功能主治】清热解毒,凉血祛腐止痛。用于Ⅰ、Ⅱ度烧、烫伤和酸碱灼伤。

【辨证要点】烧、烫伤:由外来性热源损伤所致,症见局部皮肤色红或起水疱,或疱下基底部皮色鲜红、疼痛;Ⅰ度、浅Ⅱ度烧、烫伤见上述症候者。

【剂型规格】搽剂,每瓶装30g。

【用法用量】外用。创面经消毒清洗后,用棉球将药涂于患处,盖于伤面,必要时可用纱布浸药盖于创面。

【临床应用】临床用于治疗Ⅰ、Ⅱ度烧、烫伤和酸碱灼伤。

【不良反应】目前尚未检索到不良反应报道。

【注意事项】①烧、烫伤感染者禁用;②若用药后出现皮肤过敏反应需及时停用;③本品为外用药,不可内服;④忌食辛辣、油腻及海鲜等食物。

康复新液

Kangfuxin Ye

【药物组成】美洲大蠊干燥虫体提取物。

【功能主治】通利血脉,养阴生肌。内服:用于瘀血阻滞,胃痛出血,胃、十二指肠溃疡;以及阴虚肺痨,肺结核的辅助治疗。外用:用于金疮、外伤、溃疡、瘘管、烧伤、烫伤、压疮之创面。

【辨证要点】①胃痛:瘀血阻滞证,症见胃痛出血,胃、十二指肠溃疡。②金疮、外伤:由外力诸如跌打、刀伤所致皮肤开裂创伤。③烧、烫伤:由外来热源损伤所致,症见局部皮肤色红或起水疱,或疱下基底部皮色鲜红、疼痛。④压疮:由长期受挤压、气血瘀滞、肌肤失养所致,症见受压部位溃破、疮面经久不愈或有疼痛。

【剂型规格】溶液剂,每瓶装①10ml;②50ml;③100ml。

【用法用量】口服,一次 10ml,一日 3 次,或遵医嘱。外用,用医用纱布浸透药液后敷患处,感染创面先清创后再用本品冲洗,并用浸透本品的纱布填塞或敷用。

【临床应用】主要用于治疗糜烂性胃炎、溃疡性结肠炎、挫裂伤创面、烧伤、烫伤、压疮、小儿手足口病等。①将经内镜确诊的 126 例慢性糜烂性胃炎患者。随机分为对照组 58 例及试验组 68 例,对照组给予硫糖铝每次 1g,3 次/d,试验组饭前口服康复新液 10ml,3 次/d,治疗 8 周后,评估症状改善程度,并复查胃镜,试验组与对照组总有效率分别为 96.71% 和 83.24%,试验组明显优于对照组[中国实用医药,2009,4(24):56–57]。②将 65 例溃疡性结肠炎患者随机分成对照组 32 列和治疗组 33 例,对照组给予结肠止泻方口服,治疗组给予结肠止泻方口服的同时给予康复新液保留灌肠,结果治疗组总有效率 90.90%,对照组 78.78%,治疗组明显优于对照组[中国中西医结合消化杂志,2016,24(5):377–378]。③治疗挫裂伤创面 45 例,显效 30 例,有效 9 例,好转 5 例,无效 1 例,总有效率 86.67%[中国医药指南,2008,6(19):101-102]。④治疗轻度烧伤 20 例,痊愈 16 例,显效 4 例,无效 0 例,总有效率为 100%[社区医学杂志,2012,10(5):50-51]。⑤35 例小儿Ⅱ度烫伤患者创面均单用康复新液湿敷,并口服康复新液,联合抗生素抗炎治疗,治疗期间无 1 例发生感染。浅Ⅱ度创面涂用康复新液后 2 天渗出明显减少,4~6 天渗出、肿胀消失,伤后 5~10 天创面干燥,形成痂膜直至愈合,平均愈合时间 6.9 天;深Ⅱ度烫伤者用药 3~5 天后,创面分泌物明显减少,4~6 天可见创周上皮生长,创面皮岛形成,15~28 天(平均 22.5 天)愈合。已感染的创面,经康复新液湿敷 + 敏感抗生素消炎治疗 3 天后炎症得到控制,创面红润,渗出液变清亮,4~6 天创面分泌物明显减少,7~12 天创面干燥,创周及创面有上皮生长,18~32 天(平均 25 天)愈合[现代医药卫生,2009,25(20):3112]。⑥康复新液配合红外线治疗压疮 76 例,痊愈 56 例,显效 11 例,有效 9 例,总有效率为 100%[当代医学,2012,18(14):20-21]。

【不良反应】文献报道 1 例患者使用康复新液后包扎伤口,4 小时后即感伤口疼痛加剧,继而面部肿胀感、睁眼困难、心慌、气短、腹胀、恶心、食欲差[药物不良反应杂志,2001,3(1):50]。1 例患者使用康复新液含漱 2 次后,出现面部皮疹,既而发展到颈、胸、背部[医学信息,2011,24(6):3934]。

【注意事项】①使用纱布覆盖或浸渗药液时,所用纱布均应采用灭菌医用纱布。条件不具备时,应将纱布用消毒器高压灭菌后使用。②在使用本品前,应将创面先用生理盐水、双氧水或抗生素类药液清创消毒干净后再使用。③创面较大时,应结合抗生素治疗。④本品可直接向创面滴用,再用医用纱布覆盖;也可将药液浸湿纱布敷用,应根据患者病情决定。如窦道、漏管、压疮创面较大时,用浸湿药液的含药纱布塞进其内,每天换药一次为宜;当创面逐渐缩小,不宜再用纱布时,可将本品拧去外盖,直接将药液滴入创洞中。⑤大面积烧伤、烫伤以浸透药液的纱布覆盖为宜,换药时患者略有疼痛,属正常。⑥使用后应将瓶盖及时盖紧,谨防污染。

紫花烧伤膏

Zihua Shaoshang Gao

《新药转正标准第 24 册》

【**药物组成**】紫草、地黄、熟地黄、冰片、黄连、花椒等。

【**功能主治**】清热凉血,化瘀解毒,止痛生肌。用于 Ⅰ、Ⅱ 度以下烧伤、烫伤。

【**辨证要点**】烧、烫伤:由外来性热源损伤所致,症见局部皮肤色红或起水疱,或疱下基底部皮色鲜红、疼痛或基底苍白;Ⅰ度、Ⅱ度烧、烫伤见上述症候者。

【**剂型规格**】软膏剂,每支装 40g。

【**用法用量**】外用。清创后,将药膏均匀涂敷于创面,一日 1~2 次。采用湿润暴露疗法,必要时特殊部位可用包扎疗法或遵医嘱。

【**临床应用**】临床用于治疗 Ⅰ、Ⅱ 度以下烧伤、烫伤,压疮,静脉炎,小儿尿布皮炎。①烧伤:A. 紫花烧伤膏治疗烧伤 500 例,治愈 445 例,好转 55 例,总有效率为 100%;疼痛 485 例,止痛率为 95%[时珍国医国药, 2001, 12(7): 633]。B. 治疗烧伤患者 210 例,烧伤原因有热液体烫伤、火焰烧伤、化学烧伤及电烧伤等,使用紫花烧伤膏止痛迅速,用药后立即止痛或数分钟止痛;浅 Ⅱ 度伤愈合时间为 9~13 天,一般上肢或躯干较下肢提前 2~3 天愈合;深 Ⅱ 度伤愈合时间为 14~21 天;Ⅲ 度伤脱痂效果显著,5~10 天可完全脱去深部坏死组织,用此药去腐生肌培植肉芽组织 10 天左右可以形成[中国误诊误治杂志, 2005, 5(17): 3283-3284]。②压疮:紫花烧伤膏加红外线照射治疗Ⅲ期压疮 14 例,治愈 9 例,好转 4 例,无效 1 例,总有效率为 92.9%[现代预防医学, 2009, 封3〕。③皮肤擦伤:治疗皮肤擦伤30例,显效21例,有效9例,总有效率为100%〔社区医学杂志, 2010, 8(20): 60〕。④术后创面愈合:剖宫产术后切口裂开感染或脂肪液化18例,用药1次伤口痊愈15例,有效3例,总有效率为100%〔慢性病学杂志, 2010, 12(8): 828〕。⑤静脉炎:治疗胺碘酮所致的静脉炎30例,治愈26例,显效3例,有效1例,总有效率为100%;愈合时间:用药24小时内愈合19例,用药36小时内愈合9例,用药48小时内愈合2例〔齐鲁护理杂志, 2011, 17(4): 124〕。⑥小儿尿布皮炎:治疗小儿尿布皮炎40例,根据病情分为轻、中、重三度,仅有红斑为轻度(20例),有丘疹、糜烂出血者为中度(13例),有继发感染者为重度(7例),全部治愈,治愈率为100%〔哈尔滨医药, 2005, 25(5): 49〕。

【不良反应】目前尚未检索到不良反应报道。

【注意事项】①烧、烫伤感染者禁用;②用药后如出现皮肤过敏反应及时停用;③不可内服。

湿润烧伤膏

Shirun Shaoshang Gao

《新药转正标准第40册》

【药物组成】黄连、黄芩、黄柏、地龙、罂粟壳。

【功能主治】清热解毒,止痛生肌。用于各种烧、烫、灼伤。

【辨证要点】烧、烫、灼伤:由外来性热源损伤所致,症见局部皮肤色红或起水疱,或疱下基底部皮色鲜红、疼痛。

【剂型规格】软膏剂,每支装40g。

【用法用量】外用。涂于烧、烫、灼伤等创面(厚度薄于1mm),每4~6小时更换新药。换药前,须将残留在创面上的药物及液化物拭去,暴露创面用药。

【临床应用】临床用于治疗烧、烫伤,皮肤擦伤,肿瘤化疗后口腔溃疡,化脓性乳腺炎,糖尿病足等。①烧、烫伤:治疗不同深度的烧伤创面 198 例,致伤原因包括热液类烫伤 117 例、火焰爆炸类烧伤 49 例、电击烙伤类烧伤 23 例、化学性烧伤 2 例、放疗性烧伤 7 例。除转院 2 例、放弃治疗 1 例外,195 例烧伤创面经换药治疗后痊愈,总治愈率为 98.5%;浅Ⅱ度创面的最短愈合时间为 7 天,Ⅲ度创面的最长愈合时间为 43 天,其中有 28 例配合植皮措施治愈;深Ⅱ度创面与浅Ⅲ度创面的平均愈合时间为 21.4 天[中国烧伤创疡杂志,2008,20(3):184-185]。②皮肤擦伤:58 例皮肤擦伤患者,擦伤原因包括交通事故、骑车或跑步摔伤,经湿润烧伤膏换药治疗后,创面无感染,于 7~12 天内全部愈合,愈合后创面无瘢痕形成[中国烧伤创疡杂志,2016,28(4):259-260]。③压疮:30 例不同原因导致的压疮患者创面采用湿润烧伤膏包扎换药治疗,每日 2 次,患者创面全部愈合,愈合时间最短为 7 天,最长为 91 天[中国烧伤创疡杂志,2015,27(3):184-186]。④肿瘤化疗后口腔溃疡:治疗肿瘤化疗后口腔溃疡 36 例,显效 16 例,有效 20 例,总有效率为 100%[中国烧伤创疡杂志,2008,20(1):38-39]。⑤乳腺癌改良根治术后皮肤溃疡:61 例患者手术后第 3 天常规换药时将均匀涂有湿润烧伤膏的凡士林纱布覆盖在溃疡面上,覆盖面积至切口边缘外 2cm,2 次/d。术后 20 天,愈合 26 例,有效 21 例,无效 14 例,有效率为 77%;术后 30 天,愈合 38 例,有效 14 例,无效 9 例,有效率为 85.2%;术后 40 天,愈合 46 例,有效 14 例,无效 1 例,有效率为 98%[华西医学,2014,29(8):1538-1540]。⑥化脓性乳腺炎:33 例化脓性乳腺炎患者采用外科手术切开引流,联合全身应用抗菌药物,术后采用湿润烧伤膏油纱填塞换药,平均治疗时间为 15 天左右,术后 1 个月观察无瘢痕生成[中国烧伤创疡杂志,2008,20(3):216-217]。⑦糖尿病足:治疗糖尿病足溃疡创面 33 例,用药 21 天后,显效 20 例,有效 11 例,无效 2 例,总有效率为 93.94%[时珍国医国药,2012,23(7):1616-1617]。⑧各种皮肤屏障功能异常性皮肤病:A. 特异性皮炎,42 例婴儿期及儿童期特异性皮炎患者经外用湿润烧伤膏治疗1个月,总有效率为71.43%;B. 带状疱疹,用湿润烧伤膏药纱在带状疱疹患者创面局部湿敷,每天1~2次,或将湿润烧伤膏涂抹于患处,经治疗后患者的皮损改善和疼痛缓解;C. 天疱疮,10例天疱疮患者经常规清创护理,加用湿润烧伤膏换药、红外线照射治疗,结果治愈6例,显效2例,有效1例,无效1例,总有效率为90.00%;D. 激光术后创面,40例CO_2点阵激光治疗的浅表性瘢痕患者随机分为实验组和对照组,实验组采用湿润烧伤膏治疗创面,对照组采用莫匹罗星软膏治疗创面,结果实验组患者的疼痛指数、创面愈合时间、温哥华瘢痕量表评分和色素沉着发生率均优于对照组[中国烧伤创疡杂志,2015,27(4):294-299]。

【**不良反应**】目前尚未检索到不良反应报道。

【**注意事项**】①对由烧伤创面引起的全身性疾病,必须在医师指导下使用;②注意创面的引流通畅,保持创面的干燥;③如创面发生湿疹应停药,对症处理;④本品不可内服;⑤夏季高温或反复挤压,本品质地会变稀,不影响药效。

解毒生肌膏

Jiedu Shengji Gao

《中华人民共和国卫生部药品标准中药成方制剂第十一册》

【**药物组成**】紫草、当归、白芷、甘草、乳香(醋制)、轻粉。

【**功能主治**】活血散瘀,消肿止痛,解毒排脓,祛腐生肌。用于各类创面感染、Ⅱ度烧伤。

【**辨证要点**】①烧、烫伤:由外来性热源损伤所致,症见局部皮肤水疱,疱下基底部皮色鲜红、疼痛或基底苍白、溃破糜烂、脓腐未脱;Ⅱ度烧烫伤继发感染见上述症候者。②体表溃疡:因疮疡热盛肉腐所致,症见创面色鲜、脓腐未脱;体表急性化脓性感染溃后见上述症候者。

【**剂型规格**】软膏剂,每盒装20g。

【用法用量】外用。摊于纱布上贴敷患处。

【临床应用】临床用于烧、烫伤,体表溃疡等。中药足浴联合解毒生肌膏治疗糖尿病足 50 例,治愈 32 例,好转 16 例,无效 2 例,总有效率为 96%［护理实践与研究,2015,12（6）:63-64］。

【不良反应】目前尚未检索到不良反应报道。

【注意事项】①肿疡未溃、溃疡腐肉未尽者禁用;②孕妇慎用;③若用药后出现皮肤过敏反应需及时停用;④不可内服;⑤忌食辛辣、油腻食物及海鲜等发物。

獾油搽剂

Huanyou Chaji

《中华人民共和国药典》2015 年版一部

【药物组成】獾油、冰片。

【功能主治】清热解毒,消肿止痛。用于烧伤,烫伤,皮肤肿痛。

【辨证要点】烧、烫伤:由外来性热源损伤所致,症见局部皮肤色红或起水疱,或疱下基底部皮色鲜红、疼痛或基底苍白;Ⅰ、Ⅱ度烧、烫伤见上述症候者。

【剂型规格】搽剂,每瓶装①15g;②30g。

【用法用量】外用。涂抹患处。

【临床应用】临床用于治疗烧、烫伤。①獾油搽剂外敷治疗注射后硬结 50 例,1~5 天后硬结完全消失者占 70%［中国民间疗法,2004,12（2）:23］;②龙血竭联合獾油搽剂治疗头颈部肿瘤放疗引起的放射性皮肤损伤 64 例,治愈率为 96.9%,有效率为 100%［中国社区医生,2015,31（20）:83-84］。

【不良反应】目前尚未检索到不良反应报道。

【注意事项】①烧、烫伤感染者禁用;②若用药后出现皮肤过敏反应需及时停用;③不可内服;④忌食辛辣、油腻食物及海鲜等发物。

第三节　癣病类药

癣病是一种真菌感染性皮肤病,好发于夏季,主要是指发生在表皮、毛发、指(趾)甲的浅部真菌病,包括手癣、足癣(即脚气)、体癣、股癣、花斑癣、头癣等。真菌在潮湿环境中容易大量繁殖,梅雨天气很容易引起癣病,如出现皮肤瘙痒、红肿、脱屑、水疱,甚至刺痛等。中医认为梅雨季节暑湿之气较重,暑湿最易伤脾胃,暑伤胃、湿伤脾,致使脾胃功能受损,水湿不能正常运化而致内湿结存产生皮肤病理反应,也就是平常说的"湿助癣生"。体癣是因为湿热之邪蕴积于肌肤腠理,或触犯不洁之物致湿热生虫。体癣在夏季最容易发病或加重。体癣皮疹大多是圆形,因为类似于古铜钱,所以又叫圆癣、钱癣。肥胖多汗、糖尿病及其他消耗性疾病者容易患体癣。体癣一般在面、颈、腰腹、臀、四肢等部位皮肤好发,临床表现为红斑、丘疹或水疱,由中心逐渐向周围等距离扩展蔓延,形成环形或多环形。手癣是由于感受湿毒,凝聚皮肤所致。足癣则由内蕴湿热,湿热下注或久居湿地染毒所致。治疗皮肤癣病,中医主要以祛风、清暑热、燥湿解毒为主,多选用祛湿杀虫的外用药物,且根据皮损表现和部位选用不同的药物剂型。对于有渗出的以干粉扑撒为佳,如脚气散;有脱屑者用油脂调涂,如雄黄膏、青黛散用麻油调敷;有苔藓样变者选用酊剂,如复方土槿皮酊;手掌粗糙皲裂者可选用癣湿药水。

复方土槿皮酊

Fufang Tujinpi Ding

《中华人民共和国卫生部药品标准
中药成方制剂第十七册》

【药物组成】土槿皮、苯甲酸、水杨酸。

【功能主治】杀菌,止痒。用于趾痒、皮肤瘙痒、一般癣疾。

【辨证要点】真菌感染性皮肤病。

【剂型规格】酊剂,每瓶装15ml(每1ml的总酸量为187.5mg)。

【用法用量】外用。涂患处,一日1~2次,用药持续1~2周。

【临床应用】临床用于治疗真菌感染性皮肤病。①复方土槿皮酊治疗足癣42例(水疱糜烂型20例,鳞屑角化型22例),连用1周,痊愈16例,好转15例,无效11例,总有效率为73.8%〔中国热带医学,2008,8(10):1780,1688〕;②治疗手足癣40例,用复方土槿皮酊外涂患处,3次/d,20天为1个疗程,结果痊愈32例,显效4例,有效2例,无效2例,总有效率为95%〔现代中西医结合杂志,2004,13(6):778〕。

【不良反应】文献报道误用复方土槿皮酊滴眼致白内障〔眼外伤职业眼病杂志,1998,20(4):358〕、角膜结膜烧伤〔眼外伤职业眼病杂志,1999,21(4):344〕等眼部化学性烧伤损伤〔滨州医学院学报,2004,27(4):304〕。

【注意事项】①孕妇禁用;②皮肤局部如有继发性感染破裂或溃烂者,不宜使用;③外阴及眼睑部慎用;④小儿勿用。

脚气散

Jiaoqi San

《中华人民共和国卫生部药品标准中药成方制剂第二册》

【药物组成】枯矾、白芷、荆芥穗。

【功能主治】祛风燥湿,杀虫止痒。用于脚癣趾间糜烂,流黄水,刺痒难忍。

【辨证要点】脚湿气:因湿热浸淫肌肤所致,症见趾缝间浸渍变白、腐烂、瘙痒,甚者抓破后染毒成脓、疮面红、伴有臭味;足癣(浸渍糜烂型)见上述症候者。

【剂型规格】散剂,每袋装12g。

【用法用量】外用。取本品适量撒于患处。

【临床应用】临床用于治疗脚湿气(足癣)。

【不良反应】目前尚未检索到不良反应报道。

【注意事项】①不适宜用于鳞屑角化型足癣;②饮食宜清淡,忌食辛辣、油腻食物;③使用本品若出现恶寒发热、患肢肿胀、触之灼热、痒痛、附近淋巴结肿大者,应采用其他适当方法治疗;④切忌内服;⑤使用前应清洗患处,忌用热水洗烫。

癣宁搽剂
Xuanning Chaji
《中华人民共和国药典》2015 年版一部

【药物组成】土槿皮、关黄柏、白鲜皮、徐长卿、苦参、石榴皮、洋金花、南天仙子、地肤子、樟脑。

【功能主治】清热除湿,杀虫止痒,有较强的抗真菌作用。用于脚癣、手癣、体癣、股癣等皮肤癣症。

【辨证要点】真菌感染的皮肤癣症。

【剂型规格】搽剂,每瓶装 30ml。

【用法用量】外用,涂擦或喷于患处,一日 2~3 次。

【临床应用】临床用于治疗皮肤癣症。

【不良反应】目前尚未检索到不良反应报道。

【注意事项】孕妇禁用。

癣湿药水
Xuanshi Yaoshui
《中华人民共和国药典》2015 年版一部

【药物组成】土荆皮、蛇床子、大风子仁、百部、防风、当归、凤仙透骨草、侧柏叶、吴茱萸、花椒、蝉蜕、斑蝥。

【功能主治】祛风除湿,杀虫止痒。用于风湿虫毒所致的鹅掌风、脚湿气,症见皮肤丘疹、水疱、脱屑,伴有不同程度瘙痒。

【辨证要点】①鹅掌风:因风湿虫毒所致,症见初期掌心或指缝出现针头大小的水疱,痒不可忍,搔之出脂水,干涸后脱皮屑,久则皮肤干糙;手癣见上述症候者。②脚湿气:因风湿虫毒所致,症见趾缝间、足部成片水疱,浸渍糜烂、脱屑、瘙痒无度,夏重冬轻;足癣见上述症候者。

【剂型规格】搽剂,每瓶装①10ml;②20ml;③30ml;④40ml。

【用法用量】外用。搽于洗净的患处,一日 3~4 次;治疗灰指甲应除去空松部分,使药易渗入。

【临床应用】临床用于治疗鹅掌风、脚湿气等。

【不良反应】目前尚未检索到不良反应报道。

【注意事项】①孕妇禁用;②不适宜用于浸渍腐烂型脚湿气;③饮食宜清淡,忌食辛辣、海鲜食物;④本品所含的斑蝥有刺激性,如出现过敏反应及时停用;⑤本品所含的斑蝥有毒性,不可久用;⑥切忌内服,严防触及眼、鼻、口腔等黏膜处。

第四节 粉刺(痤疮)类药

痤疮在中医学中依据不同的表现和阶段称呼较多,如皶、疱、痤、疵等,中医粉刺、肺风粉刺仅仅是痤疮病的一个阶段性表现,粉刺为轻,痤为重,如"寒薄为皶,郁乃痤"中皶即粉刺,痤即粉刺较重后形成的小疖。中医学"粉刺"和"痤"均属西医痤疮范畴,本病在发展的不同过程中具有不同轻重的临床表现。中医认为痤疮是血中有血热存在,血中之毒是由五脏蕴热,注入血脉。另外经络中血气不和,外来湿邪、热邪损伤人体血液,也可导致痤疮。痤疮的辨证分型主要分为肺经蕴热、脾胃湿热、血瘀痰凝、冲任不调。辨证施治以清热解毒、消痈散结为主。①肺经蕴热证:主要表现为粉刺初起,红肿疼痛,面部瘙痒,可有口干、小便黄、大便干燥,舌红苔黄,脉象浮数。辨证施治以清肺凉血为主,成药可选用金花消痤丸。②脾胃湿热证:主要表现为粉刺此起彼伏,连绵不断,可以挤出黄白色碎米粒样脂栓,或有脓液,颜面出油光亮,伴口臭口苦,食欲时好时坏,大便黏滞不爽,舌红苔黄腻,脉弦数。辨证施治以清利湿热为主。③血瘀痰凝证:主要表现为痤疮日久,质地坚硬难消,触压有疼痛感,或者颜面凹凸如橘子皮,女性可有月经量少、痛经、经期痤疮加重等症状,舌暗苔薄,脉涩,多见于长期的慢性痤疮患者。辨证施治以活血化痰、软坚散结为主,成药可选用当归苦参丸。④冲任不调证:主要表现为月经不调,小腹胀痛,或经来皮疹增多和加重,舌红,脉弦。偏阴虚者常伴腰酸痛、五心烦热、口干渴等;偏阳虚者常见四肢不温,平素畏冷,面色白,唇淡,经行小腹冷痛,得热则减,舌暗淡,苔白,有齿印,脉沉。辨证施治以调和冲任为主,阴虚者常用成药为知柏地黄丸,阳虚者用龟鹿补肾丸。

丹花口服液

Danhua Koufuye

《新药转正标准第 31 册》

【药物组成】牡丹皮、金银花、连翘、土茯苓、荆芥、防风、浮萍、白芷、桔梗、皂角刺、牛膝、何首乌、黄芩。

【功能主治】祛风清热,除湿散结。用于肺胃蕴热所致的粉刺(痤疮)。

【辨证要点】粉刺:因肺胃蕴热所致,症见皮肤油腻,以疼痛性丘疹和疱疹为主,间有结节,或伴口臭、便秘、尿赤,舌质红,苔滑腻,脉滑;痤疮见上述症候者。

【剂型规格】口服液,每支装 10ml。

【用法用量】口服。一次 10ml,一日 3 次,饭后服,4 周为1 个疗程。

【临床应用】用于粉刺、痤疮。

【不良反应】偶见一过性胃部不适、轻度恶心及食欲减少，或见口鼻干燥、全身燥热。

【注意事项】①孕妇禁用；②忌烟酒、辛辣、油腻及腥发食物；③切忌以手挤压患处；④用药期间不宜同时服用温热性药物；⑤脾虚大便溏者慎用；⑥过敏体质者慎用。

当归苦参丸

Danggui Kushen Wan

《中华人民共和国卫生部药品标准中药成方制剂第三册》

【药物组成】当归、苦参。

【功能主治】活血，祛湿。用于血燥湿热引起的头面生疮，粉刺疙瘩，湿疹刺痒，酒渣鼻赤。

【辨证要点】①粉刺：因湿热瘀阻所致，症见颜面、胸背多发粉刺、炎性丘疹、脓疱或硬结，常伴有疼痛；痤疮见上述症候者。②酒渣鼻：因湿热瘀阻所致，症见鼻、颊、额、下颌部先出现红斑，日久不退，继之起炎性丘疹、脓疱，久而鼻头增大、凹凸不平；酒渣鼻见上述症候者。

【剂型规格】丸剂，每丸重9g。

【用法用量】口服。一次1丸，一日2次。

【临床应用】临床用于治疗粉刺、痤疮、脂溢性皮炎。①当归苦参丸单用治疗寻常痤疮42例，疗程为12周，治愈12例，显效15例，好转7例，无效8例，总有效率为64.3%；联合阿达帕林凝胶治疗寻常痤疮45例，疗程为12周，治愈23例，显效17例，好转3例，无效2例，总有效率为88.9%[中国美容医学，2014，23（4）：325-327]。②当归苦参丸联合红蓝光和维A酸乳膏治疗中度痤疮60例，疗程为4周，治愈13例，显效36例，有效10例，无效1例，总有效率为81.7%[中国麻风皮肤病杂志,2016,32(1):18-19]。③他克莫司软膏与甲硝唑霜联合当归苦参丸治疗面部激素依赖性皮炎52例,疗程为8周,治愈17例,显效24例,好转11例,总有效率为78.8%[中华实用诊断与治疗杂志,2013,27(9):908-909]。④脂溢洗方外洗加当归苦参丸内服治疗头部脂溢性皮炎51例,疗程为4周,治愈25例,显效19例,有效5例,无效2例,总有效率为86.3%[北方药学,2012,9(7):67]。⑤当归苦参丸联合咪唑斯汀片治疗慢性湿疹45例,疗程为4周,治愈26例,显效13例,有效4例,无效2例,总有效率为86.7%[长江大学学报,2011,8(4):165-166]。

【不良反应】有报道称使用当归苦参丸内服、外搽用药过程中出现胃肠道反应2例、中枢神经系统症状1例[中国临床研究,2012,4(12):73-74]。

【注意事项】①孕妇禁用;②脾胃虚寒者慎用;③本品含苦参,不宜与藜芦同用;④忌食辛辣、油腻食物及海鲜等发物;⑤切忌用手挤压患处,特别是鼻唇周围。

金花消痤丸

Jinhua Xiaocuo Wan

《中华人民共和国卫生部药品标准中药成方制剂第十一册》

【药物组成】黄芩(炒)、黄连、黄柏、栀子(炒)、大黄(酒炙)、金银花、薄荷、桔梗、甘草。

【功能主治】清热泻火,解毒消肿。用于肺胃热盛所致的粉刺、口舌生疮、胃火牙痛、咽喉肿痛、目赤、便秘、尿黄赤等症。

【辨证要点】粉刺:因肺胃热盛所致,症见颜面红斑、粉刺、与毛囊一致性丘疹、脓疱,尤以额头、口鼻周围为重,伴自觉皮损灼热,口干渴喜冷饮,大便偏干;痤疮见上述症候者。

【剂型规格】丸剂。每瓶装 72g。

【用法用量】口服。一次 4g，一日 3 次。

【临床应用】临床用于治疗粉刺、痤疮。①联合 0.05% 他扎罗汀乳膏治疗寻常痤疮 32 例，基本痊愈 24 例，显效 6 例，有效 2 例，总有效率为 93.8%［中国药房，2010，21（12）：1124-1125］。②治疗痤疮 60 例（Ⅰ级者 21 例，Ⅱ级者 29 例，Ⅲ级者 10 例），痊愈 12 例，显效 24 例，有效 22 例，无效 2 例，总有效率为 96.7%［湖北中医杂志，2009，31（9）：52-53］。③治疗寻常痤疮 102 例，总有效率为 95.1%；其中丘疹型 40 例，治愈 14 例，显效 15 例，有效 8 例，无效 3 例，总有效率为 92.5%；脓疱型 49 例，治愈 40 例，显效 6 例，有效 3 例，总有效率为 100%；结节型 13 例，治愈 5 例，显效 3 例，有效 3 例，无效 2 例，总有效率为 84.6%［医药论坛杂志，2006，27（5）：74］。

【不良反应】有报道称本品可引起轻度腹痛、腹泻［中国现代医生，2012，50（28）：137-138］。

【注意事项】①孕妇禁用；②脾胃虚寒者慎用；③哺乳期慎用；④饮食宜清淡，忌食辛辣食物。

复方珍珠暗疮片

Fufang Zhenzhu Anchuang Pian

《中华人民共和国药典》2015 年版一部

【药物组成】山银花、蒲公英、黄芩、黄柏、猪胆粉、地黄、玄参、水牛角浓缩粉、山羊角、当归尾、赤芍、酒大黄、川木通、珍珠层粉、北沙参。

【功能主治】清热解毒，凉血消斑。用于血热蕴阻肌肤所致的粉刺、湿疮，症见颜面部红斑、粉刺疙瘩、脓疱，或皮肤红斑丘疹、瘙痒；痤疮、红斑丘疹性湿疹见上述症候者。

【辨证要点】①粉刺：因血热蕴阻肌肤所致，症见颜面红斑、粉刺、毛囊一致性丘疹、脓疱,以额头、口鼻周围为多,常伴有皮肤灼热,干渴喜冷饮,大便偏干;痤疮见上述症候者。②湿疮:因血热蕴阻肌肤所致,症见皮肤红斑,或红色丘疹,发无定处,有时融合成片,伴有轻度瘙痒;红斑丘疹性湿疹见上述症候者。

【剂型规格】片剂,①薄膜衣片,每片重 0.33g;②糖衣片(片芯重 0.3g)。

【用法用量】口服。一次 4 片,一日 3 次。

【临床应用】临床用于治疗粉刺、痤疮。①治疗寻常痤疮 30 例,痊愈 13 例,显效 9 例,有效 5 例,无效 3 例,总有效率为 90%[实用中医药杂志,2016,32(5):498];②治疗肺热血热型痤疮 64 例,治愈 44 例,好转 16 例,未愈 4 例,总有效率为 93.8%[中国麻风皮肤病杂志,2005,21(11):863]。

【不良反应】目前尚未检索到不良反应报道。

【注意事项】①孕妇慎用;②脾胃虚寒者慎用;③本品含玄参、北沙参,不宜与藜芦同用;④忌食辛辣、油腻及海鲜之品。

消痤丸

Xiaocuo Wan

《中华人民共和国药典》2015 年版一部

【药物组成】升麻、柴胡、麦冬、野菊花、黄芩、玄参、石膏、石斛、龙胆、大青叶、金银花、竹茹、蒲公英、淡竹叶、夏枯草、紫草。

【功能主治】清热利湿,解毒散结。用于湿热毒邪聚结肌肤所致的粉刺,症见颜面皮肤光亮油腻、黑头粉刺、脓疱、结节,伴有口苦、口黏、大便干;痤疮见上述症候者。

【辨证要点】粉刺:因湿热毒邪聚结肌肤所致,症见颜面红斑、淡红色毛囊性粉刺、丘疹、散在脓疱,多见于额头、口鼻周围,常伴皮肤自觉灼热、口干渴、思冷饮、大便干;痤疮见上述症候者。

【剂型规格】丸剂,每 10 丸重 2g。

【用法用量】口服。一次 30 丸,一日 3 次。

【临床应用】用于粉刺、痤疮。联合外用维胺酯维 E 乳膏治疗寻常痤疮 109 例,痊愈 39 例,显效 56 例,有效 4 例,无效 10 例,总有效率为 90.8%［皮肤病与性病,2014,36(3):183］。

【不良反应】目前尚未检索到不良反应报道。

【注意事项】①孕妇禁用;②脾胃虚寒者慎用;③忌食生冷、辛辣油腻食物。

通便消痤胶囊

Tongbian Xiaocuo Jiaonang

《中华人民共和国卫生部药品标准中药成方制剂第二十册》

【药物组成】大黄、白术、西洋参、芒硝、枳实、青阳参、小红参、肉苁蓉、荷叶。

【功能主治】益气活血,通便排毒。用于气虚血瘀、热毒内盛、便秘、痤疮、颜面色斑、高脂血症。

【辨证要点】①粉刺:因气虚血瘀、热毒内盛所致,症见红斑、淡红色毛囊性粉性丘疹,散在脓疱,以额头、口鼻周围多,常伴皮肤灼热、口干渴、思冷饮、大便干;痤疮见上述症候者。②黧黑斑:因气虚血瘀、热毒内盛所致,症见灰褐色斑片,对称分布于鼻翼、前额,状如蝴蝶,伴胸胁胀满,急躁易怒,女子常有月经不调;黄褐斑见上述症候者。

【剂型规格】胶囊剂,每粒装 0.4g。

【用法用量】口服。①便秘、排便不爽者一次 3~6 粒,一日 2 次,根据大便情况酌情加减药量,以大便通畅、每天 1~2 次为宜;②大便一日 1 次者,以 1 粒起服,每日 1~2 次,根据大便情况逐渐加量至大便通畅,以每天 1~2 次为宜。

【临床应用】用于气虚血瘀、热毒内盛所致的便秘、痤疮、颜面色斑。

【不良反应】目前尚未检索到不良反应报道。

【注意事项】①孕妇禁用;②老年、儿童、过敏体质者慎用;③忌食生冷、辛辣、油腻食物。

清热暗疮丸(片)

Qingre Anchuang Wan(Pian)

《中华人民共和国卫生部药品标准中药成方制剂第六册》

【药物组成】金银花、大黄浸膏、穿心莲浸膏、蒲公英浸膏、栀子浸膏、山豆根浸膏、牛黄、珍珠层粉、甘草。

【功能主治】清热解毒,凉血散瘀,泻火通腑。用于治疗痤疮、疖痛等。

【辨证要点】①粉刺:因肺胃积热所致,症见毛囊小粉刺、丘疹、脓疱、囊肿、结节,多发于面、前胸、后背等皮脂腺分布区,常伴有皮损瘙痒、多食、口臭、渴喜冷饮;痤疮见上述症候者。②疖:因肺胃积热所致,症见与毛囊一致的圆锥状炎性小结节、红肿、触痛、周围色红肿硬,伴有恶寒、发热、口感、尿黄、大便干;毛囊炎、毛囊周围炎见上述症候者。

【剂型规格】丸剂,每丸重 0.15g。片剂,糖衣片,每片重 0.21g。

【用法用量】口服。一次 2~4 丸(片),一日 3 次,14 天为 1 个疗程。

【临床应用】临床用于治疗粉刺、痤疮、疖。①痤疮合剂联合清热暗疮胶囊治疗寻常痤疮 90 例,治愈 36 例,显效 39 例,有效 11 例,无效 4 例,总有效率为 95.6%[中医药临床杂志,2015,27(6):808-809];②口服清热暗疮胶囊(4 片/次,每天 3 次),同时外擦夫西地酸乳膏(每天 2 次)治疗寻常痤疮患者

58例,痊愈27例,显效19例,进步7例,无效5例,总有效率为91.38%[现代医药卫生,2014,30(8):1243-1244]。

【不良反应】目前尚未检索到不良反应报道。

【注意事项】①孕妇禁用;②脾胃虚寒者慎用;③忌食辛辣、油腻食物;④服药后出现胃脘不适、食欲减少、大便溏稀者应停用;⑤切忌用手挤压患处。

第五节　皮肤瘙痒类药

皮肤瘙痒症是指无原发性皮疹,但有瘙痒的一种皮肤病。本病以阵发性皮肤瘙痒为特征,短者数分钟即过,长者可达数小时,多于夜间发作而难以遏止,搔抓后可引起抓痕、血痂、皮肤肥厚及苔藓样改变。从中医角度看,此病的发生多由风热、风湿、湿热、血虚风燥、虫毒等病因引起。药物治疗上主要是针对病因对症选用具有清热凉血、祛风止痒、利湿解毒、养血润肤、燥湿止痒、活血消炎功效的药物。如风湿热邪蕴者可选用乌蛇止痒丸、消风止痒颗粒;血虚风燥者可选用湿毒清胶囊;湿热内蕴或者风热袭表、郁于肌肤者可选用皮敏消胶囊;湿热蕴结或血热风燥者可选用冰黄肤乐软膏。此外,某些皮肤疾病也可引起皮肤瘙痒,可辨证选用上述药物。

乌蛇止痒丸

Wushe Zhiyang Wan

《中华人民共和国药典》2015年版一部

【药物组成】乌梢蛇(白酒炙)、防风、蛇床子、关黄柏、苍术(泡)、红参须、牡丹皮、蛇胆汁、当归、人工牛黄、苦参。

【功能主治】养血祛风,燥湿止痒。用于风湿热邪蕴于肌肤所致的瘾疹、风瘙痒,症见皮肤风团色红、时隐时现、瘙痒难忍,或皮肤瘙痒不止、皮肤干燥、无原发皮疹;慢性荨麻疹、皮肤瘙痒症见上述症候者。

【辨证要点】①瘾疹:因风湿热邪蕴于肌肤所致,症见风团此起彼伏、反复发作、迁延日久,常伴神疲乏力、口干渴、两目干涩;慢性荨麻疹见上述症候者。②风瘙痒:因风热湿邪蕴于肌肤所致,症见单纯皮肤作痒,无疹疹出现,经搔抓后皮肤出现抓痕、血痂、色素沉着,伴有口干口渴、疲倦乏力、两目干涩;皮肤瘙痒症见上述症候者。

【剂型规格】丸剂,每 10 丸重 1.25g。

【用法用量】口服。一次 2.5g,一日 3 次。

【临床应用】主要用于治疗皮肤瘙痒症、荨麻疹、湿疹等瘙痒性疾病。①治疗急性荨麻疹 120 例,结果痊愈 19 例,显效 62 例,有效 28 例,无效 11 例,总有效率为 90.83%,能明显减轻急性荨麻疹患者的瘙痒程度,降低风团发作频率,缩小风团大小,减少风团数量,缩短风团持续时间,减轻皮肤划痕症[中药新药与临床药理,2002,13(3):141–145];②治疗老年性瘙痒症 48 例,结果显效 23 例,有效 20 例,无效 5 例,总有效率为 89.58%[皮肤病与性病,2002,24(4):15];③治疗慢性湿疹 38 例,结果临床治愈 19 例,显效 10 例,有效 7 例,无效 2 例,总有效率为 94.7%[湖南中医药导报,2004,10(7):41–42]。

【不良反应】目前尚未检索到不良反应报道。

【注意事项】①孕妇禁用。②哺乳期妇女应慎用。③过敏性体质宜慎服。④服本药时不宜同时服藜芦、五灵脂、皂荚或其制剂;不宜喝茶和吃萝卜,以免影响疗效。⑤感冒时不宜服用本药;患处不宜用热水洗烫。⑥服药期间宜食清淡、易消化的食物,忌食辛辣、油腻食物。⑦因糖尿病、肾病、肝病、肿瘤等疾病引起的皮肤瘙痒,不属于本品的适用范围。

皮敏消胶囊

Piminxiao Jiaonang

《新药转正标准第 25 册》

【药物组成】苦参、苍术、防风、荆芥、蒺藜、白鲜皮、蜈蚣、青黛、蒲公英、紫花地丁、黄芩、黄连、黄柏、蝉蜕、紫草、地骨皮。

【功能主治】祛风除湿，清热解毒，凉血止痒。用于急、慢性荨麻疹风热证或风热挟湿证。

【辨证要点】瘾疹：因湿热内蕴或风热袭表，郁于肌肤所致，症见皮肤灼热刺痒，搔后即随手起红色风团、时隐时现、部位不定、皮疹色红，随搔抓而增多和增大，遇热加剧、得冷则减轻，病程较久，反复发作，多伴心烦，夜间发作较重；急、慢性荨麻疹见上述症候者。

【剂型规格】胶囊剂，每粒装 0.4g。

【用法用量】口服。一次 4 粒，一日 3 次。急性荨麻疹疗程为 1 周，慢性荨麻疹疗程为 2 周，或遵医嘱。

【临床应用】用于急、慢性荨麻疹，急性湿疹，皮肤瘙痒症。①92 例脂溢性皮炎患者分为治疗组和对照组各 46 例。治疗组患者口服皮敏消胶囊，3 次 /d，4 粒 / 次；对照组患者口服氯雷他定片，1 次 /d，10mg/ 次；两组均外用复方吲哚美辛酊，2 次 /d，连续治疗 2 周为 1 个疗程。结果治疗组的有效率为 89.13%，高于对照组的 71.74%［吉林医学，2014，35（7）：1357–1358］。②慢性荨麻疹患者 78 例分成对照组和治疗组各 39 例。对照组口服复方甘草酸苷片，50mg/ 次，3 次 /d；治疗组在对照组的基础上口服皮敏消胶囊，4 粒 / 次，3 次 /d，均治疗 4 周。结果治疗组的总有效率为 94.87%，高于对照组的 79.49%［现代药物与临床，2016，31（4）：529–532］。③100 例皮肤瘙痒患者随机分为治疗组和对照组各 50 例。治疗组服用皮敏消胶囊结合赛庚啶片进行治疗,局部涂用丹皮酚软膏,对照组服用赛庚啶片进行治疗,同时局部涂用氟芬那酸丁酯软膏,均治疗4周。结果治疗组的总有效率为90%,高于对照组的70%;治疗后复发率治疗组为22%,对照组为46%;不良反应发生率治疗组为34%,对照组为40%[北方药学,2016,13(1):75]。

【不良反应】偶见轻度腹泻、恶心、头晕、大便不爽等症状,停药后可恢复。

【注意事项】①孕妇、哺乳期妇女禁用;②肝、肾功能不全者慎用;③儿童、老年、体质虚弱者慎用;④脾胃虚寒者慎用;⑤连续服药不宜超过1个月;⑥药疹中的荨麻疹型不宜单独服用本品;⑦忌食辛辣、油腻食物及海鲜等发物;⑧服药期间如出现过敏反应,应及时停药并做相应处理。

冰黄肤乐软膏

Binghuang Fule Ruangao

《中华人民共和国药典》2015年版一部

【药物组成】大黄、姜黄、硫黄、黄芩、甘草、冰片、薄荷脑。

【功能主治】清热燥湿,活血祛风,止痒消炎。用于湿热蕴结或血热风燥引起的皮肤瘙痒;神经性皮炎、湿疹、足癣及银屑病等瘙痒性皮肤病见上述症候者。

【辨证要点】①风瘙痒:因湿热蕴结或血热风燥所致,症见皮肤阵发性瘙痒,虽无明显的原发性皮肤损害,但搔抓后常出现抓痕、血痂、色素沉着或苔藓样变等继发性损害;皮肤瘙痒症见上述症候者。②银屑病:因风湿热之邪阻滞肌肤所致,症见圆形或多角形的扁平丘疹融合成片、剧烈瘙痒、搔抓后皮损肥厚、皮沟加深、皮嵴隆起、苔藓样变;神经性皮炎见上述症候者。③湿疮:因湿热蕴阻肌肤所致,症见红斑、丘疹、丘疱疹、部分融合成片、部位不定,伴有瘙痒、皮肤增厚、苔藓化;亚急性湿疹或慢性湿疹见上述症候者。④体内湿气：因感染真菌所致，足趾缝或足底皮下水疱、趾间浸渍糜烂、角化过度、脱屑、皲裂、瘙痒等；手癣见上述症候者，体癣症见皮肤红斑、丘疹、水疱、上覆细薄鳞屑及上述症候者。⑤白疕：因血热内蕴、化燥生风所致，症见皮肤局限或泛发红斑，上有松散的银白色鳞屑，抓之有薄膜或露水珠样出血点，病程长，反复发作；银屑病见上述症候者。

【剂型规格】软膏剂，每支装 15g。

【用法用量】外用。涂搽患处，一日 3 次。

【临床应用】用于神经性皮炎、湿疹、足癣及银屑病等瘙痒性皮肤病；还可用于激素依赖性皮炎所致的皮肤瘙痒，湿热互结引起的 I 期压疮、寻常痤疮。①神经性皮炎：100 例神经性皮炎患者随机分为治疗组和对照组各 50 例，两组均口服盐酸西替利嗪 10mg，1 次 /d，同时治疗组外用冰黄肤乐软膏，对照组外用丁酸氢化可的松乳膏，均 2 次 /d，治疗 2 周。结果治疗组和对照组分别失访 2 和 1 例，有效率分别为 83.33% 和 85.71%，提示冰黄肤乐软膏治疗神经性皮炎的疗效与丁酸氢化可的松乳膏相当［中国皮肤性病学杂志，2009，23（3）：191-192］。②湿疹：A. 78 例婴儿湿疹患者随机分为治疗组（40 例）与对照组（38 例），治疗组冰黄肤乐软膏局部外用，对照组炉甘石洗剂局部外用，1 个疗程后两组的总有效率分别为 92.50% 和 89.47%，差异无统计学意义（P>0.05）［中国妇幼保健，2010，25：4644］；B. 联合口服氯雷他定片治疗亚急性及慢性手部湿疹 50 例，治疗 4 周痊愈 18 例，显效 27 例，好转 4 例，无效 1 例，有效率为 90.0%［暨南大学学报，2012，33（6）：608-611］。③脂溢性皮炎：治疗 42 例脂溢性皮炎患者，痊愈 28 例，显效 8 例，好转 5 例，无效 1 例，有效率为 85.71%［中国医学文摘：皮肤科学，2008，25（4）：208-209］。④银屑病：72 例寻常性银屑病患者随机分为两组，治疗组外用冰黄肤乐软膏，对照组外用哈西奈德乳膏，均每日 2 次，结果治疗组的有效率为 88.88%，高于对照组的 80.5%［首都医药，2010（24）：19］。⑤激素依赖性皮炎：50 例激素依赖性皮炎患者经治疗 1 个疗程（10 天）后显效 50 例，治疗 2 个疗程（20 天）后痊愈 31 例、显效 19 例，总有效率为 100%［实用医技杂志，2006，13（23）：4288］。⑥压疮：10 例脑卒中及老年患者发生 Ⅰ 期压疮，使用冰黄肤乐软膏均匀地涂抹于疮面至正常皮肤边缘，每日数次（软膏干燥后再次涂抹），使疮面皮肤始终处于湿润状态。10 例患者中，9 例于 7 天后痊愈，1 例因患者烦躁不安，用手抓伤后用康惠尔溃疡贴于 10 天后痊愈［基层医学论坛，2008，12（12）：379］。

【不良反应】1 例患者在外用冰黄肤乐软膏后出现局部皮肤潮红［暨南大学学报，2012，33（6）：608–611］。

【注意事项】①不可内服；②治疗期间忌酒等辛辣发物；③涂药后若局部发红、瘙痒、皮损面积扩大，应立即停药、洗净。

消风止痒颗粒
Xiaofeng Zhiyang Keli
《中华人民共和国卫生部药品标准中药成方制剂第十五册》

【药物组成】荆芥、防风、苍术（炒）、蝉蜕、石膏、木通、地骨皮、亚麻子、当归、地黄、甘草。

【功能主治】消风清热，除湿止痒。主治丘疹样荨麻疹，也用于湿疹、皮肤瘙痒症。

【辨证要点】①湿疮：因风湿热邪蕴阻肌肤所致，症见皮损初起潮红热、轻度肿胀，继而粟疹成片或水疱密集，渗液流津，瘙痒无休，常伴身热、口渴、心烦、大便秘结、小便短赤；湿疹见上述症候者。②风瘙痒：因风湿热邪蕴阻肌肤所致，症见皮肤瘙痒、夜间加重、遇热易发作、无原发性损害，搔抓后皮肤出现抓痕、血痂、色素沉着、湿疹化、苔藓样变等；皮肤瘙痒症见上述症候者。③小儿瘾疹：因风湿热邪蕴阻肌肤所致，症见皮损为散在的梭形丘疹性风团，风团上或有水疱，瘙痒剧烈；丘疹性荨麻疹见上述症候者。

【剂型规格】颗粒剂,每袋装 15g。

【用法用量】口服。1 岁以内一日 1 袋;1~4 岁一日 2 袋;5~9 岁一日 3 袋;10~14 岁一日 4 袋;15 岁以上一日 6 袋。分 2~3 次服用;或遵医嘱。

【临床应用】用于湿疹、皮肤瘙痒症、丘疹性荨麻疹。①湿疹:126 例湿疹性皮炎患者随机分为治疗组(在对照组的基础上给予消风止痒颗粒治疗)、对照组(外用复方氟米松软膏,每日 2 次),用药疗程均为 4 周。结果用药 4 周后,治疗组的总有效率为 92.06%,高于对照组的 80.95%[中国卫生标准管理,2016,7(4):141–142]。②皮肤瘙痒症:A. 90 例老年性皮肤瘙痒症患者随机分为两组,各 45 例,对照组采用盐酸左西替利嗪片及尿素乳膏治疗,观察组给予盐酸左西替利嗪片及尿素乳膏联合消风止痒颗粒治疗,结果观察组的总有效率为 75.56%,高于对照组的 53.33%[中国老年学杂志,2015,(18):5275–5276];B. 303 例小儿皮肤瘙痒者,试验组 152 例,对照组 151 例,分别给予消风止痒颗粒和安慰剂,结果总有效率分别为 98.0% 和 6.25%[药学研究,2013,32(12):695–696,699]。③慢性荨麻疹:86 例患者随机分为 2 组,各 43 例,对照组给予氯雷他定片进行治疗,治疗组在此基础上加用消风止痒颗粒治疗,2 组均治疗 4 周,结果治疗组的总有效率为 95.3%,高于对照组的 72.1%[新中医,2015,47(3):111–112]。④丘疹性荨麻疹:60 例丘疹性荨麻疹患儿给予消风止痒颗粒,分 2~3 次口服,2~4 岁每日 2 袋,5~9 岁每日 3 袋,10~15 岁每日 4 袋;同时外用炉甘石洗剂,每日 2 次,7 天为 1 个疗程。结果痊愈 39 例,显效 17 例,好转 4 例,治愈率为 65.00%,有效率为 93.33%[内蒙古中医药,2014,33(12):11–12]。

【不良反应】文献报道服药过程中有患者出现轻度腹泻[中国麻风皮肤病杂志,2011,27(4):239]、胃部不适[内蒙古中医药,2014,33(12):11–12]。

【注意事项】①孕妇禁用;②阴血亏虚者不宜服用;③饮食宜清淡、易消化,忌食辛辣、海鲜食物;④服药期间出现胃脘疼痛或腹泻时应及时停用。

湿毒清胶囊
Shiduqing Jiaonang
《中华人民共和国药典》2015 年版一部

【药物组成】地黄、当归、丹参、蝉蜕、苦参、白鲜皮、甘草、黄芩、土茯苓。

【功能主治】养血润肤,祛风止痒。用于血虚风燥所致的风瘙痒,症见皮肤干燥、脱屑、瘙痒,伴有抓痕、血痂、色素沉着;皮肤瘙痒症见上述症候者。

【辨证要点】风瘙痒:因血虚风燥所致,症见皮肤剧烈瘙痒,遇热易发作、入夜尤甚、夜寐不安,皮肤初无损害,但于过度搔抓后出现抓痕、血痂、色素沉着、湿疹化、苔藓样变等;皮肤瘙痒症见上述症候者。

【剂型规格】胶囊剂,每粒装 0.5g。

【用法用量】口服。一次 3~4 粒,一日 3 次。

【临床应用】用于治疗皮肤瘙痒症、寻常痤疮、湿疹、荨麻疹、糖皮质激素依赖性皮炎等。①治疗 72 例瘙痒症,并与肤痒颗粒治疗 72 例进行对照比较,第 1 周时试验组的有效率为 52.78%,对照组为 50.00%;第 2 周时试验组的有效率为 76.38%,对照组为 75.71%,两组的有效率差异无统计学意义(P>0.05),提示两药治疗皮肤瘙痒症的疗效相当[临床皮肤科杂志,2008,37(12):811-812]。②大疱性类天疱疮患者 30 例,随机分为治疗组和激素组各 15 例,分别给予湿毒清胶囊配合泼尼松和单纯泼尼松治疗,4 周后评定疗效,治疗组的有效率为 93.33%,激素组为 73.33%[中国现代医学杂志,2010,20(10):

1565-1566］。③慢性湿疹患者 100 例，随机均分为治疗组和对照组各 50 例，治疗组采用氯雷他定（每次 10mg，每日 1 次）及湿毒清胶囊（每次 1.5~2.0g，每日 3 次）口服，对照组仅用氯雷他定口服。结果治疗 8 周后，治疗组的总有效率为 86%，高于对照组的 72%，提示湿毒清胶囊联合氯雷他定治疗慢性湿疹可提高临床疗效［中国药业，2013，22（12）：146］。

【不良反应】目前尚未检索到不良反应报道。

【注意事项】①孕妇禁用；②湿热俱盛或者火热炽盛者慎用；③过敏体质者慎服；④忌烟酒，忌食辛辣、海鲜食物；⑤用药期间不宜同时服用温热性药物；⑥因糖尿病、肾病、肝病、肿瘤等疾病引起的皮肤瘙痒不属于本品的适用范围。

第六节　湿疹类药

湿疹是由多种内、外因素引起的一种具有明显渗出倾向的急性或慢性皮肤炎性反应。临床上以皮损多样性、慢性期皮损局限浸润肥厚、自觉瘙痒剧烈、易反复发作等为其特点。由于发病部位及形态不同，可分为浸淫疮、痏疮、湿毒疮、旋耳疮、肾囊风、四弯风及乳头风。中医学认为，湿疹的发生缘于禀赋不耐，腠理不密，外界风热湿邪侵袭；或饮食不节，过食辛辣肥甘厚味及荤腥动风之品，损伤脾胃，脾失健运，湿浊内停，蕴久化热，内蕴血分，外搏肌肤而发；或居住潮湿，风邪侵袭，风湿之邪与内在湿热之邪相合，发于肌肤；或患病日久，湿热久羁，耗伤阴血，血虚生风化燥，致肌肤失养而粗糙肥厚。药物治疗上主要是针对病因对症选用具有燥湿清热、解毒消肿、祛风止痒、除湿解毒、收敛生肌功效的药物。如由湿热下注证引起的足膝红肿热痛，可选用二妙丸；湿毒瘀阻者可选用九圣散；经络不和、湿热血燥者可选用皮肤病血毒丸；湿热阻于皮肤者可选用皮肤康洗液、老鹳草软膏、青蛤散；外感风寒、内有蕴热者可选用防风通圣丸（颗粒）。

二妙丸

Ermiao Wan

《中华人民共和国药典》2015 年版一部

【药物组成】苍术(炒)、黄柏(炒)。

【功能主治】燥湿清热。用于湿热下注,足膝红肿热痛,下肢丹毒,白带,阴囊湿痒。

【辨证要点】①痹病:因湿热下注,阻于经络关节、肌肉所致,症见足膝红肿热痛,或关节积液,屈伸不利,或伴发热,口苦口黏,口渴不欲饮,溲黄,舌质红,苔黄腻,脉滑数;类风湿关节炎、急性痛风性关节炎、骨性关节炎见上述症候者。②丹毒:由湿热下注,附着下肢所致,症见足膝灼热疼痛,皮肤红如涂丹,热如火灼,迅速蔓延扩大,伴发热恶寒、头痛、口渴。③白带:因湿热下注带脉、前阴所致,症见带下臭秽,小便淋浊,目赤,口苦,舌红,苔黄腻,脉滑数;慢性盆腔炎见上述症候者。④阴囊湿痒:因湿热下注前阴所致,症见阴囊湿痒,小便淋浊,目赤,口苦,舌红,苔黄腻,脉滑数;外阴阴囊湿疹见上述症候者。

【剂型规格】丸剂,水丸,每 100 粒重 6g。

【用法用量】口服。一次 6~9g,一日 2 次。

【临床应用】用于治疗白带过多、脓疱疮、类风湿关节炎、急性痛风性关节炎、骨性关节炎、外阴湿疹等。①120 例急性、亚急性或慢性湿疹患者分为治疗组和对照组各 60 例。对照组服用氯雷他定 10mg,每日 1 次;治疗组在上述基础上加服二妙丸每次 9g,每日 2 次;疗程为 4 周。结果治疗组临床痊愈 25 例,显效 23 例,好转 8 例,无效 4 例,总有效率为 80.00%,高于对照组的 65.00%[福建中医药,2008,39(4):40,42]。②治疗女性外阴湿疹 69 例,治疗组口服二妙丸,皮损局部外用 5% 氟芬那酸丁酯软膏;对照组外用 5% 氟芬那酸丁酯软膏;

两组的疗程均为 4 周。结果治疗组的总有效率为 71.43%，高于对照组的 44.12%〔中国中西医结合皮肤性病学杂志，2012，11（2）：115〕。

【不良反应】有文献报道服用二妙丸易引发过敏反应。

【注意事项】①孕妇慎用。②脾胃虚弱、呕吐泄泻、腹胀便溏、咳嗽痰多者慎用；脾胃虚弱证见大便稀溏，色淡无臭味，夹有不消化食物残渣，食后易泻，吃多后见腹胀、大便多，平素食欲缺乏，面色萎黄，神疲倦怠，形体瘦弱，舌质淡，苔薄白。③本品主含黄柏，不宜与生物碱类西药（士的宁、阿托品、麻黄碱等）、碱性较强的西药（碳酸氢钠）等配伍使用。④服药期间宜食用清淡、易消化之品，忌食烟酒、辛辣油腻之品，以免助湿生热。

九圣散

Jiusheng San

《中华人民共和国药典》2015 年版一部

【药物组成】苍术、黄柏、紫苏叶、苦杏仁、薄荷、乳香、没药、轻粉、红粉。

【功能主治】解毒消肿，燥湿止痒。用于湿毒瘀阻肌肤所致的湿疮、臁疮、黄水疮，症见皮肤湿烂、溃疡、渗出脓水。

【辨证要点】①湿疮：因湿毒瘀阻肌肤所致，症见肤起红斑、丘疹、水疱，破溃后津水浸淫、延蔓成片、瘙痒不休，常伴心烦、口渴、便干、溲黄；湿疹见上述症候者。②臁疮：因湿毒瘀阻肌肤所致，症见皮肤痒痛、红肿、溃破流水、浸淫腐烂、疮口凹陷、日久不敛；下肢皮肤溃疡见上述症候者。③黄水疮：因湿毒瘀阻肌肤所致，症见皮肤水疱、清澈透明，迅即黄浊、溃后糜烂、黄水滋流、结痂如脂、四周红晕、蔓延不止、痛痒相兼；脓疱疮见上述症候者。

【剂型规格】散剂，每袋重 6g。

【用法用量】外用,用花椒油或食用植物油调敷或撒布患处。

【临床应用】主要用于皮肤溃疡久不愈合、各种皮肤化脓性炎症以及脉管炎等。

【不良反应】目前尚未检索到不良反应报道。

【注意事项】①孕妇禁用;②本品含有汞剂,对汞过敏者禁用;③方中含有的轻粉、红粉有大毒,不可大面积使用及久用;④使用中如果皮损周围出现红斑水肿、灼热、瘙痒应立即停用、洗净;⑤本品为外用药,切忌内服;⑥保存及使用时不宜放在铝制瓶、盘中,注意安全保管。

皮肤康洗液

Pifukang Xiye

《新药转正标准第 23 册》

【药物组成】金银花、蒲公英、马齿苋、土茯苓、蛇床子、赤芍、大黄等。

【功能主治】清热解毒,凉血除湿,杀虫止痒。主治湿热阻于皮肤所致的湿疹,症见瘙痒、红斑、丘疹、水疱、渗出、糜烂等和湿热下注所致的阴痒、白带量多等症;急性湿疹或阴道炎见有上述症候者。

【辨证要点】①湿疮:因湿热蕴阻肌肤所致,症见红斑、丘疹、丘疱疹、水疱、片状糜烂、渗出等多形态皮损,自觉灼热、瘙痒剧烈,常伴身热、口渴思饮、大便秘结、小溲黄赤;急性、亚急性湿疹见上述症候者。②阴痒:因湿热蕴阻肌肤所致,症见外阴瘙痒,局部自觉灼热、带下量多、小便短赤;阴道炎见上述症候者。

【剂型规格】洗剂,每瓶装 50ml。

【用法用量】急性湿疹:一次适量,外搽皮损处,有糜烂面者可稀释 5 倍后湿敷,一日 2 次;妇科用药前,先用水洗净局部,用蒸馏水将 10ml 稀释 5 倍用带尾线的棉球浸泡药液后置于阴道内，每晚换药 1 次，或遵医嘱。

【临床应用】用于急、慢性皮肤湿疹，各类皮炎，头面痤疮，体癣，手足癣，各类皮疣，婴幼儿尿布疹，肛周炎，肛瘘及痔疮，外阴湿疹，外阴瘙痒，细菌性阴道炎，真菌性阴道炎，滴虫性阴道炎，淋病性阴道炎及衣原体阴道炎，宫颈炎，尖锐湿疣等。①治疗老年性外阴瘙痒症 52 例，痊愈 20 例，显效 24 例，有效 3 例，无效 5 例，总有效率为 90.4%［老年医学与保健，2001，7（1）：55–56］。②治疗夏季皮炎 102 例，痊愈 67 例，显效 16 例，有效 10 例，无效 9 例，总有效率为 91.18%［中华医学会第十次全国皮肤性病学术会议论文汇编，2002（1）：340］。③治疗新生儿红斑，87 例轻度新生儿红斑浸泡 1~2 天即痊愈，13 例严重者和 8 例新生儿脓疱疮 3~4 天治愈［护理研究，2001，15（3）：12］。另治疗新生儿毒性红斑 252 例，随机分为治疗组 150 例和对照组 102 例。2 组均在常规皮肤护理之后，治疗组用皮肤康洗液 1：50 稀释液局部外洗红斑区；对照组用 75% 医用乙醇局部外用擦拭红斑区，每日 1 次，连用 3~7 天。结果治疗组显效 105 例，有效 42 例，无效 3 例，总有效率为 98.0%，高于对照组的 87.2%［现代中西医结合杂志，2011，20（23）：2906–2907］。④治疗新生儿脓疱疹 23 例，患儿经洗浴治疗，13 例 2 天后脓疱疹全部消退，7 例 3 天后全部消退，3 例 3 天后脓疱疹明显好转，总有效率达 100%［齐鲁护理杂志，2002，8（10）：727］。⑤治疗湿疹皮炎 100 例，痊愈 23 例，显效 46 例，有效 26 例，无效 5 例，总有效率为 95%［内蒙古医学院学报，2004，26（2）：116–117］。⑥治疗糠秕孢子菌性毛囊炎 60 例，痊愈 46 例，显效 3 例，好转 8 例，无效 3 例，有效率为 81.67%［岭南皮肤性病科杂志，2006，13（2）：119–121］。⑦治疗头部脂溢性皮炎 49 例，痊愈 28 例，显效 12 例，有效 7 例，无效 2 例，总有效率为 95.92%［中国医药导报，2006，3（33）：75］。⑧治疗手部小水疱型汗疱疹 57 例，男 28 例，女 29 例，采用同一患者左右手随机对照方式，分为治疗组及对照组。治疗组采用稀释10倍皮肤康洗液湿敷,每日1次,每次2小时,连续7日;对照组均外涂卤米松/三氯生乳膏,每日1次,连续7日;同时口服盐酸曲普利啶胶囊5mg,每日1次,连续7日。结果治疗组的总有效率为100%,高于对照组的87%[现代中西医结合杂志,2010,19(24):3053-3054]。

【不良反应】目前尚未检索到不良反应报道。

【注意事项】①妊娠及月经期禁用;②阴性疮疡禁用;③患有重度宫颈糜烂者禁用;④对乙醇过敏者禁用;⑤皮肤干燥、肥厚伴有裂口者不宜使用;⑥用药部位出现烧灼感、瘙痒、红肿时应立即停用,并用清水洗净;⑦治疗阴痒(阴道炎)期间每日应清洁外阴,并忌房事;⑧静脉曲张性湿疹不适宜用本品;⑨本品为外用,切勿口服。

皮肤病血毒丸

Pifubing Xuedu Wan

《中华人民共和国卫生部药品标准中药成方制剂第七册》

【药物组成】金银花、连翘、忍冬藤、苦地丁、天葵子、土贝母、土茯苓、白鲜皮、地肤子、黄柏、赤茯苓、当归、白芍、熟地黄、鸡血藤、地黄、牡丹皮、白茅根、紫草、紫荆皮、赤芍、益母草、茜草、川芎(酒炙)、桃仁、红花、蛇蜕(酒炙)、防风、蝉蜕、牛蒡子(炒)、苍耳子(炒)、浮萍、荆芥穗(炭)、苦杏仁(去皮炒)、桔梗、白芷、皂角刺、大黄(酒炒)、甘草。

【功能主治】清血解毒,消肿止痒。用于经络不和、湿热血燥引起的风疹、湿疹、皮肤刺痒、雀斑粉刺、面赤鼻齇、疮疡肿毒、脚气疥癣、头目眩晕、大便燥结。

【辨证要点】①瘾疹:因血热风盛、湿毒瘀结所致,症见皮肤灼热刺痒、遇热加重、搔后即起红色风团,伴发热恶寒、咽喉肿痛;荨麻疹见上述症候者。②湿疮:因血热风盛、湿毒瘀结所致,症见皮损初起潮红热、轻度肿胀,继而粟疹成片或水疱密集、渗液流津、瘙痒无休,常伴身热、口渴、心烦、大便秘结、小便短赤;湿疹见上述症候者。③粉刺:因血热风盛、湿毒瘀结所致,症见红斑、丘疹、脓疱、囊肿、结节,皮损多发于面、前胸、后背等皮脂腺分布区,常伴有颜面潮红、瘙痒、食多、口臭、喜冷饮、消谷善饥、口臭、大便干燥、小便黄;酒渣鼻见上述症候者。④疖肿:因血热风盛、湿毒瘀结所致,症见毛囊一致的圆锥状炎性小结节,周围色红肿硬、触痛明显,热毒较盛者可伴有恶寒、发热、口干、尿黄、大便干;疖肿及皮肤浅表化脓性疾病见上述症候者。

【剂型规格】丸剂,水丸,每 100 粒重 18g。

【用法用量】口服。一次 20 粒,一日 2 次。

【临床应用】用于风瘾疹、急性湿疮、风瘙痒、粉刺、酒渣鼻、面游风等病症。①湿疹:治疗湿疹 100 例,治愈 24 例,显效 26 例,有效 38 例,无效 12 例,总有效率为 88%[北京中医药学会 2001—2002 年度学术年会论文汇编,2003:162]。②黄褐斑:治疗黄褐斑 43 例,基本治愈 11 例,显效 25 例,好转 6 例,无效 1 例,总有效率为 83.72%[岭南皮肤性病科杂志,2004,11(4):348]。③痤疮:联合维胺酯胶囊治疗痤疮 160 例,皮损程度 I～Ⅳ级不等,治愈 88 例,好转 65 例,无效 7 例(皮损均为Ⅳ级),总有效率为 95.6%[浙江中医药杂志,2011,46(3):227]。④脂溢性皮炎:144 例面部脂溢性皮炎患者随机分为治疗组和对照组各 72 例,对照组采用他克莫司外用,治疗组用皮肤病血毒丸治疗,治疗 4 周。结果治疗组 72 例,痊愈 38 例,显效 17 例,有效 11 例,无效 6 例,总有效率为 91.67%,高于对照组的 69.44%[河南中医,2009,29(3):279–280]。

【不良反应】文献有口服皮肤病血毒丸致 1 例过敏性休克的报道[药物不良反应杂志,2002,4(1):34]。

【注意事项】①孕妇禁用;②风寒证或肺脾气虚证荨麻疹不宜使用;③感冒期间停服;④月经期或哺乳期慎用;⑤忌食鱼、虾、辛辣、油腻食物,忌酒。

老鹳草软膏

Laoguancao Ruangao

《中华人民共和国药典》2015 年版一部

【**药物组成**】老鹳草。

【**功能主治**】除湿解毒，收敛生肌。用于湿毒蕴结所致的湿疹、痈、疔、疮、疖及小面积水、火烫伤。

【**辨证要点**】①湿疮：因湿热蕴结所致，症见皮肤片状红斑、丘疹、丘疱疹，部分融合成片，部位不定，伴有少量渗出、瘙痒；亚急性湿疹或慢性湿疹见上述症候者。②疖、痈、疔：因湿热蕴结所致，症见红肿疼痛、溃后有少量脓液；毛囊炎、疖、体表软组织感染见上述症候者。③烧、烫伤：由多种原因所造成的皮肤小面积烧、烫伤，属于湿热蕴结所致，症见局部表皮红斑、小水疱、表皮溃破渗出；小面积Ⅱ度烧、烫伤见上述症候者。

【**剂型规格**】软膏剂，每支装 10g。

【**用法用量**】外用，涂敷患处，一日 1 次。

【**临床应用**】用于皮肤组织炎症，急、慢性痢疾，肠炎及乳腺增生，小儿鹅口疮，小儿痒疹等。①联合他克莫司治疗面部激素依赖性皮炎 34 例，治愈 12 例，显效 13 例，进步 6 例，无效 3 例，总有效率为 73.53%［中国麻风皮肤病杂志，2014，30（1）：61］。②治疗乳腺增生 58 例，结果痊愈 30 例，显效 24 例，总有效率为 93.1%［中医杂志，1983，24（9）：30］。③治疗湿疹，痈，蜂窝织炎，疽毒，多发性脓肿，外伤感染，慢性下肢溃疡，带状疱疹，过敏性皮炎，水、火烫伤，腹股沟脓肿，冻疮溃疡，毛囊炎，化脓性炎症及其他炎症 131 例，痊愈 115 例，好转 13 例。治疗水、火烫伤不易感染，愈后不留瘢痕［中成药研究，1978（3）：29］。④联合微波治疗外耳道湿疹 30 例，治愈 22 例，有效 8 例，总有效率为 100%〔中医临床研究，2015，7（16）：78–79〕。⑤治疗小儿痒疹 93 例，均口服氯雷他定颗粒，痊愈 27 例，显效 45 例，总有效率为 77.4%〔医药导报，2008，27（8）：953–954〕。⑥治疗早期黄水疮 16 例，均在 10 天内结痂，无复发〔中国民间疗法，2010，18（1）：71〕。⑦治疗肛周湿疹 120 例，经过 3 周治疗观察，治愈 62 例，显效 38 例，好转 16 例，总有效率为 96.67%〔中国误诊学杂志，2007，7（18）：4318〕。⑧治疗压疮 21 例，治愈 19 例，显效 1 例，有效 1 例，总有效率为 100%〔新医学，2008，39（11）：715〕。⑨治疗感染性皮肤病 40 例，其中毛囊炎 10 例，疖 16 例，脓疱疮 14 例。结果痊愈 20 例，好转 18 例，无效 2 例，总有效率为 95%〔中国民间疗法，2011，19（9）：21〕。

【不良反应】目前尚未检索到不良反应报道。

【注意事项】①孕妇慎用；②过敏体质者慎用；③避风寒，忌食生冷之品。

老鹳草膏

Laoguancao Gao

《中华人民共和国卫生部药品标准中药成方制剂第二十册》

【药物组成】老鹳草。

【功能主治】通经活血，驱风除湿。用于筋骨不舒，手足麻木，风湿作痛。

【辨证要点】痹病：因风寒湿闭阻经络所致，症见筋骨不舒、手足麻木、风湿作痛。

【剂型规格】煎膏，每瓶装 100g。

【用法用量】口服。一次 15g，一日 2 次。

【临床应用】用于风湿性及类风湿关节炎。

【不良反应】目前尚未检索到不良反应报道。

【注意事项】孕妇慎用。

防风通圣丸（颗粒）

Fangfeng Tongsheng Wan（Keli）

《中华人民共和国药典》2015 年版一部

【**药物组成**】防风、荆芥穗、薄荷、麻黄、大黄、芒硝、栀子、滑石、桔梗、石膏、川芎、当归、白芍、黄芩、连翘、甘草、白术（炒）。

【**功能主治**】解表通里，清热解毒。用于外寒内热，表里俱实，恶寒壮热，头痛咽干，小便短赤，大便秘结，瘰疬初起，风疹湿疮。

【**辨证要点**】①感冒：外感风寒、内有蕴热所致的恶寒壮热，头痛，咽干，小便短赤，大便秘结，舌红苔黄厚，脉浮紧或弦数；上呼吸道感染见上述症候者。②风疹湿疮：内蕴湿热、复感风邪所致的恶寒发热，头痛，咽干，小便短赤，大便秘结，丹斑隐疹，瘙痒难忍或湿疮；荨麻疹、湿疹见上述症候者。③瘰疬：颈部一侧或者两侧肿大如豆，兼见恶寒发热、小便短赤、大便秘结；淋巴结结核早期见上述症候者。

【**剂型规格**】丸剂，水丸，每 20 丸重 1g。颗粒剂，每袋装 3g。

【**用法用量**】口服。水丸，一次 6g，一日 2 次。颗粒剂，一次 1 袋，一日 2 次。

【**临床应用**】用于风疹湿疮、上呼吸道感染、荨麻疹、湿疹、淋巴结结核、高脂血症等。①联用地塞米松静脉滴注治疗荨麻疹 98 例，总有效率为 89.80%［中国民康医学，2008，20（8）：748］。②联合六味地黄丸治疗老年糖尿病皮肤瘙痒症 41 例，总有效率为 90.24%［中医研究，2005，18（10）：54］。③治疗高脂血症 62 例，疗效满意［中华实用中西医杂志，2009，19（22）：1515］。④治疗单纯性肥胖症 60 例，疗效满意［中国美容医学，2005，14（2）：223］。⑤治疗抗精神病药所致的肥胖 33 例，疗效满意［光明中医，2008，23（11）：1718-1719］。⑥治疗面部痤疮

46 例,总有效率为 98%〔河南中医,2003,23(11):54〕。⑦联合 3% 硼酸溶液治疗儿童舔口皮炎 60 例,总有效率为 86.7%,单独用 3% 硼酸溶液的总有效率为 60.0%〔临床合理用药,2013,6(5):81-82〕。⑧联合地氯雷他定分散片治疗慢性荨麻疹 112 例,对照组 56 例给予地氯雷他定分散片 1 片/次口服,1 次/d;治疗组则在此基础上给予防风通圣丸 1 袋/次口服,2 次/d;均连续用药 2 个疗程(15 天为 1 个疗程)。结果治疗组的总有效率为 91.0%,高于对照组的 75.0%〔现代中西医结合杂志,2015,24(35):3945-3946〕。此外,还有用于治疗扁平疣、酒渣鼻、斑秃、三叉神经痛、急性细菌性痢疾、鼻窦炎、顽固性头痛、春季卡他结膜炎等报道。

【不良反应】文献报道本品可引起过敏性皮疹〔中医药研究,2002,18(5):47〕。

【注意事项】①虚寒证者慎用;②孕妇慎用;③高血压、心脏病患者慎用;④服药期间忌烟酒及辛辣、生冷、油腻、鱼虾海鲜类食物;⑤服药后大便次数增多且不成形者,应酌情减量。

青蛤散

Qingge San

《中华人民共和国卫生部药品标准中药成方制剂第九册》

【药物组成】黄柏、青黛、蛤壳(煅)、石膏(煅)、轻粉。

【功能主治】清热解毒,燥湿杀虫。用于皮肤湿疮,黄水疮。

【辨证要点】①湿疮:因湿热毒邪浸淫肌肤所致,症见皮肤红斑、丘疹、水疱、肿胀,伴有抓痕、血痂、糜烂、渗出、皮损边界不清、对称分布、肤温较高、剧烈瘙痒;急性湿疹见上述症候者。②黄水疮:因湿热毒邪浸淫肌肤所致,症见皮肤初为红斑、随之起水疱、形如粟米或黄豆、迅速变成脓疱、周围绕以红晕、搔之溃破、浸淫成片、疮面结黄痂、愈后不留痕迹；脓疱疮见上述症候者。

【剂型规格】散剂，每袋装 15g。

【用法用量】外用。花椒油调匀涂抹患处。

【临床应用】用于湿疮、湿疹、黄水疮、脓疱疮。①治疗婴幼儿急性湿疹 32 例，临床痊愈 10 例，显效 10 例，有效 8 例，总有效率为 87.5%［中医外治杂志，2011，21（2）：59］；②治疗皮肤慢性溃疡 34 例，痊愈 23 例，显效 5 例，有效 4 例，无效 2 例，总有效率为 94.1%［长春中医药大学学报，2006，22（2）：22］。

【不良反应】文献报道用药过程有 1 例患者出现局部红肿加重［中医外治杂志，2011，21（2）：59］。

【注意事项】①孕妇慎用；②涂药后若局部面积发红、瘙痒、破损面积扩大，应立即停药、洗净；③本品含有的轻粉有大毒，不可长期、过量或者大面积使用；④不可内服，切忌入眼。

湿疹散

Shizhen San

《中华人民共和国卫生部药品标准中药成方制剂第五册》

【药物组成】黄柏、大黄、苦参、蛇床子、侧柏叶、马齿苋、芙蓉叶、炉甘石（制）、陈小麦粉（炒黄）、珍珠母（煅）、枯矾、冰片、甘草。

【功能主治】清热解毒，祛风止痒，收湿敛疮。用于急、慢性湿疹和脓疱疮等，对下肢溃疡等皮肤病亦具有一定疗效。

【辨证要点】①湿疮：因风湿蕴肤或湿热蕴肤所致，症见皮肤疏松或密集性丘疹、干燥脱皮，寒冷、干燥、多风气候下症状明显或者诱发，自觉燥痒不适，伴口干、咽痒、大便秘结，舌质红，苔少或者苔微干，脉洪、数、浮；或症见皮损潮红、丘疹、水疱密集，渗液流津，瘙痒无休，身热，口渴，心烦，大便秘结，舌质红，苔黄，脉弦滑或弦数；湿疹见上述症候者。②黄水疮：因湿毒蕴肤所致，症见密集或散在水疱、糜烂、渗液色黄、痒或不痒、口干、大便秘结,舌红苔黄,脉滑或滑数;脓疱疮见上述症候者。

【剂型规格】散剂,每袋装30g。

【用法用量】外用。取少许外敷患处。

【临床应用】用于湿疮、湿疹、黄水疮、脓疱疮。

【不良反应】目前尚未检索到不良反应报道。

【注意事项】①饮食宜清淡,忌食辛辣食物;②避免热水烫洗、挠抓、过度洗拭。

第七节 银屑病类药

银屑病是一种常见的慢性复发性炎症性皮肤病,典型皮损为鳞屑性红斑,病程较长,有易复发倾向,有的病例几乎终身不愈。该病发病以青壮年为主,对患者的身体健康和精神状况影响较大。临床表现以红斑、鳞屑为主,全身均可发病,以头皮、四肢伸侧较为常见,多在冬季加重。中医古称之为"白疕",古医籍亦有称之为松皮癣。现代中医对银屑病的发病机制提出"血分有热""血瘀""血燥"等学说。药物治疗上选用具有清热解毒燥湿、祛风止痒、疏通气血、软坚消积、活血润燥、清热凉血消斑的中成药。如血热风燥者可选用克银丸、消银片(胶囊、颗粒);湿热蕴肤、郁滞不通者可选用银屑灵膏、镇银膏;血虚风燥者可选用消银片(胶囊、颗粒)。

克银丸

Keyin Wan

《中华人民共和国卫生部药品标准中药成方制剂第六册》

【药物组成】土茯苓、白鲜皮、北豆根、拳参。

【功能主治】清热解毒,祛风止痒。用于皮损基底红,舌基底红,便秘,尿黄属血热风燥型的银屑病。

【辨证要点】白疕:因血热风燥所致,症见皮损基底红,呈点滴状或者片状,表面覆有白色鳞屑或鳞屑较厚,刮之可见薄膜现象,筛状出血,瘙痒,舌基底红,便秘,尿黄;银屑病见上述症候者。

【剂型规格】丸剂,①浓缩大蜜丸,每丸重6g;②浓缩小蜜丸,每100粒重10g。

【用法用量】口服。浓缩大蜜丸一次2丸,浓缩小蜜丸一次10g(100粒),均一日2次。

【临床应用】本品主要用于银屑病。①治疗血热风燥型银屑病216例,总有效率为93.6%,治愈者平均疗程为7周,服药期间尚未发现副作用;②治疗寻常性进行期银屑病86例,治愈41例,显效34例,有效9例,总有效率为97.67%[山东中医杂志,2008,27(9):597-598]。

【不良反应】有文献报道,口服本品致剥脱性皮炎[临床皮肤科杂志,1994,23(6):310]、中毒性肝炎及肝功能损害[华西医学,2008,23(2):382]、急性肝炎[药物不良反应杂志,2012,14(1):62-63]。

【注意事项】①血虚风燥者不宜使用;②忌食白酒、羊肉等辛辣厚味、刺激或致敏性食物;③感冒发热、扁桃体发炎忌用。

郁金银屑片

Yujin Yinxie Pian

《中华人民共和国药典》2015年版一部

【药物组成】秦艽、当归、石菖蒲、关黄柏、香附(酒炙)、郁金(醋炙)、莪术(醋制)、雄黄、马钱子粉、皂角刺、桃仁、红花、乳香(醋炙)、硇砂、玄明粉、大黄、土鳖虫、青黛、木鳖子。

【功能主治】疏通气血,软坚消积,清热解毒,燥湿杀虫。用于银屑病(牛皮癣)。

【辨证要点】白疕:因血热毒盛,气血瘀阻,日久耗气伤血而造成的血虚风燥,皮肤上出现大小不等的红斑、丘疹,上覆有银白色的癣屑,瘙痒、脱屑,剥掉癣屑可见到露珠样的点状出血点;银屑病见上述症候者。

【剂型规格】片剂,①薄膜衣片,每片重 0.28g;②糖衣片(片芯重 0.24g)。

【用法用量】口服。一次 3~6 片,一日 2~3 次。

【临床应用】用于治疗银屑病、扁平疣。①治疗银屑病(牛皮癣)348 例,痊愈 46 例,显效 268 例,好转 14 例,无效 20 例,总有效率为 94.25%[陕西中医,2005,26(3):221-222];②治疗扁平疣 80 例,痊愈 42 例,显效 25 例,好转 10 例,无效 3 例,总有效率为 96.25%[中国皮肤性病学杂志,2008,22(8):510-511];③治疗玫瑰糠疹 48 例,痊愈 40 例,显效 4 例,有效 2 例,无效 2 例,总有效率为 95.83%[中国中医药科技,2001,8(2):133,135]。

【不良反应】偶有不同程度的腹泻,一般在服药后第 3 天开始出现,第 8 天达到高峰,随后逐渐减轻乃至消失[陕西中医,2005,26(3):221]。本品还可致鼻出血[药物不良反应杂志,2006,8(5):393]。

【注意事项】①孕妇忌用。②运动员慎用。③本品中含有雄黄、马钱子、木鳖子等有毒之品,不宜过服、久服。④不宜与硝酸盐、硫酸盐同服,雄黄在体内可产生有毒的三氧化二砷,引起砷中毒[中国执业药师,2007,4(3):19]。⑤本品含郁金,不宜与丁香同用;含玄明粉,不宜与三棱同用。

复方青黛丸
Fufang Qingdai Wan
《中华人民共和国药典》2015 年版一部

【药物组成】青黛、乌梅、蒲公英、紫草、白芷、丹参、白鲜皮、建曲、绵马贯众、土茯苓、马齿苋、绵萆薢、焦山楂、南五味子（酒蒸）。

【**功能主治**】清热凉血，解毒消斑。用于血热所致的白疕、血风疮，症见皮疹色鲜红、筛状出血明显、鳞屑多、瘙痒明显，或皮疹为圆形、椭圆形红斑，上附糠秕状鳞屑，有母斑；银屑病进行期、玫瑰糠疹见上述症候者。

【**辨证要点**】①白疕：因血热所致，症见点滴至钱币状浸润丘疹不断出现，或旧皮损面积扩大，上覆多层银屑，刮之会出现薄膜现象，筛状出血，瘙痒明显，伴有心烦、口渴、咽痛、便干；银屑病进行期见上述症候者。②血风疮：因血热所致，症见淡红色椭圆形斑片，沿皮纹长轴分布，边缘覆盖干燥细碎鳞屑，伴有轻重不同的痒感，常见心烦、口渴、性情急躁、大便干燥、小便微黄；玫瑰糠疹见上述症候者。

【**剂型规格**】丸剂，水丸，每袋装 6g。

【**用法用量**】口服。一次 6g，一日 3 次。

【**临床应用**】用于银屑病进行期、玫瑰糠疹。①口服配合青霉素或注射用克林霉素外擦治疗痤疮 16 例，总有效率为 93.95%［青海医药杂志，2013，43（6）：60-61］；②复方青黛丸联合阿维 A 及卡泊三醇治疗中、重度寻常性银屑病 34 例，结果有效率为 93.93%［中国皮肤性病学杂志，2016，30（7）：769-770］；③窄谱紫外线 B（NB-UVB）配合复方青黛丸治疗玫瑰糠疹，再加外用氯倍他索软膏，结果总有效率为 100%［中国中西医结合皮肤性病学杂志，2014，13（2）：112-113］。

【**不良反应**】文献报道复方青黛丸可引起猩红热样药疹、急性溃疡性结肠炎、胃出血、便血、停经、手指甲变黑、维 A 酸综合征样反应［药物流行病学杂志，1999，8（3）：156-157］、肝脏损害［中国全科医学，2004，7（22）：1659］。CFDA 发布的第 54 期《药品不良反应信息通报》提示关注复方青黛制剂引起的消化系统不良反应，严重病例报告临床表现为药物性肝损害和胃肠出血［中国药房，2013，24（20）：1867］。

【注意事项】①孕妇慎用。②老年体弱及哺乳期妇女慎用。③脾胃虚寒者慎用。④过敏体质者慎用。⑤儿童药量不宜过大。⑥服药期间忌食白酒、羊肉等辛辣厚味及刺激性食物。⑦本品含青黛,连服4周以上应定期检查血象及肝功能。如血象、肝功能异常,应停用。

复方青黛胶囊

Fufang Qingdai Jiaonang

《新药转正标准第63册》

【药物组成】青黛、紫草、乌梅、蒲公英、白芷、丹参、白鲜皮、建曲、贯众、土茯苓、马齿苋、粉萆薢、山楂(焦)、五味子(酒制)。

【功能主治】清热解毒,化瘀消斑,祛风止痒。用于血热挟瘀、热毒炽盛证;进行期银屑病、玫瑰糠疹、药疹见上述症候者。

【辨证要点】①白疕:因血热所致,症见点滴至钱币状浸润丘疹不断出现,或旧皮损面积扩大,上覆多层银屑,刮之会出现薄膜现象,筛状出血,瘙痒明显,伴有心烦、口渴、咽痛、便干;银屑病进行期见上述症候者。②血风疮:因血热所致,症见淡红色椭圆形斑片,沿皮纹长轴分布,边缘覆盖干燥细碎鳞屑,伴有轻重不同的痒感,常见心烦、口渴、性情急躁、大便干燥、小便微黄;玫瑰糠疹见上述症候者。

【剂型规格】胶囊剂,每粒装0.5g。

【用法用量】口服。一次4粒,一日3次。

【临床应用】用于银屑病进行期、玫瑰糠疹。①复方青黛胶囊治疗寻常性银屑病血热证30例,结果总有效率为86.67%[中医杂志,2016,57(22):1943-1945]。②76例患者随机分为观察组和对照组治疗玫瑰糠疹,各38例,观察组给予复方青黛胶囊3粒,每日3次,口服;对照组给予复方甘草酸苷胶囊

50mg,每日 2 次,口服。结果观察组和对照组的痊愈率分别为 42.1% 和 21.1%,总有效率分别为 86.8% 和 65.8%[临床用药实践,2016,25(8):592–593]。

【不良反应】文献报道患者服用复方青黛胶囊可引起药物性肝损害[中国中医药信息杂志,2013,24(20):1867]、月经紊乱[中国皮肤性病学杂志,2002,9(2):59]。CFDA 发布的第 54 期《药品不良反应信息通报》提示关注复方青黛制剂引起的消化系统不良反应,严重病例报告临床表现为药物性肝损害和胃肠出血[中国药房,2013,24(20):1867]。

【注意事项】①孕妇慎用。②老年体弱及哺乳期妇女慎用。③脾胃虚寒者慎用。④过敏体质者慎用。⑤儿童药量不宜过大。⑥服药期间忌食白酒、羊肉等辛辣厚味及刺激性食物。⑦本品含青黛,连服 4 周以上应定期检查血象及肝功能。如血象、肝功能异常,应停用。

消银片(胶囊、颗粒)
Xiaoyin Pian(Jiaonang、Keli)
《中华人民共和国药典》2015 年版一部、
《新药转正标准第 43 册》

【药物组成】地黄、牡丹皮、赤芍、当归、苦参、金银花、玄参、牛蒡子、蝉蜕、白鲜皮、防风、大青叶、红花。

【功能主治】清热凉血,养血润肤,祛风止痒。用于血热风燥型白疕和血虚风燥型白疕,症见皮疹为点滴状、基底鲜红色、表面覆有银白色鳞屑,或皮疹表面覆有较厚的银白色鳞屑,较干燥,基底淡红色,瘙痒较甚。

【辨证要点】白疕:因血热风燥或血虚风燥所致,症见皮疹色鲜红或淡红,呈点滴状或者片状,表面覆有白色鳞屑或者鳞屑较厚,刮之可见薄膜现象,筛状出血,瘙痒;银屑病见上述症候者。

【**剂型规格**】片剂,①薄膜衣片,每片重 0.32g;②糖衣片（片芯重 0.3g）;③胶囊剂,每粒装 0.3g;④颗粒剂,每袋装 3.5g。

【**用法用量**】口服。片剂一次 5~7 片,一日 3 次。胶囊剂一次 5~7 粒,一日 3 次。颗粒剂开水冲服,一次 3.5g,一日 3 次。均 1 个月为 1 个疗程。

【**临床应用**】用于皮疹、银屑病等。①治疗玫瑰糠疹 50 例,痊愈 40 例,显效 8 例,好转 2 例,总有效率为 96%〔中国民族医药杂志,2016,22（8）:5〕;②治疗糖尿病性皮肤瘙痒症 38 例,痊愈 15 例,显效 13 例,好转 6 例,无效 4 例,总有效率为 89.5%〔云南中医中药杂志,2011,32（5）:45〕;③联合西替利嗪治疗 87 例荨麻疹患者,对照组 42 例采用西替利嗪片治疗,治疗组 45 例在对照组基础上加用消银颗粒治疗,治疗组的总有效率为 97.8%,高于对照组的 78.6%〔中国医学创新,2015,28（12）:93-95〕。

【**不良反应**】文献报道,患者服用常规剂量的消银片后出现丙氨酸氨基转移酶升高 1 例〔临床皮肤科杂志,1997,26（2）:91〕、诱发急性白血病 1 例〔泸州医学院学报,2001,24（3）:191〕、出现男性性功能障碍 2 例〔新药与临床,1995,14（1）:56〕、引起肝损害 1 例〔药物不良反应杂志,2007,9（2）:143〕、长期服用消银片引起光感性皮炎 1 例〔中国皮肤性病学杂志,1995,9（3）:189〕,以及口干、唇干、皮肤干燥〔中国皮肤性病学杂志,2007,21（5）:309〕。

【**注意事项**】①孕妇禁用;②脾胃虚寒者慎用;③忌食辛辣、油腻食物及海鲜等发物;④儿童用量宜减或遵医嘱。

银屑灵膏

Yinxieling Gao

《中华人民共和国药典》2015 年版一部

【**药物组成**】苦参、甘草、白鲜皮、防风、土茯苓、蝉蜕、黄柏、地黄、山银花、赤芍、连翘、当归。

【功能主治】清热燥湿,活血解毒。用于湿热蕴肤,郁滞不通所致的白疕,症见皮损呈红斑湿润、偶有浅表小脓疱,多发于四肢屈侧部位;银屑病见上述症候者。

【辨证要点】白疕:因湿热蕴肤、郁滞不通所致,症见浸润性红斑、丘疹、斑块,上覆黏腻鳞屑,有渗出倾向,常伴有大便溏滞不爽、小便短赤;银屑病见上述症候者。

【剂型规格】膏剂,①每袋装 33g;②每瓶装 100g;③每瓶装 300g。

【用法用量】口服。一次 33g,一日 2 次;或遵医嘱。

【临床应用】用于银屑病。治疗典型寻常性银屑病 91 例,其中进行期患者 50 例,静止期患者 41 例,口服银屑灵膏,进行期患者痊愈 27 例,显效 19 例,有效 4 例;静止期患者痊愈 21 例,显效 6 例,有效 11 例,无效 3 例;进行期患者总有效率为 100%,高于静止期患者的 80.95%[现代中医药,2009,29(3):31]。

【不良反应】文献报道治疗过程中有 1 例出现剥脱性皮炎型药疹[现代生物医学进展,2009,9(19):3726];2 例出现皮肤红斑反应[江西中医药,2006,37(285):21];4 例出现皮肤、黏膜干燥,2 例出现局部皮肤剥落,多发于肢端及臀部,减量后缓解,2 例出现上腹不适[湖南医学,1993,10:274]。

【注意事项】①孕妇禁用。②血虚风燥证银屑病者禁用,表现为初期皮肤呈现干燥不润泽的外观,转为粗糙、肥厚,状如苔藓,形似席纹;斑疹多为淡红色,或者为淡褐色;肤表干枯颇似干鱼之皮,上覆糠秕状鳞屑,严重时还会发生长短不一、深浅不等的隙裂;自觉瘙痒剧烈,夜间尤重,搔之则搔痕遍布,结有血痂;爪甲干枯失去光泽;伴有神情倦怠,心悸失眠,气短乏力,大便秘结;舌质淡红有裂纹,苔少或苔净如镜。③忌食腥发海鲜及刺激性食物。

镇银膏

Zhenyin Gao

《新药转正标准第 34 册》

【**药物组成**】黄连、白鲜皮、花椒、知母。

【**功能主治**】祛风解毒，活血润燥。用于血热型、血燥型、血瘀型等各种证型的寻常性银屑病。

【**辨证要点**】白疕：因血热风燥或血虚风燥或血瘀风燥所致，症见皮损基底红，呈点滴状或者片状，表面覆有白色鳞屑或者鳞屑较厚，刮之可见薄膜现象，筛状出血，瘙痒；寻常性银屑病见上述症候者。

【**剂型规格**】膏剂，每管装 100g。

【**用法用量**】外用。用软毛刷蘸药涂皮肤与皮损部位，涂药后用聚乙烯塑料薄膜包封，每 5 天换药 1 次（详细用法遵医嘱）。

【**临床应用**】用于白疕、寻常性银屑病。治疗 105 例寻常性银屑病，治愈 87 例，显效 12 例，有效 6 例，总有效率为 100%［中国医药学报，1999，14（3）：26-27］。

【**不良反应**】治疗过程中少数患者出现过局部不良反应。2 例局部发生过痱子，1 例局部发生红斑、丘疹，有的患者于开始用药后的 1~2 周内自觉瘙痒较前加重［中国医药学报，1999，14（3）：26-27］。

【**注意事项**】①不可内服；②治疗期间忌食辛辣发物；③涂用后局部发红、瘙痒、灼热、皮损面积扩大者，应立即停药、洗净。

第八节　白癜风类药

白癜风是一种常见的后天性局限性或泛发性皮肤色素脱失病。由于皮肤的黑素细胞功能消失引起，但机制还不清楚。

全身各部位可发生,常见于指背、腕、前臂、颜面、颈项及生殖器周围等。女性外阴部亦可发生,青年妇女居多。该病发病机制复杂,涉及遗传、免疫－炎症、氧化应激、功能性黑素细胞凋亡和/或丢失、神经体液等假说。中医将白癜风称之为"白驳、白驳风、白癜",认为该病的成因为肝肾亏损,风邪侵犯皮肤,毛窍闭塞,风邪瘀热郁结,气血阻滞,血不荣肤。故中医证型有肝肾阴虚、瘀血阻络、肝郁气滞、气血不和、脾气虚弱、阴虚内热、血热风热、血虚风燥、寒湿阻络、气虚血瘀。药物治疗上主要是针对病因对症选用具有补益肝肾、活血祛瘀、养血驱风、通经活血、祛风通络功效的药物。如经络阻隔、气血凝滞者可选用外搽白灵酊;肝肾不足、血虚风盛者可选用白蚀丸;经络阻隔、气血不畅者可选用白癜风胶囊、白癜风丸、白灵片。

白灵片

Bailing Pian

《中华人民共和国卫生部药品标准中药成方制剂第五册》

【**药物组成**】当归、赤芍、牡丹皮、三七、桃仁、红花、防风、白芷、苍术、黄芪、马齿苋。

【**功能主治**】活血化瘀,增加光敏作用。用于白癜风。

【**辨证要点**】白驳风:因经络阻隔、气血不和所致,症见皮色变白、不痒不痛、发无定处、形态各异,多见于头面、颈项、手足等暴露部位,甚或遍及全身,常伴有精神忧郁或心烦急躁、健忘、失眠;白癜风见上述症候者。

【**剂型规格**】片剂,糖衣片,每瓶装 96 片。

【**用法用量**】口服。一次 4 片,一日 3 次;同时使用外搽白灵酊涂患处,一日 3 次。3 个月为 1 个疗程。

【**临床应用**】用于白癜风。口服白灵片配合外搽白灵酊治疗白癜风 55 例,类型为寻常型(局限或散在性)、不完全性白斑（进展期或稳定期），痊愈 34 例，显效 15 例，有效 4 例，无效 2 例，总有效率为 96.36%［皮肤病与性病，2005，27（3）：39］。

【不良反应】有文献报道服用白灵片导致白细胞减少合并血小板减少［中国药物警戒，2008，5（4）：251，254］。

【注意事项】①孕妇禁用；②妇女月经期经量多者经期应停用；③阴血亏虚者慎用。

白蚀丸

Baishi Wan

《中华人民共和国药典》2015 年版一部

【药物组成】紫草、灵芝、降香、盐补骨脂、丹参、红花、制何首乌、海螵蛸、牡丹皮、黄药子、苍术（泡）、甘草、蒺藜、龙胆。

【功能主治】补益肝肾，活血祛瘀，养血驱风。用于肝肾不足、血虚风盛所致的白癜风，症见白斑色乳白，多有对称，边界清楚，病程较久，伴有头晕目眩、腰膝酸痛。

【辨证要点】白驳风：因肝肾不足、血虚风盛所致，症见皮色变白、不痒不痛、发无定处、形态各异，多见于头面、颈项、手足等暴露部位，甚或遍及全身，常伴有腰腿软、疲劳困倦、五心烦热、失眠、盗汗；白癜风见上述症候者。

【剂型规格】丸剂，每袋装 2.5g。

【用法用量】口服。一次 2.5g，10 岁以下小儿服量减半，一日 3 次。

【临床应用】用于白癜风。①中药白蚀丸口服联合西药外用治疗白癜风 296 例，296 例患者经 4、8 和 12 周治疗有效率由 20.24%、58.79% 达到 77.03%［中国中西医结合皮肤性病学杂志，2010，9（1）：54］；②另白蚀丸加白癜净治疗白癜风 85 例，患者经 4、12 和 20 周治疗有效率由 47.06%、54.12% 达到 83.53%［中国麻风皮肤病杂志，2005，21（6）：447］。

【不良反应】①根据国家药品不良反应监测中心《药品不良反应信息通报》(第9期),1988—2005年国家药品不良反应监测中心病例报告数据库中,有关白蚀丸的病例报告共8例,其中严重病例报告有肝损害7例。②1978—2005年,国内文献报道中有关白蚀丸的病例报告共3例,均为肝损害[中南药学,2006,4(1):38];后又相继有文献报道白蚀丸致肝损害[药物不良反应杂志,2010,12(4):297-298]、急性黄疸型药物性肝炎[临床皮肤科杂志,2006,35(11):737-738]。

【注意事项】①孕妇禁用。②肝、肾功能不全者禁用。③儿童、老年人和哺乳期妇女慎用。④本品含黄药子,肝毒性较强,不宜与含水合型鞣质的中药如诃子、五倍子、地榆、虎杖及其制剂和对肝脏有毒性的西药如四环素、利福平、灰黄霉素、依托红霉素等同时使用。⑤忌食辛辣、生冷、油腻食物。⑥严格控制剂量和疗程,避免超剂量、长期服用;治疗过程中注意肝功能监测。⑦服药过程患部宜常日晒。⑧避免过量久服。

白癜风胶囊(丸)

Baidianfeng Jiaonang(Wan)

《中华人民共和国药典》2015年版一部《中华人民共和国卫生部药品标准中药成方制剂第十五册》

【药物组成】补骨脂、黄芪、红花、川芎、当归、香附、桃仁、丹参、乌梢蛇、紫草、白鲜皮、山药、干姜、龙胆、蒺藜。

【功能主治】活血行滞,祛风解毒。用于经络阻隔、气血不畅所致的白癜风,症见白斑散在分布、色泽苍白、边界较明显。

【辨证要点】白驳风:因经络阻隔、气血不畅所致,症见皮色变白、边界清楚、不痒不痛、发无定处、形态各异,多见于头面、颈项、手足等暴露部位,甚或遍及全身,常伴有精神忧郁或心烦急躁;白癜风见上述症候者。

【剂型规格】胶囊剂,每粒装0.45g。丸剂,大蜜丸,每丸重6g。

【用法用量】口服。胶囊剂一次3~4粒,一日2次。丸剂一次1丸,一日2次,或遵医嘱。

【临床应用】用于白癜风。①白癜风丸治疗白癜风100例,其中局限型57例,神经节段型15例,泛发型25例,晕痣型3例,总有效率为81%〔北京中医,1993(5):18〕。②口服白癜风胶囊配合窄谱中波紫外线照射治疗白癜风23例,痊愈20例,显效3例,有效率为100%〔中国美容医学,2009,18(2):232-234〕。③白癜风患者80例随机分为观察组及对照组各40例,观察组给予白癜风胶囊治疗,对照组患者给予常规西药进行治疗,结果观察组治疗后全血黏度、红细胞沉降率、血细胞比容值、血清IL-2、IL-6和IL-10的测定结果均明显优于对照组;观察组治疗前后血清细胞因子TNF-α和TGF-β的水平均明显优于对照组;观察组治疗后临床总显效率达75.0%,明显高于对照组的40.0%;观察组治疗前后白癜风的病变面积明显优于对照组。表明白癜风胶囊对白癜风疾病患者的临床效果优于单独应用常规西药〔中药药理与临床,2016,32(2):208-211〕。

【不良反应】文献报道口服白癜风胶囊有致药疹的不良反应〔中国中医药信息杂志,2001,8(12):68〕。

【注意事项】①孕妇禁用;②妇女月经期经量多者经期应停用;③阴血亏虚者,症见月经周期延后、量少、色淡无块,小腹隐痛,头晕眼花,心悸失眠,面色苍白或萎黄,舌淡红、苔薄少慎用;④不宜和感冒类药同时服用。

外搽白灵酊

Waicha Bailing Ding

《中华人民共和国卫生部药品标准中药成方制剂第五册》

【药物组成】当归尾、苏木、红花夹竹桃(叶)、白芷、没药、白矾、马齿苋。

【功能主治】活血化瘀,增加光敏作用。用于白癜风。

【辨证要点】白驳风:因经络阻隔、气血凝滞所致,症见皮色变白、不痒不痛、发无定处、形态各异,多见于头面、颈项、手足等暴露部位,甚或遍及全身;白癜风见上述症候者。

【剂型规格】酊剂,每瓶装 50ml。

【用法用量】外用。涂擦患处,一日 3 次,3 个月为 1 个疗程,并同时服用白灵片。

【临床应用】用于治疗白癜风及其他色素减退性白斑。128 例白癜风患者随机分成 3 组:A 组 43 例,口服白灵片,涂抹外搽白灵酊;B 组 40 例,予窄谱中波紫外线照射治疗;C 组为联合治疗组 45 例,予 NB-UVB 联合白灵片和外搽白灵酊治疗,方法同前 2 组。疗程为 16 周,结果 3 组的有效率分别为53.49%、57.50% 和 77.78%〔中国皮肤性病学杂志,2010,24(9):887-888〕。

【不良反应】目前尚未检索到不良反应报道。

【注意事项】①皮肤破损处禁用;②对本品或者乙醇过敏者禁用;③过敏体质者慎用;④儿童慎用;⑤本品中的夹竹桃有毒性,不可长期或过量使用;⑥切忌内服。

第九节 脱发病类药

脱发的种类颇多,一般常见的有斑秃和男性型脱发(脂溢性脱发)。斑秃中医称"油风",男性型脱发称"蛀发癣"。本病的发生与肝肾、气血有关。肾藏精,主骨生髓,"其华在发";肝藏血,"发为血之余""血虚不能随气荣养肌肤,毛发脱落成片"。常见的中医证型主要有肝肾不足、心脾气虚、气滞血瘀、湿热内蕴、气血两虚、血虚风燥。药物治疗上主要是针对病因对症选用具有温经通脉、养血祛风、益肾填精、补益肝肾、养血生发功效的药物。如经络阻隔、气血不畅者可选用生发酊、生发搽剂;血虚风盛、肾精不足者可选用养血生发胶囊;肝肾不足、血虚风盛者可选用斑秃丸。

生发搽剂(酊)

Shengfa Chaji(Ding)

《中华人民共和国药典》2015 年版一部《中华人民共和国
卫生部药品标准中药成方制剂第七册》

【药物组成】闹羊花、补骨脂、生姜。

【功能主治】温经通脉。用于经络阻隔、气血不畅所致的油风,症见头部毛发成片脱落、头皮光亮、无痛痒;斑秃见上述症候者。

【辨证要点】油风:因经络阻隔、气血不畅所致,症见突然脱发,呈圆形或椭圆形,逐渐加重甚至毛发全部脱落,常伴有头晕、目眩、耳鸣、倦怠、畏寒;斑秃见上述症候者。

【剂型规格】搽剂,每瓶装 20ml。酊剂,每瓶装 20ml。

【用法用量】外用。涂擦患处,一日 2~3 次。

【临床应用】用于脱发、斑秃。①生发酊联合当归苦参丸治疗雄激素源性脱发 62 例,痊愈 4 例,显效 22 例,有效 27 例,无效 9 例,总有效率为 85.48%〔2010 全国中西医结合皮肤性病学术会议论文汇编,2010:63〕。②生发酊外擦治疗轻度斑秃72 例,治疗组 36 例外擦生发酊;对照组 36 例外擦 2% 米诺地尔溶液,其中 2 例脱落。两组均连续治疗 3 个疗程,治疗组的总有效率为 97.2%,高于对照组的 94.2%〔成都中医药大学,硕士论文,2015〕。

【不良反应】目前尚未检索到不良反应报道。

【注意事项】①孕妇禁用;②局部皮肤破损处禁用;③发生过敏反应时应停用;④切忌口服及误入眼内;⑤不可大剂量或长期使用。

养血生发胶囊

Yangxue Shengfa Jiaonang

《中华人民共和国药典》2015 年版一部

【**药物组成**】熟地黄、当归、羌活、木瓜、川芎、白芍、菟丝子、天麻、制何首乌。

【**功能主治**】养血祛风，益肾填精。用于血虚风盛、肾精不足所致的脱发，症见毛发松动或呈稀疏状脱落、毛发干燥或油腻、头发瘙痒；斑秃、全秃、脂溢性脱发与病后、产后脱发见上述症候者。

【**辨证要点**】①油风：因血虚风盛、肾精不足所致，症见突然脱发，呈圆形或者椭圆形，逐渐加重甚至全部脱落，偶可伴有头晕、目眩、耳鸣、五心烦热、腰腿软、夜寐不安；斑秃、全秃见上述症候者。②脱发：因血虚风盛、肾精不足所致，症见两鬓、前发际头发减少，伴有头皮发痒、头屑增多，或头发油腻秽浊，毛发较稀疏，枯焦，常伴乏力、夜寐不安、目涩、咽干、腰膝痛等；脂溢性脱发见上述症候者。

【**剂型规格**】胶囊剂，每粒装 0.5g。

【**用法用量**】口服。一次 4 粒，一日 2 次。

【**临床应用**】用于斑秃、全秃、脂溢性脱发与病后、产后脱发。联合首乌片治疗油风 40 例，治愈 37 例，显效 3 例，总有效率为 100%［云南中医中药杂志，2006，27（4）：23］。

【**不良反应**】1998—2012 年共发表涉及养血生发胶囊上市后安全性研究的报道 36 篇，文献信息显示养血生发胶囊涉及的不良反应表现主要为肝损害［中国药物警戒，2013，10（6）：362-365］，甚至严重肝损害［药物流行病学杂志，2016，25（1）：261］。文献报道还可致药疹［临床皮肤科杂志，1986（5）：239］。另有"上火"反应，患者感到口干、喜饮等。

【注意事项】①孕妇禁用；②假性斑秃（患处头皮萎缩，不见毛囊口）不适用；③脾虚湿滞，症见形体肥胖、神疲、乏力、胸闷气短、少气懒言、自汗、喜卧少动、肢体困重、腹胀食少、易倦嗜睡、大便黏滞不爽、口淡纳呆者不宜使用；④服药期间忌辛辣刺激性食物；⑤生活应有规律，保证充足的睡眠。

斑秃丸

Bantu Wan

《中华人民共和国药典》2015 年版一部

【药物组成】地黄、熟地黄、制何首乌、当归、丹参、炒白芍、五味子、羌活、木瓜。

【功能主治】补益肝肾，养血生发。用于肝肾不足、血虚风盛所致的油风，症见毛发成片脱落，或至全部脱落，多伴有头晕失眠、目眩耳鸣、腰膝酸软；斑秃、全秃、普秃见上述症候者。

【辨证要点】油风：因肝肾不足、血虚风盛所致，症见突然脱发、呈圆形或椭圆形，逐渐加重，甚至毛发全部脱落，可伴有头晕、目眩、耳鸣、五心烦热、腰腿软、夜寐不安；斑秃、全秃、普秃见上述症候者。

【剂型规格】丸剂，①水蜜丸每 10 丸重 1g。②大蜜丸每丸重 9g。

【用法用量】口服。水蜜丸一次 5g，大蜜丸一次 1 丸，一日 3 次。

【临床应用】用于治疗油风、斑秃、全秃、普秃等。治疗组斑秃患者 60 例，同时采用 CO_2 氦氖激光治疗机照射皮损处，3 个月为 1 个疗程。对照组 55 例只口服斑秃丸，疗程同治疗组。结果治疗组的总有效率为 83.33%，高于对照组的 56.36%〔实用中医药杂志，2009（6）：364-365〕。

【不良反应】目前尚未检索到不良反应报道。

【注意事项】①孕妇禁用；②本品不适用于假性斑秃（患处头皮萎缩，不见毛囊口）及脂溢性脱发；③服药期间忌食辛辣食品；④服药期间应保持平静的心态及充足的睡眠。

第十节　蛇虫咬伤类药

蛇虫咬伤是门诊外科常见病之一，一年四季都有患者，春、夏、秋三季患者多见。人被蛇咬伤后，蛇毒迅速进入人体内，主要引起中枢神经系统和循环系统中毒，一般在 24 小时内出现局部红肿、灼痛、溃烂，有分泌物渗出，有时随流出的分泌物而使创面扩大，有的可出现头晕目眩、烦躁不安、发热等全身症状，短时间内即可危及生命。本病中医证型一为风毒（炽盛）证，二为火毒（炽盛）证，三为风火热毒证（混合毒）。若蛇毒之风毒侵入机体，致风邪阻络，则局部麻木，甚则四肢麻痹、眼睑下垂；若火毒入侵，致经络阻塞、气血瘀滞，则局部肿胀疼痛；若风火之毒入侵，致局部经络阻塞、气血瘀滞，则红肿疼痛。药物治疗上主要是针对病因对症选用具有清热解毒、消肿止痛功效的药物，如季德胜蛇药片。

季德胜蛇药片
Jidesheng Sheyao Pian
《中华人民共和国药典》2015 年版一部

【药物组成】重楼、干蟾皮、蜈蚣、地锦草等。

【功能主治】清热解毒，消肿止痛。用于毒蛇、毒虫咬伤。

【辨证要点】毒蛇、毒虫咬伤：因蛇虫咬伤，风毒入侵、内攻脏腑所致，症见局部牙痕、红肿疼痛或起水疱，头晕、头痛、寒战发热、四肢乏力、肌肉痛；各种毒蛇或毒虫咬伤见上述症候者。

【剂型规格】片剂,每片重0.4g。

【用法用量】①口服。第一次20片,以后每隔6小时续服10片,危急重症者将剂量增加10~20片并适当缩短服药间隔时间;不能口服者,可行鼻饲法给药。②外用。被毒虫咬伤后,以本品和水外搽,即可消肿止痛。

【临床应用】用于毒蛇与毒虫咬伤、流行性腮腺炎、带状疱疹、乙型肝炎、丘疹性荨麻疹、隐翅虫皮炎、甲虫皮炎、强直性脊柱炎等。①联合血必净注射液救治蛇咬伤120例,治愈90例,有效20例,显效8例,无效2例,总有效率为98.33%[解放军药学学报,2010,26(3):252-254]。②联合西医常规治疗蝎子蛰伤44例患者,分为治疗组26例,对照组18例,治疗组联合西医常规治疗,对照组单用西医常规治疗,结果治疗组疼痛缓解时间与住院时间均短于对照组[中国中医急症,2011,20(4):650]。③治疗蜂蜇伤30例,痊愈27例,好转2例,死亡1例,总有效率为90%[山西中医学院学报,2014,14(4):47-48]。④治疗流行性腮腺炎:外敷治疗22例腮腺炎患儿,结果治愈13例,有效7例,无效2例,总有效率为90.9%[黑龙江中医药,2013,26(4):649];冷水调敷季德胜蛇药片联合利巴韦林静脉滴注治疗流行性腮腺炎65例,显效38例,有效22例,无效5例,总有效率为92.31%[云南中医中药杂志,2010,31(2):37]。⑤治疗带状疱疹:口服联合外用治疗带状疱疹28例,治愈18例,显效5例,有效5例,总有效率为100%[湖北中医杂志,2010,32(7):35]。⑥治疗乙型肝炎:联合拉米夫定治疗湿热中阻型慢性活动型乙型肝炎35例,对照组单独服用拉米夫定,结果治疗组痊愈21例,显效8例,有效4例,无效2例,总有效率为94.29%,高于对照组的76.67%[亚太传统医药,2012,8(10):89-90]。⑦治疗丘疹性荨麻疹:联合炉甘石洗剂治疗丘疹性荨麻疹60例,对照组单用炉甘石洗剂60例,结果治疗组有效56例,无效4例,总有效率为93.33%,高于对照组的56.67%

［内蒙古中医药, 2015, 34（2）: 81］。⑧治疗隐翅虫皮炎: 口服季德胜蛇药片, 同时用炉甘石洗剂加季德胜蛇药片研末混合外搽治疗隐翅虫皮炎 152 例, 疗程为 10 天, 结果痊愈 133 例, 显效 17 例, 有效 2 例, 无效 0 例, 治愈率为 87.5%, 总有效率为 100%［中国现代医生, 2009, 47（3）: 88, 135］。⑨治疗甲虫皮炎: 外用治疗甲虫皮炎 70 例, 痊愈 66 例, 有效 4 例, 总有效率为 100%［中医学报, 2009, 24（6）: 97］。⑩治疗强直性脊柱炎 30 例, 临床治愈 21 例, 好转 5 例, 无效 4 例, 总有效率为 86.67%［中国骨伤, 2004, 17（5）: 302–303］。

【不良反应】文献报道, 季德胜蛇药片 8 片研碎后与 75% 乙醇调成糊状涂抹创面, 每隔 2 小时涂抹 1 次, 于 6 小时后创面出现皮温升高、瘙痒、红色丘疹等不良反应［福建医药杂志, 2004, 26（1）: 161］。

【注意事项】①孕妇禁用。②脾胃虚寒者慎用。③肝、肾功能不全者慎用。④不可过量、久用。⑤若用药后出现皮肤过敏反应应及时停用。⑥忌食辛辣油腻食物。⑦被毒蛇咬伤后除服药外, 应将伤口挑破, 引流排毒, 为阻止毒素被吸收, 要扎止血带, 每隔 15~20 分钟放松 1~2 分钟。清除毒素可用盐水冲洗伤口, 挤出或吸出毒液。同时应及时注射抗蛇毒血清治疗。⑧本品对蝮蛇咬伤疗效显著, 对五步蛇、眼镜蛇也能治愈, 唯独对竹叶青蛇疗效较差。用本品治疗蛇伤, 要按不同蛇类、咬伤季节、咬伤部位、中毒时间长短、患者的健康状况灵活用药。

第十一节　其他类药

系统性红斑狼疮（SLE）是一种临床表现为多系统损害的自身免疫介导的自身免疫性疾病。中医对该病的病因病机的研究尚未完善, 本病病情反复、病程缠绵, 发病常累及多系统、多脏器, 临床辨证分型也多样, 主要有毒热炽盛型、气阴两伤型、阴虚火旺型、风湿痹阻型、气血热盛型、脾肾阳虚型和气滞血瘀型等。药物治疗上主要是针对病因对症选药,如热毒壅滞、气滞血瘀型常选用具有清热解毒、凉血活血功效的药物,如狼疮丸。

鱼鳞病是一组常见的角化异常性遗传性皮肤病,俗称鱼鳞癣,中医称蛇皮癣。临床上以皮肤上出现片状似鱼鳞样的黏着性鳞屑为特点。常见的临床类型包括寻常型鱼鳞病、非大疱性先天性鱼鳞病样红皮病、板层状鱼鳞并先天性大疱性鱼鳞病样红皮病。常见的中医证型主要为血虚风燥,可选用具有养血、祛风、通络功效的药物,如鱼鳞病片。

鱼鳞病片

Yulinbing Pian

《中华人民共和国卫生部药品标准
中药成方制剂第十八册》

【**药物组成**】当归、地黄、火麻仁、白鲜皮、苦参、威灵仙、苍术、防风、蝉蜕、地肤子、麻黄、红花、川芎、桂枝、甘草。

【**功能主治**】养血,祛风,通络。用于鱼鳞病。

【**辨证要点**】蛇皮癣:因血虚风燥所致,症见皮肤干燥粗糙,有细碎鳞屑或淡褐色至深褐色菱形或多角形鳞屑,鳞屑中央固定、边缘游离,状若鱼鳞或伴瘙痒,舌淡苔白,脉细或细涩;鱼鳞病见上述症候者。

【**剂型规格**】片剂,每片重 0.3g。

【**用法用量**】口服。一次 6~8 片,一日 3 次,饭后半小时服用。小儿酌减。半年为 1 个疗程。

【**临床应用**】用于蛇皮癣、鱼鳞病。

【**不良反应**】目前尚未检索到不良反应报道。

【**注意事项**】①孕妇禁用;②饮食宜清淡,忌食辛辣发物。

狼疮丸

Langchuang Wan

《中华人民共和国药典》2015 年版一部

【**药物组成**】金银花、连翘、蒲公英、黄连、地黄、大黄(酒炒)、甘草、蜈蚣(去头尾足)、赤芍、当归、丹参、玄参、桃仁(炒)、红花、蝉蜕、浙贝母。

【**功能主治**】清热解毒,凉血活血。用于热毒壅滞、气滞血瘀所致的系统性红斑狼疮。

【**辨证要点**】①红蝴蝶疮:因热毒壅滞、气滞血瘀所致,症见面部蝶形红斑或者盘状红斑,常伴畏光、发热、无力、关节痛、烦热不眠等;红斑狼疮见上述症候者。②皮痹:热毒壅滞、气滞血瘀所致,症见皮肤点状或带状水肿、硬化或者萎缩,重者会出现心慌、头晕、气短、腹泻等;硬皮病见上述症候者。③肌痹:因热毒壅滞、气滞血瘀所致,症见面、颈部紫暗红色水肿性斑片,伴有肌肉、关节疼痛无力;皮肌炎见上述症候者。④痰核:因痰湿凝聚或热毒壅滞、气滞血瘀所致,症见皮下结块,皮温不高,质地中等,可出现皮色暗红,按之疼痛;脂膜炎见上述症候者。⑤狐惑:因热毒壅滞、气滞血瘀所致,症见口腔、外阴反复出现溃疡,偶伴发热、心烦、关节疼痛。

【**剂型规格**】丸剂,①水蜜丸,每 100 丸重 30g;②小蜜丸,每袋装 10g;③大蜜丸,每丸重 5g。

【**用法用量**】口服。水蜜丸一次 5.4g,小蜜丸一次 10g,大蜜丸一次 2 丸,一日 2 次;系统性红斑狼疮急性期:一次服用量加 1 倍,一日 3 次。

【**临床应用**】用于系统性红斑狼疮、硬皮病、皮肌炎等。治疗系统性红斑狼疮,其中 230 例用狼疮丸加泼尼松治疗,76 例单用狼疮丸,结果狼疮丸并用激素治疗的总有效率为 92%,单用狼疮丸的总有效率为 85.53%［中西医结合杂志, 1989, 9（8）: 465-468］。

【不良反应】目前尚未检索到不良反应报道。

【注意事项】①孕妇禁用；②寒湿证（症见关节、筋骨疼痛，畏寒肢冷，腹痛泄泻等）者不宜使用；③红斑狼疮、皮肌炎、硬皮病者须配合西药治疗，不宜单用。

第二章
痔疮类药

　　痔疮是一种位于肛门部位的常见疾病,任何年龄都可发病,但随着年龄增长,发病率逐渐增高。本病主要发病过程是直肠末端黏膜下、肛管和肛门缘皮下的静脉丛发生扩大、曲张所形成的柔软的静脉团;或肛门缘皱襞皮肤发炎、肥大、结缔组织增生;或肛门静脉破裂、血液瘀滞形成血栓。痔按发生部位的不同分为内痔、外痔、混合痔。中医认为痔的发病为阴阳失调,脏腑气血虚损,再加湿、热、风、燥等邪的作用,以及情志内伤、饮食不节等的影响,致使气血失调,络脉阻滞,瘀血浊气流注肛门,结聚成块成痔。中医在痔疮的治疗上有着其独特的内服、外治方法,目前临床上中医外治法主要有注射、熏洗、坐浴、外敷等。在治疗中,中医医家根据痔疮的病因病机进行辨证分型,针对不同类型的痔疮,多采用一种或多种疗法综合治疗,取得了较好的疗效。药物治疗上主要是针对病因对证选用具有清热解毒、清热凉血、润肠通便、收涩止血、化瘀止血、消肿止痛、活血消肿、去腐生肌功效的药物。如血热毒盛者可选用痔炎消颗粒、九华痔疮栓;湿热瘀阻者可选用马应龙麝香痔疮膏、九华膏;大肠湿热者可选用化痔栓;风伤肠络、湿热下注可选用参蛇花痔疮膏;风热瘀阻或湿热壅滞者可选用消痔软膏;实热内结或湿热瘀滞者可选用痔宁片;热毒风盛或湿热下注者可选用痔康片;血热风盛、湿热下注者可选用痔特佳片;脏腑实热、大肠火盛者可选用地榆槐角丸。

九华膏

Jiuhua Gao

《中华人民共和国卫生部药品标准中药成方制剂第十五册》

【**药物组成**】银朱、川贝母、硼砂、龙骨、滑石粉、冰片。

【**功能主治**】消肿，止痛，生肌，收口。用于发炎肿痛的外痔、内痔嵌顿、直肠炎、肛窦炎，亦用于内痔术后（压缩法、结扎法、枯痔法）。

【**辨证要点**】①外痔：由湿热郁阻大肠所致，症见肛门有异物感、肛缘肿胀、疼痛、色红或者青紫；炎性外痔见上述症候者。②内痔嵌顿：由湿热郁阻大肠所致，症见大便时痔核脱出，不可回纳。③直肠炎、肛窦炎：由湿热郁阻大肠所致，症见大便干或稀、肛门隐痛。

【**剂型规格**】膏剂，每支装 10g。

【**用法用量**】外用。每日早、晚或大便后敷用或注入肛门内。

【**临床应用**】临床用于外痔、内痔嵌顿、肛窦炎、溃疡性直肠炎等。①对 95 例嵌顿痔患者采用紧急外痔梭形剪口并结扎后切除，继加 RPH 术，术后用九华膏每天肛门换药，结果 95 例患者全部治愈，治愈率为 100%［湖南中医杂志，2014，30（4）：65-66］。②九华膏联合肛肠内腔治疗仪治疗肛窦炎 40 例，结果治愈 37 例，有效 3 例，总有效率为 100%，高于单纯用肛肠内腔治疗仪的对照组的 90.0%［齐鲁护理杂志，2010，16（3）：11-13］。③50 例溃疡性直肠炎患者随机分为两组（各 25 例），治疗组予九华膏灌注治疗，对照组予柳氮磺吡啶溶液保留灌肠治疗，2 个疗程后进行评价，结果治疗组的总有效率为 92.00%，优于对照组的 64.00%；干预后治疗组较对照组分别在排便次数、肛门坠胀感、黏液脓血便 3 项上均有明显改善；直肠镜检查积分显示治疗组在改善直肠黏膜充血、糜烂及溃疡上明显优于对照组；3个月后随访治疗组的复发率低于对照组［右江民族医学院学报，2013，35（3）：390-391］。④用于外伤性感染创面的治疗40例，对照组分别采用庆大霉素和生肌红玉膏换药，治疗组采用九华膏换药。结果治疗组治愈33例，显效4例，有效1例，无效2例，总有效率为95%，分别高于对照组的83.3%与86.7%［时珍国医国药，2012，23（11）：2912-2913］。⑤治疗压疮溃疡期38例，痊愈9例，显效16例，好转7例，无效6例，总有效率为84.2%［中医药导报，2010，16（4）：63-64］。

【不良反应】目前尚未检索到不良反应报道。

【注意事项】①孕妇慎用；②不宜长期使用；③不可内服；④若用药后出现皮肤过敏反应需及时停用；⑤忌食辛辣、油腻食物及海鲜等发物。

九华痔疮栓

Jiuhua Zhichuang Shuan

《中华人民共和国卫生部药品标准中药成方制剂第十八册》

【药物组成】大黄、厚朴、侧柏叶（炒）、紫草、浙贝母、白及、冰片。

【功能主治】消肿化瘀，生肌止血，清热止痛。用于各种类型的痔疮、肛裂等肛门疾患。

【辨证要点】①痔疮：由血热毒盛所致，症见大便时出血或大便带血或痔核脱出；Ⅰ、Ⅱ、Ⅲ期内痔见上述症候者。②肛裂：由血热毒盛所致，症见大便带血、肛门疼痛。

【剂型规格】栓剂，每粒重2.1g。

【用法用量】外用。大便后或临睡前用温水洗净肛门，塞入栓剂1粒。一次1粒，一日1次。痔疮严重或出血较多者，早、晚各塞1粒。

【临床应用】用于痔疮、肛裂。①治疗痔疮58例，痊愈10例，显效36例,有效12例,有效率为100%[中药材,2003,26(13):919-920]。②120例内痔患者随机分为对照组和治疗组各60例,治疗组采用九华痔疮栓,对照组采用马应龙痔疮栓。结果治疗组临床治愈41例,显效13例,有效5例,无效1例,总有效率为98.33%,高于对照组的80%[中国实用医药,2009,4(33):112-113]。③治疗痔源性便秘100例,对照组50例采用医院自制紫草膏,治疗组50例给予九华痔疮栓。结果治疗组治愈48例,好转2例,总有效率为100%,高于对照组的80%(P<0.01)[福建中医药,2010,41(1):48]。④用于预防产妇侧切感染:会阴侧切分娩产妇240例,包括平产、产钳术后,将其随机分为九华痔疮栓组和头孢拉定组各120例。结果九华痔疮栓组显效116例,有效4例,切口愈合率为100%,高于头孢拉定组的93.3%[衡阳医学院学报,2000,28(5):458-459]。

【不良反应】文献报道本品可致腹泻[中国肛肠病杂志,2001,21(1):39],另有2例致过敏性休克[药物不良反应杂志,2008,10(2):151;药物不良反应杂志,2009,11(1):68,70]。

【注意事项】①孕妇禁用;②本品不可内服;③忌食辛辣、油腻食物及海鲜等。

马应龙麝香痔疮膏

Mayinglong Shexiang Zhichuang Gao

《中华人民共和国药典》2015年版一部

【药物组成】人工麝香、人工牛黄、珍珠、煅炉甘石粉、硼砂、冰片、琥珀。

【功能主治】清热燥湿,活血消肿,去腐生肌。用于湿热瘀阻所致的各类痔疮、肛裂,症见大便出血,或疼痛、有下坠感;亦用于肛周湿疹。

【辨证要点】①内痔:由湿热瘀阻所致,症见大便时出血、有痔核脱出,可自行回纳或不可自行回纳;Ⅰ、Ⅱ、Ⅲ期内痔见上述症候者。②肛裂:由湿热瘀阻所致,大便带血、肛门疼痛。③肛周湿疹:由湿热瘀阻所致,肛门周围湿痒。

【剂型规格】 软膏剂,每支装①2.5g;②5g;③10g;④20g。

【用法用量】 外用,涂擦患处。

【临床应用】 主要用于治疗内痔、外痔、混合痔,并对肛裂、肛周湿疹有较好的治疗作用。①痔疮:治疗各类痔疮90例,其中内痔49例,外痔21例,混合痔20例。结果显效51例,有效36例,无效3例,总有效率为96.7%[吉林医学,2014,35(18):3955]。②肛裂:亚甲蓝及利多卡因液局部注射后扩肛,配合马应龙麝香痔疮膏外用及高锰酸钾粉热水坐浴治疗肛裂72例,结果72例均获治愈,平均治愈时间为7.5天,有5例于3个月后因习惯性便秘复发[医药导报,2009,28(7):877]。③肛周湿疹:治疗肛周湿疹66例,14天为1个疗程,以瘙痒为观察指标,痊愈46例,显效14例,有效4例,无效2例,总有效率为90.91%[中国实用医药,2013,8(8):159–160]。④带状疱疹:治疗带状疱疹56例,痊愈41例,显效10例,好转5例,总有效率为100%[浙江中医杂志,2003,38(7):281]。⑤口唇疱疹:外涂治疗口唇疱疹患者184例,结果表明该药对治疗口唇疱疹有效,且治疗期间未发生不良反应[中国中医药信息杂志,2005,12(7):67–68]。⑥小儿尿布皮炎:治疗小儿尿布皮炎23例,对照组采用外涂茶油或盐酸金霉素眼膏,治疗组痊愈17例,显效4例,好转1例,无效1例,总有效率为95.65%,高于对照组的66.67%[临床医学工程,2012,19(10):1801–1802]。⑦糖尿病性皮肤溃疡:治疗糖尿病性皮肤溃疡37例,结果治愈34例,好转3例,总有效率为100%,治愈率为91.9%[甘肃中医,2007,20(3):45]。⑧皮肤缺损:用本品治愈大片皮肤缺损2例,实验结果可在短期内治愈,达到了和植皮相似的治疗效果[甘肃中医学院学报,1999,16(3):45]。⑨冻疮:治疗冻疮46例,结果治愈35例,有效11例,总有效率为100%[时珍国医国药, 2005, 16（7）: 640］。⑩妇科疾病: 治疗轻、中度子宫颈糜烂患者 28 例, 结果子宫颈溃疡面愈合, 创面光滑, 不留瘢痕, 疗效确切, 无毒副作用［海峡药学, 2006, 18（4）: 189-190］; 治疗 36 例腹部切口或会阴侧切口愈合不良患者, 结果全部愈合, 痊愈率为 100%［中国误诊学杂志, 2007, 7（6）: 1303］。⑪压疮: 治疗压疮 18 例, 结果Ⅰ度压疮者 3 例经 7 天的治疗后全部治愈, Ⅱ度压疮者 10 例经 10~12 天全部治愈, Ⅲ度压疮者经 0.5 个月 4 例治愈, 总有效率达到 94.4%［现代中西医结合杂志, 2005, 14（14）: 1812］。⑫肌内注射部位硬结: 外搽治疗肌内注射部位硬结 72 例, 结果显效 72 例, 总有效率为 100%［中国医药指南, 2014, 12（17）: 303-304］。⑬烧烫伤: 对 54 例烧伤患者局部外敷马应龙麝香痔疮膏, 其中 49 例痊愈, 5 例好转, 总有效率为 100%［中国医药指南, 2013, 11（4）: 294-295］。⑭保护血液透析患者动静脉内瘘: 60 例患者分为试验组和对照组各 30 例, 试验组在动静脉内瘘常规护理的基础上, 以穿刺点为中心, 在内瘘及周围皮肤上涂抹马应龙麝香痔疮膏并按顺时针方向轻轻按摩 5~10 分钟, 2 次/d, 可发现试验组血流量充足、无静脉炎发生、无痛且无瘢痕产生［中国民间疗法, 2014, 22（8）: 30-31］。⑮疖肿: 外用治疗疖肿 28 例, 痊愈 18 例, 有效 9 例, 无效 1 例, 总有效率为 96.43%［中医外治杂志, 2016, 25（5）: 15］。⑯联合地奥司明治疗肛肠疾病术后水肿 47 例, 对照组单用地奥司明 46 例, 结果治疗组可有效地缓解术后水肿［中国医院用药评价与分析, 2015, 15（9）: 1145-1146］。

【不良反应】有文献报道, 马应龙麝香痔疮膏引起皮肤溃烂 1 例［人民军医药学专刊, 1998, 14（4）: 248］、致月经不调 20 例［第三军医大学学报, 2003, 25（11）: 983］、腹泻 1 例［中国现代医生, 2007, 45（16）: 143］; 另有报道有 1 例患者用药后 1 小时肛门周围出现过敏反应［人民军医药学专刊, 1998, 14（4）: 248］。

【注意事项】①孕妇慎用; ②本品为外用药, 不可内服;

③用药后如出现皮肤过敏反应或月经不调者需及时停用;④用药期间忌食辛辣、油腻食物及海鲜等发物。

五福化毒丸
Wufu Huadu Wan
《中华人民共和国药典》2015 年版一部

【**药物组成**】水牛角浓缩粉、连翘、青黛、黄连、炒牛蒡子、玄参、地黄、桔梗、芒硝、赤芍、甘草。

【**功能主治**】清热解毒,凉血消肿。用于血热毒盛,小儿疮疖,痱毒,咽喉肿痛,口舌生疮,牙龈出血,痄腮。

【**辨证要点**】①小儿疮疖:血热毒盛蕴结所致,症见皮肤一处或多处灼热、疼痛、肿势局限、突起根浅、口渴、小便黄、舌质红、脉数;儿童毛囊丘疹见上述症候者。②痄腮:由疫毒炽盛所致,单侧或双侧耳根肿胀疼痛、皮色变红、憎寒高热;传染性腮腺炎见上述症候者。③发颐:由热毒炽盛所致,多发单侧肿胀疼痛、化脓,腮腺开口处能挤出脓性分泌物;化脓性腮腺炎见上述症候者。④痱子:由湿热夹湿蕴结肌肤所致,症见初起针尖大小红色丘疹,接着出现成群红色小丘疹或小水疱,有瘙痒或灼烧感,常多处发生或反复发作。

【**剂型规格**】丸剂,①水蜜丸,每 100 粒重 10g;②小蜜丸,每 100 丸重 20g;③大蜜丸,每丸重 3g。

【**用法用量**】口服。水蜜丸一次 2g,小蜜丸一次 3g(15 丸),大蜜丸一次 1 丸,一日 2~3 次。

【**临床应用**】用于各种病毒、细菌感染的疾病,如急性化脓性组织感染、急性扁桃体炎、咽炎、口腔炎、流行性腮腺炎等。

【**不良反应**】目前尚未检索到不良反应报道。

【**注意事项**】①孕妇禁用。②疮疡阴证者禁用(表现为疮疡起病较缓,疮形平塌散漫,不痛或隐痛,或抽痛,皮色不变,或紫暗或沉黑,不热或微热;难消,难溃,难敛;病程长,溃则脓水清稀)。③小儿体质虚弱者慎用。④本品含芒硝,不宜与硫黄同用。⑤服药期间忌食辛辣、油腻食物及海鲜等发物。

化痔栓

Huazhi Shuan

《中华人民共和国药典》2015 年版一部

【药物组成】次没食子酸铋、苦参、黄柏、洋金花、冰片。

【功能主治】清热燥湿,收涩止血。用于大肠湿热所致的内痔、外痔、混合痔。

【辨证要点】①内痔:由大肠湿热所致,症见大便出血或有痔核脱出,可自行回纳或不可自行回纳;Ⅰ、Ⅱ、Ⅲ期内痔见上述症候者。②外痔:由大肠湿热所致,症见肛缘有肿物者、色红或者青紫;血栓性外痔、炎性外痔见上述症候者。③混合痔:大肠湿热所致,症见内痔与外痔位于肛缘同一方位者。

【剂型规格】栓剂,每粒重 1.7g。

【用法用量】患者取侧卧位,置入肛门 2~2.5cm 深处,一次1 粒,一日 1~2 次。

【临床应用】用于治疗内痔、外痔、混合痔、慢性结肠炎等。联合应用复方角菜酸酯栓和化痔栓治疗肛窦炎 28 例,治愈18 例,好转 8 例,无效 2 例,总有效率为 92.86%[河北医科大学,硕士论文,2015]。

【不良反应】目前尚未检索到不良反应报道。

【注意事项】①孕妇禁用。②本品性偏寒凉,肠胃虚寒者(表现为腹胀纳少、腹满时减、腹痛喜温喜按、口泛清水、大便溏薄清稀、四肢不温)慎用。③用药后未能控制便血者,应及时就诊;血栓外痔较大无效者,应考虑手术治疗。④肛裂患者不宜使用。⑤本品为外用栓剂,不要误服。⑥本品所含的洋金花有大毒,不宜久用。⑦忌食辛辣、油腻及海鲜食品。⑧用药后若出现皮肤过敏反应,应及时停药。⑨使用本品时动作应轻柔,防止痔疮出血。

地榆槐角丸

Diyu Huaijiao Wan

《中华人民共和国药典》2015 年版一部

【药物组成】地榆炭、蜜槐角、炒槐花、大黄、黄芩、地黄、当归、赤芍、红花、防风、荆芥穗、麸炒枳壳。

【功能主治】疏风凉血,泻热润燥。用于脏腑实热、大肠火盛所致的肠风便血、痔疮肛瘘、湿热便秘,肛门肿痛。

【辨证要点】①痔疮:因脏腑实热、大肠火盛所致,症见大便出血,或有痔核脱出,可自行回纳或不可自行回纳,肛缘有肿物,色鲜红或青紫、疼痛;内痔Ⅰ、Ⅱ、Ⅲ期,炎性外痔,血栓外痔见上述症候者。②肛瘘:因脏腑实热、大肠火盛所致,症见肛旁渗液或流脓,或时有时无。

【剂型规格】丸剂:①水蜜丸,每 100 丸重 10g;②大蜜丸,每丸重 9g。

【用法用量】口服。水蜜丸一次 5g,大蜜丸一次 1 丸,一日 2 次。

【临床应用】用于痔疮出血、膀胱出血、肠息肉出血、肛门直肠周围脓肿。治疗Ⅰ期内痔 60 例,随机分为试验组和对照组各 30 例,试验组口服地榆槐角丸,对照组则予地奥司明片。结果试验组的治愈率为 67%,显效率为 20%,有效率为 13%;对照组的治愈率为 70%,显效率为 23%,有效率为 7%〔北京中医药大学,硕士论文,2015〕。

【不良反应】目前尚未检索到不良反应报道。

【注意事项】①孕妇忌用。②本品性偏寒凉,脾胃虚寒者慎用,症见腹痛、喜暖、泄泻者慎用。③用药期间忌食辛辣、油腻食品;不宜同时服用温热性药物。

参蛇花痔疮膏

Shenshehua Zhichuang Gao

《新药转正标准第 70 册》

【药物组成】苦参、黄柏、蛇床子、金银花、甘草、五倍子、白矾、炉甘石、当归。

【功能主治】清热燥湿,消肿止痛,收敛止血。用于风伤肠络、湿热下注所致的内痔、外痔,症见肛门红肿热痛、便血量多鲜红、便后坠胀不适。

【辨证要点】内痔:由风伤肠络、湿热下注所致,症见肛缘肿物、色青或红,便血鲜红,肛门红肿热痛;血栓外痔、炎性外痔见上述症候者。

【剂型规格】膏剂,10g/ 支。

【用法用量】外用。将药膏挤入肛门内或涂抹患处,每次 2g,一日 1 次。

【临床应用】用于治疗内痔、外痔、混合痔等。

【不良反应】目前尚未检索到不良反应报道。

【注意事项】①本品为外用,不可内服。②本品宜放在儿童不能触及的地方,儿童应在成人监护下使用。③用药期间多食蔬菜、水果,忌食烟酒、辛辣等刺激性食物。④排便时切勿过度用力或者久蹲不起,平时多运动,忌久坐。保持体内气血运行通畅。

消痔软膏

Xiaozhi Ruangao

《中华人民共和国药典》2015 年版一部

【药物组成】熊胆粉、地榆、冰片。

【功能主治】凉血止血,消肿止痛。用于炎性、血栓性外痔及Ⅰ、Ⅱ期内痔属风热瘀阻或湿热壅滞证。

【辨证要点】①炎性外痔:由风热瘀阻或湿热壅滞所致,症见肛缘肿痛、有异物感、色红。②血栓性外痔:由风热瘀阻或湿热壅滞所致,症见肛缘肿痛、有异物感、色青紫,可见皮下血栓。③内痔:由风热瘀阻或湿热壅滞所致,症见大便时出血或有痔核脱出,可自行回纳;Ⅰ、Ⅱ期内痔见上述症候者。

【剂型规格】软膏剂,每支装①2.5g;②5g。

【用法用量】外用。用药前用温水清洗局部。治疗内痔:将注入头轻轻插入肛门,把膏药推入肛内;治疗外痔:将药膏均匀涂敷患处,外用清洁纱布覆盖。一次2~3g,一日2次。

【临床应用】用于炎性外痔、血栓性外痔及内痔。治疗早期内痔738例,痊愈174例,显效448例,有效105例,无效11例,总有效率为98.5%,高于对照组复方角菜酸酯栓的91.0%[中国煤炭工业医学杂志,2005,8(12):1279-1280]。

【不良反应】目前尚未检索到不良反应报道。

【注意事项】①孕妇禁用;②不可内服;③忌食辛辣、油腻食物及海鲜等发物。

消痔灵注射液
Xiaozhiling Zhusheye
《中华人民共和国卫生部药品标准中药成方制剂第十五册》

【药物组成】明矾、鞣酸、三氯叔丁醇、低分子右旋糖酐注射液、枸橼酸钠、亚硫酸氢钠、甘油。

【功能主治】收敛,止血。用于内痔出血,各期内痔、静脉曲张性混合痔。

【辨证要点】痔疮:多因湿热壅遏肠道,灼伤血络而致,症见便血,血色鲜红,痔核肿胀坠痛,大便不畅;各期内痔及静脉曲张性混合痔见上述症候者。

【剂型规格】注射剂,每支装 10ml:0.4g(硫酸铝钾)。

【用法用量】肛门镜下内痔局部注射。内痔出血、早期内痔:用本品原液注射到黏膜下层,用量以不超过内痔的体积为宜。中、晚期内痔和静脉曲张性混合痔:按四步注射法进行,第一步注射到内痔上方黏膜下层动脉区,第二步注射到黏膜下层,第三步注射到黏膜固有层,第四步注射到齿线上方痔底部黏膜下层。第一和第四步用 1% 普鲁卡因注射液稀释本品原液,使成 1:1;第二和第三步用 1% 普鲁卡因注射液稀释本品原液,使成 2:1。根据痔的大小,每个内痔注入 6~13ml,总量为 20~40ml;或遵医嘱。

【临床应用】用于痔疮、直肠脱垂、直肠前突、胃肠血管畸形、慢性肥厚性鼻炎、疝气等。①痔疮:混合痔患者 330 例随机分为试验组和对照组,试验组 170 例采用消痔灵注射液结合外剥内扎术治疗,对照组 160 例给予外剥内扎术治疗。结果试验组的治愈率高于对照组,但两组的总有效率均为 100%,治疗组的术后并发症水肿、出血等发生率与 4 年后复发率分别为 6.46% 和 14.71%,均低于对照组的 19.38% 和 25.0%[临床合理用药,2014,7(6):154–155]。②直肠脱垂:治疗Ⅲ度直肠脱垂 30 例,结果痊愈 21 例,好转 7 例,无效 2 例,总有效率为 93.3%[中医药导报,2014,20(12):23–26];改良吻合器痔上黏膜环切术(PPH)配合消痔灵注射液治疗直肠黏膜脱垂患者 98 例,对照组与治疗组各 49 例,对照组单纯使用 PPH 术,对照组在治疗组的基础上加消痔灵注射液,结果治疗组痊愈 25 例,好转 22 例,未愈 2 例,总有效率为 95.92%,高于对照组的 87.76%[深圳中西医结合杂志,2016,26(8):88–90]。③直肠前突:治疗单纯性直肠前突 42 例,术后 6 个月 ~1 年痊愈 32 例,显效 6 例,有效 3 例,无效 1 例,总有效率为 97.62%[河北中医,2007,29(4):350–351]。④胃肠血管畸形:内镜下注射治疗胃肠血管畸形 33 例,结果痊愈 23 例,好转 9 例,无效 1 例,总有效率为 96.97%［中外医学研究，2014，12（3）：121–122］。⑤慢性肥厚性鼻炎：对经保守治疗半年以上无效的慢性肥厚性鼻炎患者 106 例，采用消痔灵注射液与 2% 利多卡因注射液按 1∶1 的比例混合，每侧下鼻甲注射 1~2ml，1 次 / 周，一般注射 2~3 次。结果显效 38 例，改善 60 例，无效 8 例，总有效率为 92.5%［中国疗养医学，2014，23（3）：234］。⑥疝气：治疗腹股沟疝 95 例，其中 1 个疗程治愈者 78 例占 82.1%，2 个疗程治愈者 11 例占 11.6%，无效者 6 例占 6.3%，总治愈率为 93.7%［中国实验方剂学杂志，2001，7（3）：63］。⑦其他：本品还可用于治疗婴幼儿湿疹［时珍国医国药，2000，11（3）：263］、小儿克氏区出血［山东大学耳鼻喉眼学报，2006，20（3）：251–252］、腋臭［山东医药，2005，45（31）：10］。

【不良反应】文献报道使用本品可致变态反应（过敏性休克、过敏样反应）［临床合理用药，2015，8（9A）：127–128］、消化系统反应（急性肝坏死并死亡、直肠狭窄、肛周脓肿、肛门疼痛、肛门狭窄、麻痹性肠梗阻、肠黏膜坏死、直肠溃疡、直肠阴道瘘）、视网膜病变等［中成药，2014，36（2）：431–434］。

【注意事项】①孕妇禁用；②内痔嵌顿发炎、外痔者禁用；③对本品及普鲁卡因过敏者禁用；④过敏体质者慎用；⑤不得与其他药物混合注射使用；⑥急性肠炎、内痔发炎时需待消炎后使用；⑦严格按要求规范操作，以免引起大出血和局部坏死、感染。

痔宁片

Zhining Pian

《中华人民共和国药典》2015 年版一部

【药物组成】地榆炭、侧柏叶炭、地黄、槐米、酒白芍、荆芥炭、当归、黄芩、枳壳、制刺猬皮、乌梅、甘草。

【功能主治】清热凉血,润燥疏风。用于实热内结或湿热瘀滞所致的痔疮出血、肿痛。

【辨证要点】痔疮:因实热内结或湿热瘀滞所致,症见大便出血或有痔核脱出,可自行回纳或不可自行回纳,肛缘有肿物者,色红或青紫而疼痛;Ⅰ、Ⅱ期内痔、血栓性外痔、炎性外痔见上述症候者。

【剂型规格】片剂,每片重0.48g。

【用法用量】口服。一次3~4片,一日3次。

【临床应用】用于Ⅰ、Ⅱ期内痔,血栓性外痔,炎性外痔。①治疗内痔出血400例,其中Ⅰ期内痔50例,显效47例,有效3例;Ⅱ期内痔250例,显效205例,有效45例;Ⅲ期内痔100例,显效92例,有效8例,总有效率均为100%,均取得良好效果［上海中医药杂志,2002(11):27］。②治疗内痔183例,Ⅰ期内痔75例,痊愈49例,显效22例,有效4例,无效0例;Ⅱ期内痔76例,痊愈30例,显效28例,有效14例,无效4例;Ⅲ期内痔32例,痊愈3例,显效9例,有效15例,无效5例;总有效率为95.08%［中国中药杂志,2005,30(19):1554-1555］。

【不良反应】目前尚未检索到不良反应报道。

【注意事项】①孕妇慎用;②本品性偏寒凉,脾胃虚寒者慎用,表现为纳呆腹胀、脘腹痛而喜温喜按、口淡不渴、四肢不温、大便稀溏,或四肢浮肿、畏寒喜暖、舌淡胖嫩、舌苔白润;③忌食辛辣、油腻食物及海鲜等发物。

痔康片

Zhikang Pian

《中华人民共和国药典》2015年版一部

【药物组成】豨莶草、金银花、槐花、地榆炭、黄芩、大黄。

【功能主治】清热凉血,泻热通便。用于热毒风盛或湿热下注所致的便血、肛门肿痛、有下坠感;Ⅰ、Ⅱ期内痔见上述症候者。

【辨证要点】痔疮:热毒风盛或湿热下注所致,症见大便出血,肛门肿痛,有下坠感,或痔核脱出可自行回纳;Ⅰ、Ⅱ期内痔见上述症候者。

【剂型规格】片剂,每片重 0.3g。

【用法用量】口服。一次 3 片,一日 3 次,7 天为 1 个疗程;或遵医嘱。

【临床应用】用于治疗Ⅰ、Ⅱ期内痔,便血,痔脱垂,肛门下坠肿痛及便秘等。①治疗痔疮 342 例,其中混合痔伴各期内痔 129 例,单纯各期内痔 161 例,炎性外痔 30 例,血栓外痔 22 例。结果痊愈 101 例,显效 136 例,有效 95 例,无效 10 例,总有效率为 97.08%［中药药理与临床,2000,16(6):42-44］。②治疗内痔 90 例,结果痊愈 41 例,显效 31 例,有效 14 例,无效 4 例,总有效率为 95.56%［中国中药杂志,2008,33(4):449-450］。③50 例混合痔术后患者随机分为观察组和对照组,对照组 25 例仅给予围术期常规处理,观察组 25 例在围术期常规处理的基础上口服痔康片。结果术后第 7、第 14 天观察组便血、便秘、疼痛积分与对照组比较,差异均有统计学意义($P<0.05$)［江西中医药大学学报,2016,28(5):52-54］。

【不良反应】个别病例服药后出现轻度腹泻,减量或停药后症状自行缓解［中国药业,1997,6(11):22］。

【注意事项】①孕妇禁用;②本品性属寒凉,脾胃虚寒者慎用,表现为纳呆腹胀、脘腹痛而喜温喜按、口淡不渴、四肢不温、大便稀溏,或四肢浮肿、畏寒喜暖、舌淡胖嫩、舌苔白润;③忌食辛辣、油腻食物及海鲜等发物;④部分患者服药后可轻度腹泻,减少服药量后可缓解;⑤本品不宜用于门静脉高压症,习惯性便秘导致的内痔需配合原发病治疗。

痔特佳片

Zhitejia Pian

《中华人民共和国卫生部药品标准中药成方制剂第八册》

【**药物组成**】槐角（炒）、地榆炭、黄芩、防风、枳壳（炒）、当归、阿胶、鞣质。

【**功能主治**】清热消肿，凉血止血，收敛。用于Ⅰ、Ⅱ期内痔，血栓性外痔，肛窦炎，直肠炎；对其他痔疮有缓解作用。

【**辨证要点**】①内痔：由血热风盛、湿热下注所致，症见大便出血或有痔核脱出，可自行回纳或不可自行回纳；Ⅰ、Ⅱ期内痔见上述症候者。②血栓性外痔：由血热风盛、湿热下注所致，症见肛缘肿痛、色青紫。③肛窦炎、直肠炎：由血热风盛、湿热下注所致，症见阵发性刺痛或灼热，便时常有少许黏液分泌物先行排出，大便时干或泄泻。

【**剂型规格**】片剂，薄膜衣片，每片重0.38g。

【**用法用量**】口服。一次2~4片，一日2次。

【**临床应用**】用于内痔、血栓性外痔、肛窦炎、直肠炎等。配合外洗药治疗内痔出血54例，7天为1个疗程，结果1个疗程后全部止血，患者的疼痛等症状消失，红肿消退［中医药学报，2001，29（5）：38］。

【**不良反应**】目前尚未检索到不良反应报道。

【**注意事项**】①孕妇禁用；②脾胃虚寒者慎用；③忌食辛辣、油腻食物及海鲜等发物。

痔炎消颗粒

Zhiyanxiao Keli

《中华人民共和国药典》2015 年版一部

【**药物组成**】火麻仁、紫珠叶、槐花、山银花、地榆、白芍、三七、白茅根、茵陈、枳壳。

【**功能主治**】清热解毒，润肠通便，止血，止痛，消肿。用于血热毒盛所致的痔疮肿痛、肛裂疼痛及痔疮手术后大便困难、便血及老年人便秘。

【**辨证要点**】①外痔：因血热毒盛所致，症见肛缘肿物、色青或者色红；血栓外痔、炎性外痔见上述症候者。②肛裂：因血热毒盛所致，症见大便带血，便时或者便后肛门疼痛。③便秘：因血热毒盛所致，一日或者数日大便 1 次，或痔疮术后便干。

【**剂型规格**】颗粒剂，每袋装①10g；②3g（无蔗糖）。

【**用法用量**】口服。一次 1~2 袋，一日 3 次。

【**临床应用**】用于血栓外痔、炎性外痔、肛裂疼痛、痔疮手术后大便困难、便血及老年人便秘等。

【**不良反应**】目前尚未检索到不良反应报道。

【**注意事项**】①孕妇禁用；②本品性属寒凉，胃肠虚弱者慎用，表现为大便稀溏，色淡无臭味，夹有不消化食物残渣，食后易泻，吃多后见腹胀、大便多，平素食欲缺乏，面色萎黄，神疲倦怠，形体瘦弱，舌质淡，苔薄白；③老年性便秘，不属血热毒盛者慎用，血热毒盛表现为咽喉肿痛，口腔糜烂，颈腋痰核肿大，头晕耳鸣，口渴咽干，鼻衄齿衄，或见吐血、便血、尿血，皮肤紫斑，舌质红；④忌食辛辣、油腻食物。

第章

乳腺增生类药

乳腺增生症是正常乳腺小叶生理性增生与复旧不全,乳腺正常结构出现紊乱,属于病理性增生,它是既非炎症又非肿瘤的一类病。在我国,囊性改变少见,多以腺体增生为主,故多称乳腺增生症,世界卫生组织(WHO)统称"良性乳腺结构不良"。本病恶变的危险性较正常妇女增加2~4倍,临床症状和体征有时与乳癌相混。本病多发于30~50岁的女性,发病高峰为35~40岁。

中医将乳腺增生症称为"乳癖"。一般认为,乳癖是由于各种原因导致肝郁气滞或冲任失调造成的,临床分为肝郁气滞、痰瘀血结型及脾肾阳虚、冲任失调型。治疗应予疏肝理气、活血散结或温补脾肾、调摄冲任为大法进行辨治。常用的药物有散结灵胶囊、小金丸(片、胶囊)、内消瘰疬丸、乳核散结片、乳疾灵颗粒等。

小金丸(片、胶囊)
Xiaojin Wan(Pian、Jiaonang)
《中华人民共和国药典》2015年版一部

【**药物组成**】麝香或人工麝香、木鳖子(去壳去油)、制草乌、枫香脂、醋乳香、醋没药、醋五灵脂、酒当归、地龙、香墨。

【**功能主治**】散结消肿,化瘀止痛。用于阴疽初起,皮色不变,肿硬作痛,多发性脓肿,瘰疬,瘿瘤,乳岩,乳癖。

【辨证要点】①瘰疬:由痰气凝滞所致,症见颈项及耳前耳后结核、一个或数个、皮色不变、推之能动、不热不痛者;淋巴结结核见上述症候者。②瘿瘤:由痰气凝滞所致,症见颈部正中皮下肿块、不热不痛、随吞咽上下活动;甲状腺腺瘤、结节性甲状腺肿见上述症候者。③乳癖:由肝郁痰凝所致,症见乳部肿块、一个或多个、皮色不变、经前疼痛;乳腺增生症见上述症候者。

【剂型规格】丸剂,①每 100 丸重 3g;②每 100 丸重 6g;③每 10 丸重 6g;④每瓶(袋)装 0.6g。片剂,每片重 0.36g。胶囊剂,①每粒装 0.35g;②每粒装 0.30g。

【用法用量】口服。丸剂,打碎后口服,一次 1.2~3g,一日 2 次;小儿酌减。片剂,一次 2~3 片,一日 2 次;小儿酌减。胶囊剂,一次 3~7 粒[规格①],一次 4~10 粒[规格②],一日 2 次;小儿酌减。

【临床应用】用于乳腺增生症、结节性甲状腺肿、肿瘤等。①治疗乳腺增生症:小金丸、逍遥丸及乳癖散结胶囊治疗乳腺增生症,将 723 例乳腺增生症患者随机分为 A、B 和 C 三组,每组 241 例,分别应用小金丸、逍遥丸、乳癖散结胶囊治疗,疗程均为 3 个月,月经期停药。结果治疗 3 个月后,A、B 和 C 三组的总有效率分别为 62.2%、93.4% 和 90.0%,A 组的不良反应发生率为 0.4%,B 组为 14.9%,C 组为 12.0%,相对而言小金丸的不良反应较少,应用更安全[现代中西医结合杂志,2015,24(2):140-142]。治疗乳腺增生症及乳腺疼痛症,对照组(逍遥丸)与观察组(小金片),分别为 43 例,治疗后,两组患者 VAS 评分及肿块最大径均较治疗前下降,观察组下降较对照组显著($P<0.05$);治疗后,两组患者催乳素、雌二醇较治疗前无明显改变,且组间比较,差异无统计学意义($P>0.05$);治疗后,两组患者孕酮水平较治疗前显著下降,且观察组下降更为显著($P<0.05$)。观察组治疗总有效率为 95.35%(41/43),明显高于对照组 74.42%(32/43)($P<0.05$);治疗期间均无明显不良反应[医药论坛杂

志，2016，37（5）：153-154]。②治疗结节性甲状腺肿：小金丸治疗甲状腺功能正常的结节性甲状腺肿160例，治疗组78例，显效31例，有效17例，无效30例，总有效率为61.54%；对照组82例，显效2例，有效11例，无效69例，总有效率为15.85%[中国药业，2013，22（22）：84-85]。治疗甲状腺功能正常的结节性甲状腺肿，对照组（优甲乐）与观察组（小金片），分别为50例，疗程6个月，对照组治愈19例，显效12例，有效7例，无效12例，总有效率为76.0%；观察组治愈27例，显效15例，有效6例，无效2例，总有效率为96.0%[医药论坛杂志，2015，36（9）：145-146]。小金胶囊治疗甲状腺结节86例，3个月为1个疗程，连续服用2个疗程，治愈74例，好转10例，无效2例，总有效率为97.7%[北京中医药大学学报，2009，1（2）：36]。③治疗肿瘤：小金丸及其组成药味木鳖子、当归、乳香、没药均对肿瘤细胞增殖有不同程度的抑制作用，其抗肿瘤活性成分主要集中在萜类、生物碱和多糖类，具有诱导肿瘤细胞凋亡、调节丝裂原活化蛋白激酶（MAPK）信号通路、抑制相关炎症因子表达和肿瘤血管生成的作用，但尚需深入研究[中国药房，2015，26（13）：1844-1846]。小金片联合沙利度胺治疗晚期消化道肿瘤患者，33例患者，均口服小金片1.08g，2次/d；沙利度胺100mg，1次/d，总有效率18%（CR+PR），CR0例，PR6例，SD10例，临床收益率48%，治疗前患者外周血CD3+ T细胞，CD4+ T细胞低，CD4+与CD8+比值低，CD8+ T细胞高，治疗后外周血CD3+、CD4+及CD4+与CD8+细胞比值较治疗前升高明显，CD8+ T细胞降低明显（$P<0.05$），差异有统计学意义[中医药临床杂志，2016，28（6）：830-832]。④小金丸口服结合穴位注射治疗声带小结，具体为小金丸口服配合旁廉泉穴位注射，10天为1个疗程，共治疗4个疗程，治愈12例，显效23例，有效12例，无效3例，总有效率为94%[新疆中医药，2016，34（1）：20-21]。

【不良反应】口服后引起药疹[人民军医，2016，59（1）：69]。小金丸和小金胶囊不良反应报告45例，均为皮肤及其附件的不良反应,表现为皮疹伴有瘙痒,多数出现在服药后的 0~3 天[中国药物警戒,2012,9(4):242-244]。

【注意事项】①疮疡阳证者禁用,表现为疮疡起病急,患处高肿局限,焮赤疼痛,色红或润泽,七日内肿不消则成脓,溃后脓稠色润,易消、易溃、易敛,病程短,并常伴形寒发热、口渴、便秘、溲赤;②本品含有毒性、活血药物,不可久服,孕妇禁用;③本品含有乳香、没药,宜饭后服用,脾胃虚弱者症见消化不良等慎用;④阴虚患者慎用,表现为五心烦热、午后颧红、消瘦、失眠盗汗、舌红少苔等;⑤本品含五灵脂,不宜与人参同用;⑥本品含草乌,不宜与半夏、瓜蒌、天花粉、川贝、浙贝、白蔹和白及同用;⑦忌食辛辣、油腻、海鲜等食品。

内消瘰疬丸

Neixiao Luoli Wan

《国家中成药标准汇编外科妇科分册》

【药物组成】大青盐、天花粉、甘草、白蔹、玄参、地黄、当归、连翘、枳壳、桔梗、夏枯草、浙贝母、海藻、硝石、蛤壳(煅)、熟大黄、薄荷脑。

【功能主治】软坚散结。用于瘰疬痰核或肿或痛。

【辨证要点】瘰疬:由痰湿凝滞所致,症见颈项及耳前耳后一侧或两侧,或颌下、锁骨上窝、腋部结块肿大,一个或数个,皮色不变,推之能动,不热不痛,以后逐渐增大窜生;淋巴结结核见上述症候者。

【剂型规格】丸剂,浓缩丸,每 10 丸重 1.85g。

【用法用量】口服。每次 8 丸,一日 3 次。

【临床应用】用于治疗颈急、慢性淋巴结炎,淋巴结结核,乳腺增生症,乳房良性肿块,单纯性甲状腺肿。亦可用于痈疔的早期治疗。①内消瘰疬丸联合常规抗结核药物治疗颈淋巴结结核 40 例,对照组也为 40 例,6、9 和 12 个月的临床治愈率治疗组分别为 67.5%、85.0% 和 95.0%,对照组分别为 47.5%、62.5% 和 82.5%［中医药导报,2012,18（8）:103-104］。②使用常规抗结核（异烟肼、利福平、乙胺丁醇、吡嗪酰胺）+ 内消瘰疬丸治疗颅内结核瘤 30 例,有效 22 例,无效 8 例,总有效率为 73.3%［江西中医药大学学报,2013,25（3）:27-28］。③治疗乳腺增生症 200 例,治愈 156 例,好转 44 例,无效 0 例,有效率达 100%［中国中医药科技,2013,20（6）:630］。④辅佐治疗初治肺结核,对照组采用抗结核药治疗 37 例,观察组采用内消瘰疬丸辅佐抗结核药治疗 37 例。观察组治愈 28 例,治愈率为 75.68%,总有效率为 97.30%;对照组治愈 23 例,治愈率为 62.16%,总有效率为 91.89% ［中西医结合心血管病杂志,2016,4（3）:72-73］。

【不良反应】目前尚未检索到不良反应报道。

【注意事项】①孕妇禁用;②大便稀溏者慎用;③疮疡阳证者禁用;④本品含有浙贝母,不宜与乌头（川乌、附子、草乌）同用。

阳和解凝膏

Yanghe JJening Gao

《中华人民共和国药典》2015 年版一部

【药物组成】鲜牛蒡草（或干品）、鲜凤仙透骨草（或干品）、生川乌、桂枝、大黄、当归、生草乌、生附子、地龙、僵蚕、赤芍、白芷、白蔹、白及、川芎、续断、防风、荆芥、五灵脂、木香、香橼、陈皮、肉桂、乳香、没药、苏合香、人工麝香。

【功能主治】温阳化湿,消肿散结。用于脾肾阳虚、痰瘀互结所致的阴疽、瘰疬未溃、寒湿痹痛。

【辨证要点】①阴疽:由脾肾阳虚、痰瘀互结所致,症见局部漫肿、不痛不热、皮色不变;体表非急性感染见上述症候者。②瘰疬:由脾肾阳虚、痰瘀互结所致,症见颈项及耳前后结核如豆,发于一侧或两侧,或额下、锁骨上窝、腋部,一个或数个、皮色不变、推之能动、不热不痛,以后逐渐增大窜生;淋巴结结核见上述症候者。③痹病:由脾肾阳虚、痰瘀互结所致,症见关节疼痛、时有微肿、皮色不变、疼痛尤甚、遇冷加重;风湿性关节炎见上述症候者。

【剂型规格】膏剂,每张净重①1.5g;②3g;③6g;④9g。

【用法用量】外用,加温软化,贴于患处。

【临床应用】用于治疗体表非急性感染、淋巴结结核、风湿性关节炎、乳腺增生症、乳腺纤维瘤、软骨增生、肋软骨炎、甲状腺囊肿、甲状腺瘤及淋巴结肿大等。①蔡国珍运用阳和解凝膏治疗乳腺增生症 25 例,总有效率为 96%［江西中医药,2014(4):50,70］;②阳和解凝膏加黑退消外敷治疗儿童乳房肥大症 24 例,总有效率为 87.5%%［中医外治杂志,2009,18(2):28］。

【不良反应】偶见皮肤潮红及药疹,停药后可消失。

【注意事项】①本品性偏温热,疮疡阳证者慎用,表现为疮疡起病急,患处高肿局限,焮赤疼痛,色红润泽,七日内肿不消则成脓,溃后脓稠色润、易消、易溃、易敛,病程短;②本品含有毒性药物和活血药物,不可多服、久服,孕妇慎用;③患处红、肿、热或溃脓者忌用,贴后局部皮肤发红作痒者停用;④含肉桂,不宜与赤石脂同用;⑤含五灵脂,不宜与人参同用;⑥用药后出现皮肤过敏反应者需及时停用。

乳康丸(胶囊、片)

Rukang Wan(Jiaonang、Pian)

《中华人民共和国药典》2015 年版一部《中华人民共和国卫生部药品标准中药成方制剂第十二册》

【药物组成】牡蛎、乳香、瓜蒌、海藻、黄芪、没药、天冬、夏枯草、三棱、玄参、白术、浙贝母、莪术、丹参、炒鸡内金。

【功能主治】疏肝活血,祛瘀软坚。用于肝郁气滞、痰瘀互结所致的乳癖,症见乳房肿块或结节、数目不等、大小形态不一、质地软或中等硬,或经前胀痛;乳腺增生症见上述症候者。

【辨证要点】乳癖:因肝郁气滞、痰瘀互结所致,症见乳房一侧或双侧肿块,肿块韧硬,可有触痛,肿块边界欠清,与周围组织不粘连,每随喜怒而消长,常在月经前加重,月经后缓解;乳腺增生症见上述症候者。

【剂型规格】丸剂,①每 20 丸重 1g;②每 10 丸重 1g。胶囊剂,每粒装 0.3g。片剂,每片重 0.35g。

【用法用量】口服。丸剂,一次 10~15 丸［规格①］,一次 6~9 丸［规格②］,一日 2 次,饭后服用;20 天为 1 个疗程,间隔 5~7 天继续第 2 个疗程,亦可连续用药。胶囊剂,一次 2~3 粒,一日 2 次,饭后服用;20 天为 1 个疗程,间隔 5~7 天继续第 2 个疗程,亦可连续用药。片剂,一次 2~3 片,一日 3 次。。

【临床应用】用于治疗乳腺增生症、乳腺癌早期等。①治疗乳腺囊性增生症,85 例患者均采用逍遥丸加乳康片联合治疗,逍遥丸 10 丸,t.i.d.,加乳康片 2 片,t.i.d.,连服 3 个月。结果痊愈 16 例,显效 34 例,有效 30 例,无效 5 例,总有效率为 94.12%［内蒙古中医药,2011,30（20）:6］。②乳康片、维生素 E 加维生素 B_6 联合治疗乳腺增生症,诊断明确的乳腺增生症患者 26 例,临床治愈率为 61.5%,有效率为 34.6%,总有效率为 96.2%［中国疗养医学,2011,20（10）:936–937］。③治疗乳腺小叶增生症 1000 例,重度 200 例,轻、中度乳腺小叶增生症 800 例,全组的总有效率为 95.9%［黑龙江医学,2005,29（8）:642］。④消癖汤联合乳康片治疗肝郁脾虚型乳腺增生症 60 例,总有效率为 91.7%［陕西中医,2015,36（12）:1601–1602］。⑤乳康片治疗乳腺增生症 100 例,显效 65 例,有效 27 例,无效 8 例,总有效率为 92%［中国社区医师,2014,30（31）:81–82］。

【不良反应】极少数患者服药后有轻度恶心、腹泻,月经期提前、量多及轻微药疹,一般停药后自愈。

【注意事项】①孕妇慎服,孕期的前 3 个月内禁服;②胃弱者慎用;③服药期间应定期到医院检查;④女性患者宜于月经来潮前 10~15 天开始服用。

乳宁颗粒

Runing Keli

《中华人民共和国药典》2015 年版一部

【药物组成】柴胡、当归、醋香附、丹参、炒白芍、王不留行、赤芍、炒白术、茯苓、青皮、陈皮、薄荷。

【功能主治】疏肝养血,理气解郁。用于肝气郁结所致的乳癖,症见经前乳房胀痛,两胁胀痛,乳房结节,经前疼痛加重;乳腺增生症见上述症候者。

【辨证要点】乳癖:因肝郁气滞血瘀所致,单侧或双侧乳房肿块,疼痛,肿块边界欠清,与周围组织不粘连,乳房可有胀痛,每随喜怒而消长,常在月经前加重、月经后缓解;乳腺增生症见上述症候者。

【剂型规格】颗粒剂,每袋装15g。

【用法用量】开水冲服。一次 1 袋,一日 3 次;20 天为 1 个疗程,或遵医嘱。

【临床应用】用于治疗乳腺增生症等。①联合红金消结胶囊治疗乳腺增生症 100 例,总有效率为 94%[河南中医,2011,31(9):1056-1057];②乳宁颗粒联合小剂量他莫昔芬治疗乳腺增生症 100 例,总有效率为 96%[临床合理用药杂志,2010,3(9):92]。

【不良反应】有胃肠道反应和荨麻疹的不良反应报道,停药后症状消失[中国中西医结合杂志,2000,20(4):300]。

【注意事项】①孕妇慎用;②本品含白芍、赤芍、丹参,不宜与藜芦同用;③保持心情舒畅;④服药期间应定期到医院检查。

乳结康丸

Rujiekang Wan

《新药转正标准第 33 册》

【**药物组成**】柴胡、郁金、枳壳、川芎、皂角刺、乳香、三棱、莪术、当归、党参、白芍、海藻、昆布、玄参、夏枯草、浙贝、牡蛎。

【**功能主治**】舒肝解郁，化瘀祛痰，软坚散结，通络止痛。用于肝郁气滞、痰凝血瘀所致的乳房肿块、胀痛、触痛，或固定痛，胸肋胀痛，胸闷不适，抑郁易怒，诸症随情绪变化而加重，以及乳腺增生症见于上述症候者。

【**辨证要点**】乳癖：肝郁气滞、痰凝血瘀所致的乳房肿块、胀痛、触痛，胸肋胀痛、胸闷不舒、抑郁易怒，诸症随情绪变化而加重；乳腺增生症见上述症候者。

【**剂型规格**】丸剂，浓缩水蜜丸，每袋装 6g。

【**用法用量**】口服。一次 6g，一日 3 次，8 周为 1 个疗程，或遵医嘱。

【**临床应用**】用于乳腺增生症，属肝郁气滞、痰凝血瘀型。

【**不良反应**】偶见消化道反应及月经过多。

【**注意事项**】①孕妇、哺乳期妇女禁用；②服药后胃脘不适者可饭后服用；③服药期间应定期到医院检查；④有胃溃疡、胃炎病史者请遵医嘱。

乳块消片（胶囊）

Rukuaixiao Pian（Jiaonang）

《中华人民共和国药典》2015 年版一部

【**药物组成**】橘叶、丹参、皂角刺、王不留行、川楝子、地龙。

【功能主治】疏肝理气，活血化瘀，消散乳块。用于肝气郁结，气滞血瘀，乳腺增生，乳房胀痛。

【辨证要点】乳癖：因肝郁气滞、痰瘀互结所致，症见乳房单侧或双侧肿块，疼痛，肿块边界欠清，与周围组织不粘连，每随喜怒而消长，常在月经前加重，月经后缓解；乳腺增生症见上述症候者。

【剂型规格】片剂，①薄膜衣片，每片重 0.36g；②糖衣片（片芯重 0.35g）。胶囊剂，每粒装 0.3g。

【用法用量】口服。片剂，一次 4~6 片，一日 3 次。胶囊剂，一次 4~6 粒，一日 3 次。

【临床应用】治疗乳腺增生症、乳癖。①乳块消片治疗妇女乳腺增生症 720 例，连服 1 个月为 1 个疗程，连用 3 个疗程，每个疗程间隔 5 天。服药 1 个疗程后，治愈 357 例占 49.6%，好转 210 例占 29.2%，无效 153 例占 21.2%，总有效率为 78.8%；服药 2 个疗程后，治愈 408 例占 56.7%，好转 290 例占 40.3%，无效 22 例占 3.1%，总有效率为 96.9%；服药 3 个疗程后，治愈 450 例占 62.5%，好转 260 例占 36.1%，无效 10 例占 1.39%，总有效率为 98.6%［实用中医内科杂志，2003，17（4）：325］。②乳块消胶囊治疗肝郁气滞型乳癖 159 例，总有效率为 95.60%［陕西中医，2012，33（10）：1365-1366］。③应用乳块消片配合维生素 E 治疗乳腺囊性增生 41 例，痊愈 12 例，显效 25 例，有效 3 例，无效 1 例，总有效率为 97.56%［吉林医学，2013，34（12）：2231］。

【不良反应】极少数患者服药后可见经期提前，停药后可自行恢复［实用全科医学，2008，6（5）：474］。有报道 1 例患者口服乳块消片致高血压［齐鲁药事，2007，26（15）：314］。

【注意事项】①孕妇忌用；②糖尿病、高血压患者慎用；③本品含丹参，不宜与藜芦同用。

乳核散结片

Ruhe Sanjie Pian

《中华人民共和国药典》2015 年版一部

【**药物组成**】柴胡、当归、黄芪、郁金、光慈菇、漏芦、昆布、海藻、淫羊藿、鹿衔草。

【**功能主治**】舒肝活血，祛痰软坚。用于肝郁气滞、痰瘀互结所致的乳癖，症见乳房肿块或结节、数目不等、大小不一、质软或中等硬，或乳房胀痛、经前疼痛加剧、乳腺增生症见上述症候者。

【**辨证要点**】乳癖：因肝郁气滞、痰瘀互结所致，一侧或双侧乳房肿块，肿块边界欠清，与周围组织不粘连，乳房可有胀痛，每随喜怒而消长，常在月经前加重，月经后缓解；乳腺增生见上述症候者。

【**剂型规格**】片剂，①糖衣片（片芯重 0.34g）；②薄膜衣片，每片重 0.36g。

【**用法用量**】口服。一次 4 片，一日 3 次。

【**临床应用**】治疗乳腺增生症、盆腔淤血综合征等。①乳核散结片治疗乳腺增生症 185 例，对照组 180 例用乳癖消片，乳癖消片首治者有效率（临床治愈、显效、有效）为 72.22%，无效 27.78%；乳核散结片首治者有效率为 89.73%，无效 10.27%。乳癖消首治无效者服用乳核散结片后有 64% 的患者有效，而乳核散结片首治无效者服用乳癖消后有 57.89% 的患者有效［世界中医药，2014，9（3）：331–333］。乳核散结片联合舍雷肽酶肠溶片治疗乳腺囊性增生症 75 例，总有效率为 90.7%，优于传统单用乳核散结片的治疗方案，值得在临床上推广应用［医学理论与实践，2013，26（15）：2048–2049］。②配合妇科千金胶囊治疗盆腔淤血综合征 60 例，治愈 48 例，有效 10 例，无效 2 例，总有效率为96.67%［甘肃中医,2009,22(1):50–51］。③治疗副乳腺386例,对照组169例口服桂枝茯苓胶囊,总有效率治疗组为90.42%、对照组为63.31%［中国全科医学,2010,13(5):49–50］。

【不良反应】目前尚未检索到不良反应报道。

【注意事项】①孕妇慎用;②本品含有昆布、海藻等含碘药物,甲状腺功能亢进症患者慎服;③本品含郁金,不宜与丁香同用。

乳疾灵颗粒

Rujiling Keli

《中华人民共和国药典》2015年版一部

【药物组成】柴胡、醋香附、青皮、赤芍、丹参、炒王不留行、鸡血藤、牡蛎、海藻、昆布、淫羊藿、菟丝子。

【功能主治】舒肝活血,祛痰软坚。用于肝郁气滞、痰瘀互结所致的乳癖,症见乳房肿块或结节,数目不等、大小不一、质软或中等硬,或经前疼痛;乳腺增生症见上述症候者。

【辨证要点】乳癖:因肝郁气滞、痰瘀互结所致,症见一侧或双侧乳房肿块,可有触痛,肿块边界欠清,与周围组织不粘连,乳房可有胀痛,每随喜怒而消长,常在月经前加重,月经后缓解;乳腺增生症见上述症候者。

【剂型规格】颗粒剂,每袋装14g。

【用法用量】开水冲服。一次1~2袋,一日3次。

【临床应用】治疗乳腺增生症。①循经推拿联合乳疾灵颗粒治疗乳腺增生症,治疗组80例,痊愈58例,显效12例,有效8例,无效2例,总有效率为97.5%［河北中医,2013,35(7):1033–1034］;②乳疾灵颗粒联合枸橼酸他莫昔芬治疗中、重度周期性乳痛症180例,治愈66例,有效101例,无效13例,总有效率为 92.8%〔浙江中医杂志，2012，47（12）：893〕。

【不良反应】目前尚未检索到不良反应报道。

【注意事项】①孕妇忌用；②本品含有昆布、海藻等含碘药物，甲状腺功能亢进症患者慎服；③本品含昆布、海藻，不宜与甘草同用；④本品含赤芍，不宜与藜芦同用。

乳增宁胶囊（片）

Ruzengning Jiaonang（Pian）

《中华人民共和国药典》2015 年版一部，国家食品药品监督管理局国家药品标准 WS$_3$-12（X-03）-98（Z）

【药物组成】艾叶、淫羊藿、柴胡、川楝子、天冬、土贝母。

【功能主治】疏肝散结，调理冲任。用于冲任失调、气郁痰凝所致乳癖，症见乳房结节，一个或多个，大小形状不一，质柔软，或经前胀痛，或腰酸乏力、经少色淡；乳腺增生症见上述症候者。

【辨证要点】乳癖：因冲任失调、肝郁痰凝所致，单侧或双侧乳房疼痛并出现肿块，乳房疼痛或肿块多与月经周期及情志有关，肿块常随喜怒消长，月经前肿块或疼痛常加剧，经后缓解，乳房肿块大小不一、形状不等、边界不清、质地不硬、活动度好。可伴有胸闷胁胀，善郁易怒，心烦，口苦，月经失调；经少色淡。乳腺增生症见上述症候者。

【剂型规格】胶囊剂，每粒装 0.5g。片剂，每片含干浸膏 0.3g。

【用法用量】口服。胶囊剂，一次 4 粒，一日 3 次。片剂，一次 4~6 片，一日 3 次。

【临床应用】可用于治疗乳腺增生症、面部黄褐斑等。①治疗乳腺囊性增生症 162 例，痊愈 36 例，显效 81 例，有效 32 例，无效 13 例，总有效率为 91.98%，其缓解疼痛的有效率为 94.44%，缩小肿块的有效率为 96.46%〔重庆医学，2003，32（3）：369〕；②治疗面部黄褐斑43例,治愈8例,显效10例,有效9例,无效16例,总有效率为62.79%[蚌埠医学院学报,2004,29(5):461]。

【不良反应】目前尚未检索到不良反应报道。

【注意事项】①孕妇慎用;②忌食辛辣刺激性食物。

乳癖消片(胶囊、颗粒)

Rupixiao Pian(Jiaonang、Keli)

《中华人民共和国药典》2015年版一部

【药物组成】鹿角、蒲公英、昆布、天花粉、鸡血藤、三七、赤芍、海藻、漏芦、木香、玄参、牡丹皮、夏枯草、连翘、红花。

【功能主治】软坚散结,活血消痈,清热解毒。用于痰热互结所致的乳癖、乳痈,症见乳房结节、数目不等、大小形态不一、质地柔软,或产后乳房结块、红热疼痛;乳腺增生症、乳腺炎早期见上述症候者。

【辨证要点】①乳癖:因痰热互结所致,症见单侧或双侧乳房胀痛、肿块明显、皮温微热;乳腺增生症见上述症候者。②乳痈:因痰热互结或乳汁淤积所致,症见产后乳房结块无波动、皮肤微红、胀痛;急性乳腺炎见上述症候者。

【剂型规格】片剂,①薄膜衣片,每片重0.34g;②薄膜衣片,每片重0.67g;③糖衣片,片芯重0.32g。胶囊剂,每粒装0.32g。颗粒剂,每袋装8g。

【用法用量】口服。片剂,一次5~6片[规格①、③],一次3片[规格②],一日3次。胶囊剂,一次5~6粒,一日3次。颗粒剂,开水冲服,一次1袋,一日3次。

【临床应用】用于治疗乳腺增生症、乳腺囊性增生症、急性乳腺炎、退奶过程中乳房胀痛、女童性早熟等。①乳癖消颗粒治疗乳腺增生症36例,治愈率为63.89%,总有效率为97.22%[中国药业,2013,22(12):132-133];乳癖消片治疗乳腺增生

症 66 例, 总有效率为 97%［陕西中医, 2005, 26（12）: 1327-
1328］。②乳癖消片联合他莫昔芬治疗乳腺囊性增生症 48 例,
对照组 48 例单用他莫昔芬。治疗组痊愈 23 例, 显效 13 例, 有
效 10 例, 无效 2 例, 总有效率为 95.83%; 对照组痊愈 12 例, 显
效 14 例, 有效 10 例, 无效 12 例, 总有效率为 75%［世界最新医
学信息文摘, 2016, 16（39）: 107-108］。③乳癖消片加逍遥丸
用于急性乳腺炎 45 例, 治愈率为 96.7%［医药论坛杂志, 2013,
34（6）: 127-128］。④乳癖消片治疗退奶过程中乳房胀痛 56
例, 治愈 40 例, 好转 16 例, 有效率为 100%［长治医学院学报,
2011, 25（4）: 288-289］。⑤知柏地黄丸联合乳癖消治疗女童性
早熟 30 例, 显效 17 例, 有效 10 例, 无效 3 例, 总有效率为 90%
［中国中医药信息杂志, 2009, 16（7）: 76-77］。

【不良反应】极少数服药后可见经期提前, 停药后可自行
恢复［陕西中医, 2005, 26（12）: 1327］。乳癖消片有 1 例引起
水肿的报道［中国中药杂志, 1999, 24（10）: 635］。可能出现消
化道不适等轻微不良反应［中国中西医结合杂志, 2007, 27（8）:
760］。小金丸与乳癖消片并用致胆汁淤积性肝炎 1 例［药物不
良反应杂志, 2004（4）: 256-257］。

【注意事项】①孕妇慎用。②乳痈化脓者慎用。乳痈者应
保持乳汁通畅。③本品含有昆布、海藻等含碘药物, 甲亢患者慎
服。④忌食辛辣、油腻、海鲜等食品。⑤忌气郁易怒。⑥服药期
间应定期到医院检查。

乳癖散结胶囊

Rupi Sanjie Jiaonang

《中华人民共和国药典》2015 年版一部

【药物组成】夏枯草、川芎（酒炙）、僵蚕（麸炒）、鳖甲（醋
制）、柴胡（醋制）、赤芍（酒炒）、玫瑰花、莪术（醋制）、当归（酒

炙）、延胡索（醋制）、牡蛎。

【功能主治】 行气活血，软坚散结。用于气滞血瘀所致的乳腺增生症，症见乳房疼痛、乳房肿块、烦躁易怒、胸胁胀满。

【辨证要点】 乳癖：因肝失疏泄、气血瘀滞、冲任失调而致，症见乳中结核，形如丸卵，重坠作痛或不痛，皮色不变，乳核及疼痛可随喜怒消长，常伴月经不调、乳腺囊性增生症、乳腺腺病见上述症候者。

【剂型规格】 胶囊剂，每粒装 0.53g。

【用法用量】 口服。一次 4 粒，一天 3 次。45 天为 1 个疗程，或遵医嘱。

【临床应用】 用于治疗乳腺增生症、产后退乳等。①乳癖散结胶囊治疗乳腺增生症，治疗组 565 例为乳癖散结胶囊口服，对照组 564 例采用乳癖散结胶囊联合三苯氧胺口服治疗。治疗组治愈 211 例，显效 262 例，好转 62 例，无效 30 例，总有效率为 94.69%；对照组治愈 212 例，显效 246 例，好转 82 例，无效 24 例，总有效率为 95.74%。不良反应的发生率治疗组为 10.27%（58/565），对照组为 17.91%，临床效果两组无明显差别，而乳癖散结胶囊联合三苯氧胺组不良反应明显多于乳癖散结胶囊组，随访复发率无明显差别［中国当代医药，2012，19（8）：103-104］。乳癖散结胶囊治疗乳腺增生症 241 例，治愈 103 例，显效 74 例，好转 40 例，无效 24 例，总有效率为 90%［现代中西医结合杂志，2015，24（2）：140-142］。②联合麦芽治疗产后退乳 30 例，治愈 25 例，有效 5 例，总有效率为 100%［中国药物滥用防治杂志，2011，17（4）：221-222］。

【不良反应】 口服时曾有人出现牙痛或口腔炎。偶见口干、恶心、便秘［当代医学，2009，15（13）：129］。个别患者服药后月经量增多、月经紊乱、胃部不适［上海中医药杂志，2009，43（3）：39］。出现便秘 2 例、恶心 1 例，症状轻微［中国当代医药，2016，19（8）：57-58］。

【注意事项】 ①月经量过多者，经期慎服；②孕妇忌服。

活血消炎丸

Huoxue Xiaoyan Wan

《中华人民共和国卫生部药品标准中药成方制剂第六册》

【药物组成】乳香(醋炙)、没药(醋炙)、石菖蒲浸膏、黄米(蒸熟)、牛黄。

【功能主治】活血解毒,消肿止痛。用于毒热结于脏腑经络引起的痈疽初起,乳痈结核,红肿作痛。

【辨证要点】①疮疡:由热毒郁滞肌肤所致,症见局部红赤、肿胀高凸、灼热、疼痛;体表急性感染性疾病见上述症候者。②乳痈:由肝胃蕴热郁滞于乳络所致,症见乳房肿胀疼痛、皮色微红、皮温升高、肿块或有或无、乳汁分泌不畅,舌红,苔薄黄或黄腻,脉弦数;急性乳腺炎见上述症候者。

【剂型规格】丸剂,糊丸,每100粒重5g。

【用法用量】温黄酒或温开水送服。一次3g,一日2次。

【临床应用】用于治疗疮疡、乳痈、乳腺增生症等。

【不良反应】目前尚未检索到不良反应报道。

【注意事项】①孕妇禁用;②痈疽已溃破者慎用;③脾胃虚弱者慎用;④若出现皮肤过敏反应应立即停药;⑤忌食辛辣、生冷、海鲜等食品。

消核片

Xiaohe Pian

《中华人民共和国卫生部药品标准中药成方制剂第十六册》

【药物组成】玄参、海藻、丹参、浙贝母、昆布、半枝莲、牡蛎、漏芦、白花蛇舌草、夏枯草、郁金、芥子、金果榄、甘草。

【**功能主治**】软坚散结,行气活血,化痰通络。用于女性乳腺增生症,尤其适用于中青年妇女的乳痛症、乳腺小叶增生症。

【**辨证要点**】乳癖:因肝郁气滞、痰瘀互结所致,单侧或双侧乳房肿块,疼痛,肿块明显,边界欠清,与周围组织不粘连,乳房可有胀痛或刺痛;乳腺增生症见上述症候者。

【**剂型规格**】片剂,薄膜衣片,每片重0.3g。

【**用法用量**】口服。一次4~7片,一日3次,饭后服用。连服3个月为1个疗程。

【**临床应用**】用于女性乳腺增生症,尤其适用于中青年妇女的乳痛症、乳腺小叶增生症。

【**不良反应**】文献报道消核片可引起肝损害194例,多为可逆性;其发生可能与用药剂量及疗程有关;肝病患者应避免使用该药;用药过程中应密切监测肝功能〔药物不良反应杂志,2010,12(03):175-177〕。

【**注意事项**】①孕妇慎服,孕期的前3个月内禁服;②服药期间应定期复查肝功能;③服药期间应定期到医院检查。

散结灵胶囊

Sanjieling Jiaonang

《中华人民共和国卫生部药品标准中药成方制剂第六册》

【**药物组成**】木鳖子、五灵脂(醋炙)、石菖蒲、地龙、当归、没药(醋炙)、枫香脂、乳香(醋炙)、草乌(甘草、金银花炙)、香墨。

【**功能主治**】散结消肿,活血止痛。用于阴疽初起,皮色不变,肿硬作痛,瘰疬鼠疮。

【**辨证要点**】①瘰疬初期:因痰气凝滞所致,症见颈项一侧及双侧结核肿大、散在或成串分布、质地坚硬、推之活动、皮色如常、局部不红不痛,一般不伴有全身症状;淋巴结结核见上述症候者。②阴疽:因痰气凝滞所致,肌肤漫肿或隐痛、皮色皮温不变；骨髓炎早期见上述症候者。③骨痨：因痰气凝滞所致，症见骨与骨关节处肿大，局部皮温皮色如常，可伴患处隐隐作痛；骨与骨关节结核初期见上述症候者。

【**剂型规格**】胶囊剂，每粒装 0.4g。

【**用法用量**】口服。一次 3 粒，一日 3 次。

【**临床应用**】用于治疗慢性骨及骨关节结核、慢性骨髓炎、颈淋巴结结核、乳房纤维腺瘤、慢性乳腺增生症及皮肤癌等。临床报道，本品口服 10 日为 1 个疗程，治疗女性乳腺增生症 173 例，痊愈 159 例，其中 3 个疗程痊愈者 21 例，最长者 6 个月，好转 12 例，效果不明显者 2 例，显效率为 98.8%，总有效率为 100%。

【**不良反应**】目前尚未检索到不良反应报道。

【**注意事项**】①孕妇及哺乳期妇女禁服；②严重心脏病，高血压，肝、肾疾病忌服；③本品含五灵脂，不宜与人参同用；④本品含草乌，不宜过量久服，不宜与贝母、瓜蒌、半夏、白蔹、白及同用。

第四章

淋 证 类 药

淋证是指小便频急,淋漓不尽,尿道涩痛,小腹拘急,痛引腰腹,为诸淋的症候特征。除此以外,各种淋证又有其不同的特殊表现。热淋,起病急骤,或伴有发热,小便赤热,溲时灼痛;石淋,以小便排出砂石为主症,或排尿时突然中断,尿道窘迫疼痛,或腰腹绞痛难忍;气淋,小腹胀满较明显,小便艰涩疼痛,尿后余沥不尽;血淋,溺血而痛;膏淋,小便涩痛,尿如米泔水或滑腻如膏脂;劳淋、久淋,小便淋漓不已,遇劳即发。现代临床仍沿用五淋之名,但有以气淋、血淋、膏淋、石淋、劳淋为五淋者,也有以热淋、石淋、血淋、膏淋、劳淋为五淋者。根据临床实践,目前大多分为气淋、血淋、热淋、膏淋、石淋、劳淋六种。

西医学的泌尿系感染、泌尿系结石、泌尿系统肿瘤以及乳糜尿可以参考治疗。淋证的病因,《金匮要略·五脏风寒积聚病脉证并治》认为是"热在下焦";《丹溪心法·淋》亦认为"淋有五,皆属乎热";《诸病源候论·淋病诸候》进一步提出"诸淋者,由肾虚而膀胱热故也";《景岳全书》奠定了"凡热者宜清,涩者宜利,下陷者宜升提,虚者宜补,阳气不固者宜温补命门"的论治原则。病机关键:湿热蕴结下焦,膀胱气化不利。实则清利,虚则补益,是治疗淋证的基本原则。实证以膀胱湿热为主者,治宜清热利湿;以热灼血络为主者,治宜凉血止血;以砂石结聚为主者,治宜通淋排石;以气滞不利为主者,治宜利气疏导。虚证以脾虚为主者,治宜健脾益气;以肾虚为主者,治宜补虚益肾。所以徐灵胎评《临证指南医案·淋浊》指出:"治淋之法,有通有塞,要当分别。有瘀血积塞住溺管者,宜先通,无瘀积而虚滑者,宜峻补。"

　　常用的药物有八正合剂、三金片、五淋化石丸、分清五淋丸、石淋通片(颗粒)、尿感宁颗粒、泌石通胶囊、复方石韦片等。

八正合剂

Bazheng Heji

《中华人民共和国药典》2015 年版一部

　　【药物组成】瞿麦、车前子(炒)、萹蓄、大黄、滑石、川木通、栀子、甘草、灯心草。

　　【功能主治】清热,利尿,通淋。用于湿热下注,小便短赤,淋漓涩痛,口燥咽干。

　　【辨证要点】①热淋:因湿热下注、蕴结下焦所致,症见小便短数、尿色黄赤、淋漓涩痛、口咽干燥、舌苔黄腻、脉滑数;下尿路感染见上述症候者。②血淋:因湿热下注、迫血妄行所致,症见尿中带血、淋漓涩痛、尿感灼热、舌尖红、脉滑数;尿路感染见上述症候者。③石淋:因湿热下注、煎熬尿液所致,症见小便短赤、淋漓不畅、尿中断续、少腹拘急、伴腰腹绞痛、尿中带血、舌红苔黄腻、脉滑数;尿路结石见上述症候者。

　　此外,本品可用于治疗非细菌性前列腺炎见上述症候者。

　　【剂型规格】合剂,每瓶装①100ml;②120ml;③200ml。

　　【用法用量】口服。一次 15~20ml,一日 3 次,用时摇匀。

　　【临床应用】用于前列腺炎、尿路感染等。①治疗非细菌性前列腺炎 238 例,治愈 62 例,显效 82 例,有效 51 例,无效 43 例,总有效率达 81.9%[陕西中医学院学报,2002,25(4):48-49]。②治疗泌尿系感染 106 例,痊愈共 41 例,好转 47 例,无效者 18 例,总有效率为 83.02%[陕西中医,1999,20(6):263]。③治疗小儿下尿路感染 60 例,显效 38 例,有效 19 例,无效 3

例,总有效率为95%〔浙江中西医结合杂志,2008,18(8):511-512〕。④治疗女性尿路感染59例,痊愈35例,显效10例,好转7例,无效7例,总有效率为88.14%〔江西中医药,2000,31(5):32〕。⑤联合普适泰治疗前列腺增生症43例,治愈15例,好转26例,未愈2例,总有效率为95.35%〔河北中医,2010,32(8):1271-1272〕。⑥治疗慢性非细菌性前列腺炎所致的男性不育,同时口服十一酸睾酮,治疗70例,显效45例,有效13例,无效12例,总有效率为83%〔山东医药,2008,48(26):14〕。⑦配合激光治疗尖锐湿疣20例,治愈率均为100%〔医药导报,2001,20(4):234〕。⑧联合多西环素片治疗非淋菌性尿道炎43例,痊愈率为76.7%(33/43),总有效率为95.3%(41/43)〔中国热带医学,2010,10(12):1520-1521〕。⑨治疗包皮龟头炎,10~15ml药物加入400ml温开水中充分混匀,将包皮翻起后放入其中浸泡5~10分钟,自然晾干后包皮复位,一日3次。治疗40例,痊愈35例,好转5例,总有效率为100%〔河北中医,2010,32(2):240〕。

【不良反应】有文献报道,服用八正合剂后可引起患者轻度胃肠不适和便溏现象〔岭南皮肤性病科杂志,1998,5(2):39〕;亦可见全身发冷、寒战不止、面色苍白、口唇发绀、心前区紧缩症状〔陕西中医,2001,22(1):38〕。

【注意事项】①孕妇禁用。②本品苦寒,易伤正气,即使体质壮实者,也当中病即止,不可过量、久服。③淋证属于肝郁气滞或脾肾两虚、膀胱气化不行者不宜使用。肝郁气滞表现为情志抑郁,胸胁或少腹胀满窜痛,或见咽部异物感,或颈部瘿瘤,或胁下肿块等;脾肾两虚表现为直肠滑脱不收,肛门有下坠感,兼见头晕、耳鸣、神疲困倦,动则气促,腰膝酸软无力,夜晚尿频,大便溏泻或干结难排;膀胱气化不行表现为尿黄量少,浮肿。④服药期间禁食辛辣刺激性食物。⑤不宜与温补性中成药同服。⑥双肾结石或结石直径≥1.5cm或结石嵌顿时间长的病例不宜使用。

三金片

Sanjin Pian

《中华人民共和国药典》2015 年版一部

【药物组成】金樱根、菝葜、羊开口、金沙藤、积雪草。

【功能主治】清热解毒,利湿通淋,益肾。用于下焦湿热所致的热淋、小便短赤、淋漓涩痛、尿急频数;急、慢性肾盂肾炎,膀胱炎,尿路感染见上述症候者。

【辨证要点】热淋:因下焦湿热所致,症见小便短赤、淋漓涩痛、尿急频数、舌苔黄腻、脉滑数;尿路感染见上述症候者。

【剂型规格】片剂,①薄膜衣小片,每片重 0.18g(相当于饮片 2.1g);②薄膜衣大片,每片重 0.29g(相当于饮片 3.5g);③糖衣小片,片芯重 0.17g(相当于饮片 2.1g);④糖衣大片,片芯重 0.28g(相当于饮片 3.5g)。

【用法用量】口服。小片一次 5 片,大片一次 3 片,一日 3~4 次。

【临床应用】主要用于各种尿路感染,急、慢性肾盂肾炎,急性膀胱炎,慢性前列腺炎,妇科盆腔炎,女性下生殖道解脲支原体感染,滴虫性阴道炎等症。①治疗尿路感染:A. 抗生素加三金片治疗泌尿系感染 64 例,治愈 61 例,好转 2 例,无效 1 例,有效率为 98.4%[中国实验方剂学杂志,2012, 18(19):291–293];B. 治疗更年期妇女尿路感染阴虚湿热证 50 例,治愈 38 例,有效 10 例,无效 2 例,治愈率为 76%,有效率为 96%[中国医院用药评价与分析,2010, 10(7):616–619];C. 治疗慢性尿路感染 33 例,治愈 25 例,基本治愈 3 例,有效 3 例,无效 2 例,总有效率为 93.9%[中医药导报,2006, 12(6):30–31];D. 治疗再发性尿路感染 50 例,治愈 32 例,显效 10 例,有效 6 例,无效 2 例,总有效率为 96%[实用心脑肺血管杂志,2011, 19(2):

297-298］；E. 对长期留置尿管的 43 例脑卒中患者预防尿路感染进行 10 天的临床观察,阳性率为 18.60%［中国现代医生,2011,49（13）：136-137］；F. 治疗女性尿路感染的疗效观察 62 例,痊愈 39 例,有效 19 例,无效 4 例,总有效率为 93.5%［临床合理用药,2011,4（11）：76-77］。②与左氧氟沙星在重症急性肾盂肾炎中的临床应用:研究 35 例,治愈 17 例,显效 12 例,有效 4 例,无效 2 例,总有效率为 94.29%［中外医学研究,2015,13（21）：3-4］。③治疗肾病综合征的临床疗效观察 20 例,完全缓解率为 55%［北京中医,1997（4）：62-64］。④治疗良性前列腺增生症 90 例,三金片 3 片,每天 3 次口服,均连续用药 3 个月,观察治疗前后国际前列腺症状评分（I-PSS）、最大尿流率（MFR）、经腹 B 超测膀胱残余尿量、前列腺体积的变化。结果与治疗前比较,治疗后患者的 I-PSS 评分、MFR 及残余尿量均明显改善（$P<0.05$ 或 $P<0.01$）［西部医学,2011,23（11）：2140-2142］。⑤治疗慢性前列腺炎 34 例,痊愈 20 例,显效 11 例,好转 2 例,无效 1 例,痊愈率为 58.8%,总有效率为 91.2%［新疆中医药,2011,29（3）：11-12］。⑥辅助康妇消炎栓治疗慢性盆腔炎 100 例,治愈 91 例,显效 7 例,无效 2 例,治愈率和总有效率分别为 91.0% 和 98.0%［中国医院用药评价与分析,2010,10（8）：726-727］；配合甲硝唑治疗慢性盆腔炎 60 例,治愈 19 例,显效 40 例,有效 1 例,总有效率为 100%［现代中西医结合杂志,2008,17（28）：4443］。⑦配合中药治疗女性下生殖道解脲支原体感染 80 例,治愈 46 例,有效 24 例,无效 10 例,总有效率为 87.5%［光明中医,2014,29（2）：384-385］；治疗滴虫性阴道炎 50 例,痊愈 38 例,显效 10 例,无效 2 例,总有效率为 96%［国医论坛,2000,15（4）：29-30］；巩固治疗复发性外阴阴道假丝酵母菌病 58 例,转阴率为 100%,1 例复发［中国医院用药评价与分析,2007,16（5）：397］。

【不良反应】可引起药疹［甘肃中医,2001,14（3）：59］。

【注意事项】①服药期间饮食宜清淡,忌食辛辣油腻食品及烟酒刺激性物品。②淋证属于肝郁气滞或脾肾两虚、膀胱气化不行者不宜使用。肝郁气滞表现为情志抑郁,胸胁或少腹胀满窜痛,或见咽部异物感,或颈部瘿瘤,或胁下肿块;妇女可见乳房胀痛、月经不调、痛经等常见症候。脾肾两虚表现为直肠滑脱不收,肛门有下坠感,兼见头晕,耳鸣,神疲困倦,动则气促,腰膝酸软无力,夜晚尿频,大便溏泻或干结难排。膀胱气化不行证见尿黄量少,浮肿。③注意多饮水,避免过度劳累。

五淋化石丸

Wulin Huashi Wan

《中华人民共和国卫生部药品标准
中药成方制剂第十九册》

【药物组成】广金钱草、鸡内金、泽泻、沙牛、琥珀、黄芪、石韦、海金沙、车前子、甘草、延胡索(醋炙)。

【功能主治】利尿通淋,化石止痛。用于淋证,癃闭,尿路感染,尿路结石,前列腺炎,膀胱炎,肾盂肾炎,乳糜尿。

【辨证要点】①热淋:因湿热下注、蕴结膀胱所致,症见尿黄短赤、淋漓灼热、频数涩痛、小腹拘急、大便干结、苔黄腻、脉滑数;尿路感染见上述症候者。②石淋:因湿热蕴结下焦、煎熬尿液所致,症见小便艰涩、尿数频急、尿中带血、尿道窘迫疼痛、小腹拘急或腰腹疼痛难忍,甚至尿夹砂石、舌红、脉弦或弦数;尿路结石见上述症候者。③精浊:因湿热流注精室、湿热搏结、黏滞壅阻所致,症见尿道口米泔样或糊状浊物、会阴不适、睾丸疼痛、阴茎或痒或痛、小便淋涩不利、腰胀痛、脉滑数;慢性前列腺炎见上述症候者。

【剂型规格】丸剂,每粒装 0.25g。

【用法用量】口服。一次 3~4 粒,一日 3 次。

【临床应用】用于治疗泌尿系结石、肾结石、输尿管结石肾绞痛等。①合排石汤治疗泌尿系结石 103 例,有结石排出者 91 例,未排石者 12 例,总有效率为 88.35%〔四川中医,2001,19(4):31〕。②联合泌石通胶囊治疗 200 例结石 <1cm 的肾结石患者,经服药 2 个疗程后,有 141 例疼痛消失,排出结石或结石显著缩小,显著率为 70.5%;39 例患者疼痛有所减轻,石头有所缩小,缓解率为 19.5%,总有效率为 90%〔中国现代药物应用,2009,3(24):55–56〕。③体外震波碎石结合五淋化石丸治疗输尿管结石肾绞痛 119 例,治愈 103 例,有效 14 例,无效 2 例,总有效率为 98.32%〔广东医学院学报,2004,22(5):511–512〕。

【不良反应】2 例因服药后胃脘不适、1 例因血压略有升高而停药〔中国现代药物应用,2009,3(24):55–56〕。文献报道服用本品会引起药疹,表现为胸部、四肢、面、颈部散在绿豆大小的水疱,表面干燥,无破溃,相互不融合,瘙痒〔药物不良反应杂志,2003(3):200〕。

【注意事项】五淋(石淋、气淋、血淋、膏淋、劳淋)病久体虚者慎用。

分清五淋丸

Fenqing Wulin Wan

《中华人民共和国药典》2015 年版一部

【药物组成】木通、盐车前子、黄芩、茯苓、猪苓、黄柏、大黄、萹蓄、瞿麦、知母、泽泻、栀子、甘草、滑石。

【功能主治】清热泻火,利尿通淋。用于湿热下注所致的淋证,症见小便黄赤、尿频尿急、尿道灼热涩痛。

【辨证要点】①热淋:因湿热下注膀胱所致,症见小便短数、尿色黄赤、灼热涩痛、大便干结、苔黄腻、脉滑数;下尿路感染见上述症候者。②石淋：因湿热下注,煎熬尿液而为砂石所致,症见小便黄赤、小便艰涩、尿时疼痛、尿时中断或尿中夹有砂石,甚至尿中带血、腰腹疼痛、舌红、脉弦数;尿路结石见上述症候者。

【剂型规格】丸剂,水丸,每 50 粒重 3g。

【用法用量】口服。一次 6g,一日 2~3 次。

【临床应用】主要用于因湿热下注,蕴于膀胱所致的石淋、热淋以及膏淋等症;泌尿系感染,如尿道炎、膀胱炎、肾盂肾炎及泌尿系结石等。以分清五淋丸为君药治疗泌尿系感染的各类病症 51 例,其中尿道炎、膀胱炎 31 例,经用"分清五淋丸"治疗后,当天见效,3 天后症状基本消除,6~10 天巩固痊愈;急、慢性肾盂肾炎 9 例,30 天痊愈 1 例,50 天痊愈 2 例,100 天痊愈 6 例;前列腺炎 10 例,经以分清五淋丸为君药,合复方石韦胶囊、前列舒乐胶囊,三药合用治疗后,30 天痊愈 2 例,60 天痊愈 2 例,100 天痊愈 6 例;淋病 1 例,以分清五淋丸为君药,合复方石韦胶囊治疗,5 天后小便无艰涩、尿液变清、无脓液,继续巩固治疗 15 天,20 天停药,尿化验指标正常[求医问药,2012,10（8）：441]。

【不良反应】目前尚未检索到不良反应报道。

【注意事项】①本品苦寒,不宜过量、久服。②孕妇禁用。③通常结石直径≤0.5cm 排石成功率较高;双肾结石或结石直径≥1.5cm 或结石嵌顿时间长的病例忌用。④淋证属于肝郁气滞或脾肾两虚、膀胱气化不行者（表现为小便不利或短赤,或有血尿,小便时艰涩疼痛如刺）不宜使用。⑤服药期间饮食宜清淡,忌烟酒及辛辣食品,以免助湿生热。注意多饮水,避免过度劳累。⑥本品含萹蓄、瞿麦、泽泻等含钾高的中药,不宜与螺内酯、氨苯蝶啶等合成留钾利尿药及降压药依那普利、氯化钾注射液等同用,以免引起高钾血症。⑦本品含滑石（主含镁离子）,不宜与骨化三醇（罗钙全）胶囊同用,以免引起高镁血症。

石淋通片（颗粒）

Shilintong Pian（Keli）

《中华人民共和国药典》2015 年版一部，
《中华人民共和国卫生部药品标准
中药成方制剂第八册》

【药物组成】广金钱草。

【功能主治】清热利尿，通淋排石。用于湿热下注所致的热淋、石淋，症见尿频、尿急、尿痛，或尿有砂石；尿路结石、肾盂肾炎见上述症候者。

【辨证要点】①热淋：因湿热下注膀胱所致，症见小便短数、尿色黄赤、淋漓涩痛、口咽干燥、舌苔黄腻、脉滑数；下尿路感染见上述症候者。②石淋：因下焦湿热，煎熬尿液，结为砂石所致，症见小便短数、尿色黄赤、小便艰涩、尿时疼痛，甚至尿中带血或小便突然中断、腰腹疼痛、舌红、脉弦；尿路结石见上述症候者。

【剂型规格】片剂，每片含干浸膏 0.12g。颗粒剂，每袋装 15g（相当于总药材 15g）。

【用法用量】口服。片剂，一次 5 片，一日 3 次。颗粒剂，开水冲服，一次 15g，一日 3 次。

【临床应用】用于输尿管结石等泌尿系结石。①与黄体酮联用治疗输尿管结石 24 例，治愈 18 例，有效 4 例，无效 2 例，总有效率为 91.67%［职业卫生与病伤，2005，20（2）：149］。②联合体外冲击波治疗泌尿系结石 55 例，显效 30 例，有效 20 例，无效 5 例，总有效率为 90.9%［临床医药文献杂志，2014，2（99）：64–65］。

【不良反应】有致牙痛的报道［中国药业，1998，7（6）：40］。1 例出现眼睑及颜面部红肿、瘙痒，1 例出现皮疹、瘙痒［沈阳部队医药,1995,8(4):370]。

【注意事项】①通常结石直径≤0.5cm排石成功率较高;双肾结石或结石直径≥1.5cm或结石嵌顿时间长者忌用。②肝郁气滞、脾肾两虚、膀胱气化不利(症见情志抑郁、胸胁或少腹胀痛或腰酸膝冷、畏寒、饮食不化、小便不利、夜尿多、浮肿)所致的淋证者不宜。③服药期间不宜进食辛辣、油腻和煎炸类食物。④多饮水,配合适量运动。

妇科分清丸

Fuke Fenqing Wan

《中华人民共和国药典》2015年版一部

【药物组成】当归、白芍、川芎、地黄、栀子、黄连、石韦、海金沙、甘草、木通、滑石。

【功能主治】清热利湿,活血止痛。用于湿热瘀阻下焦所致妇女热淋证,症见尿频、尿急、尿少涩痛、尿赤混浊。

【辨证要点】热淋:因湿热瘀阻下焦所致,症见尿频、尿急、涩痛、溲少、小腹急满,或伴发热、口干、舌红苔黄、脉数或滑数;尿路感染见上述症候者。

【剂型规格】丸剂,每3g约50粒,每袋装9g。

【用法用量】口服。一次9g,一日2次。

【临床应用】用于膀胱炎、尿道炎、前列腺炎、泌尿系结石等。

【不良反应】有报道,本品内服引起马兜铃酸肾病[中国现代医学杂志,2006,16(19):2995]及肾损害[药物不良反应杂志,2005,7(5):373]。

【注意事项】①本品清热利湿,肾阳虚证者忌用,表现为腰膝酸软、畏寒肢冷、阳痿、早泄等;②孕妇慎用;③服药期间饮食宜清淡。

尿感宁颗粒

Niaoganning Keli

《中华人民共和国药典》2015 年版一部

【药物组成】海金沙藤、连钱草、凤尾草、葎草、紫花地丁。

【功能主治】清热解毒,利尿通淋。用于膀胱湿热所致淋证,症见尿频、尿急、尿道涩痛、尿色偏黄、小便淋漓不尽等;急、慢性尿路感染见上述症候者。

【辨证要点】热淋:因湿热,热毒蕴结下焦,膀胱气化不利所致,症见小便短数、尿色黄赤、灼热涩痛、大便干结、苔黄腻、脉滑数;尿路感染见上述症候者。

【剂型规格】颗粒剂,①每袋装 15g;②每袋装 5g(无蔗糖)。

【用法用量】开水冲服。一次 1 袋,一日 3~4 次。

【临床应用】主要用于急、慢性膀胱炎,急、慢性肾盂肾炎,小儿尿路感染。①联合洛美沙星治疗尿路感染 80 例,有效率为 88.7%,灭菌率为 87.6%。其中非复杂性尿路感染 58 例,总有效率为 100%;复杂性尿路感染 22 例,其中无效 9 例,有效率为 59.1%〔河北中西医结合杂志,1999,8(1):88〕。②尿感宁颗粒联合左氧氟沙星治疗尿路感染 32 例,有效率为 93.75%〔现代药物与临床,2015(11):1370-1373〕。③治疗小儿尿路感染 32 例,显效 15 例,有效 17 例,总有效率为 100%〔浙江中医杂志,1998,33(5):332〕。

【不良反应】目前尚未检索到不良反应报道。

【注意事项】①体质虚弱者及脾胃虚寒,症见腹痛、喜暖、泄泻者慎用;②淋证属于肝郁气滞(症见小便涩滞、频急、少腹满痛、舌质带青)或脾肾两虚(症见小便不甚赤涩、淋漓不已、时作时止、腰膝酸软、神疲乏力)或膀胱气化不行(症见小便涩滞、淋漓不畅、少腹胀满疼痛）者不宜使用；③服药期间宜多饮水及清淡饮食，忌饮酒及辛辣油腻食物，以免助湿生热。

肾舒颗粒

Shenshu Keli

《中华人民共和国卫生部药品标准中药成方制剂第九册》

【**药物组成**】白花蛇舌草、大青叶、瞿麦、萹蓄、海金沙藤、淡竹叶、黄柏、茯苓、地黄、甘草。

【**功能主治**】清热解毒，利水通淋。用于尿道炎，膀胱炎，急、慢性肾盂肾炎。

【**辨证要点**】热淋：因湿热蕴结下焦、膀胱气化不利所致，症见尿色黄赤，灼热涩痛，小便频数、短急，或痛引腰腹，发热，苔黄腻，脉滑数；尿路感染见上述症候者。

【**剂型规格**】颗粒剂，每袋装 4g。

【**用法用量**】开水冲服。一次 8g，一日 3 次。小儿酌减或遵医嘱。

【**临床应用**】治疗慢性肾盂肾炎、泌尿系感染。①在西医常规抑菌疗法的基础上治疗慢性化肾盂肾炎 46 例，痊愈 26 例，显效 17 例，有效 3 例，总有效率为 100%［中国实验方剂学杂志，2013，19（17）：309-312］；在常规治疗的基础上采取肾舒颗粒治疗慢性肾盂肾炎 50 例，分为研究组跟对照组各 25 例，研究组痊愈 14 例，显效 9 例，有效 1 例，无效 1 例，总有效率为 96%；对照组痊愈 8 例，显效 13 例，有效 0 例，无效 4 例，总有效率为 84%［包头医学，2015，39（2）：79-80］。②在抗生素的基础上加用肾舒颗粒治疗泌尿系感染 98 例，痊愈 83 例，好转 12 例，无效 3 例，有效率为 96.9%［新中医，2015，47（5）：108-110］。

【**不良反应**】目前尚未检索到不良反应报道。

【注意事项】①孕妇禁用;②肝郁气滞、脾肾亏虚所致的淋证慎用;③不可过量、久用;④服药期间多饮水,避免劳累;⑤服药期间不宜进食辛辣、油腻和煎炸类食物。

肾石通颗粒

Shenshitong Keli

《中华人民共和国卫生部药品标准中药成方制剂第二册》

【药物组成】金钱草、王不留行(炒)、萹蓄、延胡索(醋制)、鸡内金(烫)、丹参、木香、瞿麦、牛膝、海金沙。

【功能主治】清热利湿,活血止痛,化石,排石。用于肾结石、肾盂结石、膀胱结石、输尿管结石。

【辨证要点】石淋:因湿热下注、热瘀搏结、炼尿成石所致,症见小便短数、灼热刺痛、艰涩不畅、尿中带血、尿流中断或尿夹砂石、少腹拘急,甚至腰腹疼痛难忍、舌红、苔黄、脉弦数;尿路结石见上述症候者。

【剂型规格】颗粒剂,每袋15g。

【用法用量】口服。开水冲服,成人每次1袋,每日2次。儿童用量酌减。

【临床应用】主要用于肾、输尿管结石。①采用中药肾石通颗粒配合经皮肾镜钬激光碎石治疗多发肾结石34例,33例结石排净无残留,结石排净率为97.1%[世界中医药,2012,7(5):385-386]。②联合盐酸坦索罗辛缓释胶囊治疗输尿管下段结石60例,结石排出51例,有效率为85%[医药导报,2013,32(9):1179-1180]。③预防尿路结石复发90例,随访的87例患者中3个月、6个月、1年和2年复发的患者分别为0、1、3和5例,总复发率为10.3%[求医问药,2012,10(9):59]。④治疗泌尿系结石296例,治愈200例,显效48例,有效28例,总有效率为93.24%;其中肾结石236例,治愈154例,显效42例,有效

24 例, 无效 16 例, 总有效率为 93.22%; 输尿管结石 50 例, 治愈 40 例, 显效 4 例, 有效 4 例, 总有效率为 96%; 膀胱结石 10 例, 治愈 6 例, 显效 2 例, 有效 0 例, 无效 2 例, 总有效率为 80% [浙江中医杂志, 2010, 45 (2): 154]。⑤肾石通颗粒配合输尿管硬镜钬激光碎石加 ESWL 治疗肾盂结石临床观察, 术后服用肾石通颗粒能有效提高患者的排石速度, 从而缩短疗程, 降低费用 [辽宁中医药大学学报, 2015 (10): 155-157]。

【不良反应】口服肾石通颗粒致荨麻疹型药疹 1 例 [药物流行病学杂志, 2014 (7): 456]; 1 例出现轻微恶心感、3 例出现头晕不适 [医药导报, 2013, 32 (9): 1179-1180]; 导致呃逆 1 例 [药物流行病学杂志, 2005, 14 (1): 62]。

【注意事项】①孕妇禁用; ②肝郁气滞、脾肾亏虚所致的淋证慎用; ③双肾结石, 结石直径≥1.5cm 或结石嵌顿时间长的病例不宜使用; ④有出血倾向者慎用; ⑤服药期间不宜进食辛辣、油腻和煎炸类食物。

肾复康胶囊

Shenfukang Jiaonang

《中华人民共和国药典》2015 年版一部

【药物组成】土茯苓、槐花、白茅根、益母草、广藿香。

【功能主治】清热利尿, 益肾化浊。用于热淋涩痛, 急性肾炎水肿, 慢性肾炎急性发作。

【辨证要点】用于气阴两虚、脾肾不足、水湿内停所致的水肿, 症见神疲乏力, 腰膝酸软, 面目、四肢浮肿, 头晕耳鸣; 慢性肾炎、蛋白尿、血尿见上述症候者。

【剂型规格】胶囊剂, 每粒装 0.3g。

【用法用量】口服。一次 4~6 粒, 一日 3 次。

【临床应用】用于治疗慢性及急性肾炎、肾小球肾炎、IgA

肾病血尿、糖尿病肾病等。①治疗慢性肾炎 60 例,显效 30 例,有效 14 例,无效 16 例,总有效率为 73.33%［中国医刊,2001,36（5）:45-47］;②治疗急性肾小球肾炎和慢性肾小球肾炎急性发作（肾风）362 例,治愈 191 例,有效 143 例,无效 28 例,总有效率为 92.27%［中国地方病防治杂志,2003,18（4）:204］;③治疗 IgA 肾病血尿 20 例,显效 13 例,有效 5 例,无效 2 例,总有效率为 90%［中国地方病防治杂志,2003,18（4）:376］;④治疗急性肾衰竭 25 例,痊愈 11 例,显效 8 例,有效 4 例,无效 2 例,总有效率为 92%［中国中医药科技,2001,8（5）:330-331］;⑤治疗糖尿病肾病 66 例,治愈 60 例,有效 5 例,无效 1 例,总有效率为 98.5%［临床军医杂志,2003,31（1）:102-103］。

【不良反应】目前尚未检索到不良反应报道。

【注意事项】①肝郁气滞淋证表现为郁怒之后,小便不畅,少腹胀满疼痛者忌用;②脾肾两虚淋证表现为小便淋漓,时作时止,遇劳即发,腰膝酸软,神疲乏力,病程缠绵者忌用;③风水水肿表现为眼睑浮肿,逐渐蔓延至四肢及全身,来势迅速,伴有恶寒、发热、肢节酸楚、小便不利者忌用;④高血压、心脏病、糖尿病、肝病、肾病、有上呼吸道感染病史、有皮肤感染病史、扁桃体炎、中耳炎、鼻窦炎、有尿路结石病史的患者忌用。

金钱草颗粒（片）

Jinqiancao Keli（Pian）

CFDA 标准颁布件（2014）、
《中华人民共和国药典》2015 年版一部

【药物组成】金钱草。

【功能主治】金钱草颗粒:清利湿热,通淋,消肿。用于热淋,沙淋,尿涩作痛,黄疸尿赤,痈肿疔疮,毒蛇咬伤,肝胆结石,尿路结石。金钱草片:清热利湿,利尿通淋。用于湿热下注所致小便频数短涩,淋漓疼痛,尿色赤黄,腰腹疼痛,甚至尿挟砂石。

【辨证要点】①热淋:因湿热下注膀胱所致,症见小便短数,尿色黄赤,淋漓涩痛,口咽干燥,舌苔黄腻,脉滑数;下尿路感染见上述症候者。②石淋:因下焦湿热,煎熬尿液,结为砂石所致,症见小便短数,尿色黄赤,小便艰涩,尿时疼痛,甚至尿中带血或小便突然中断,腰腹疼痛,舌红,脉弦;尿路结石见上述症候者。

【剂型规格】颗粒剂,每袋装 10g。片剂,①素片,每片重 0.3g;②薄膜衣片,每片重 0.32g。

【用法用量】颗粒剂,开水冲服,一次 10g,一日 3 次。片剂,口服,一次 4~8 片,一日 3 次。

【临床应用】用于治疗慢性前列腺炎、急性下尿路感染、输尿管结石等。①治疗慢性前列腺炎 58 例,显效 48 例,有效 7 例,无效 3 例,总有效率为 94.83%[山西中医,2010,26(增刊):28];②治疗下尿路感染 49 例,痊愈 35 例,有效 10 例,无效 4 例,总有效率为 92%[现代中西医结合杂志,2011,20(21):2629-2630];③在体外冲击波碎石的基础上加用金钱草颗粒治疗输尿管结石 30 例,治愈 26 例,有效 2 例,无效 2 例,总有效率为 93.3%,而手术组的总有效率为 73.3%[临床合理用药,2014,7(10):121-122]。

【不良反应】目前尚未检索到不良反应报道。

【注意事项】①肝郁气滞、脾肾两虚所致的淋证者慎用;②脾胃虚寒者慎用;③双肾结石,结石直径≥1.5cm 或结石嵌顿时间长的病例不宜使用;④忌烟、酒及辛辣、生冷、油腻食物;⑤服药期间注意多饮水,避免劳累。

泌石通胶囊

Mishitong Jiaonang

《中华人民共和国药典》2015 年版一部

【**药物组成**】槲叶干浸膏、滑石粉。

【**功能主治**】清热利湿，行气化瘀。用于气滞血瘀型及湿热下注型肾结石或输尿管结石，适用于结石在 1.0cm 以下者。

【**辨证要点**】石淋：因下焦湿热，煎熬尿液，结为砂石所致，症见小便短数、尿色黄赤、小便艰涩、尿时疼痛，甚至尿中带血或小便突然中断、腰腹疼痛、舌红、脉弦；肾结石或输尿管结石见上述症候者。

【**剂型规格**】胶囊剂，每粒装 0.45g。

【**用法用量**】口服。一次 2 粒，一日 3 次。

【**临床应用**】用于肾结石或输尿管结石，适用于结石在 1.0cm 以下者。①治疗尿路结石 141 例，排石 76 例（53.90%），部分排石 8 例，下降 32 例，积水和自、他觉症状改善 11 例，有效率为 36.17%，无变化 14 例（9.93%），总有效率为 90.07%［上海中医药杂志，1994，（10）：37-39］；②五淋化石丸联合泌石通胶囊治疗 1.0cm 以下的肾结石 200 例，肾结石在 1.0cm 以下的患者中显效为 141 例（显效率为 70.5%），缓解 39 例（19.5%），无效 20 例（无效率为 10%）［中国现代药物应用，2009，3（24）：55-56］。

【**不良反应**】有 8 例因服药后胃脘不适、6 例血压略有升高而停药［中国现代药物应用，2009，3（24）：55］。

【**注意事项**】①孕妇、运动员慎用；②出现胃脘不适、头眩、血压升高者应停药；③本品含滑石粉，不宜与骨化三醇（罗钙全）胶囊同用。

复方石韦片

Fufang Shiwei Pian

《中华人民共和国药典》2015 年版一部

【**药物组成**】石韦、黄芪、苦参、萹蓄。

【**功能主治**】清热燥湿，利尿通淋。用于下焦湿热所致的热淋，症见小便不利、尿频、尿急、尿痛、下肢浮肿；急性肾小球肾炎、肾盂肾炎、膀胱炎、尿道炎见上述症候者。

【**辨证要点**】热淋：因湿热蕴结下焦所致，症见尿黄，赤涩热痛，淋漓不畅，口苦，舌红，脉滑数；尿路感染见上述症候者。

【**剂型规格**】片剂，①薄膜衣片，每片重 0.4g；②糖衣片（片芯重 0.4g）。

【**用法用量**】口服。一次 5 片，一日 3 次，15 天为 1 个疗程，可连服 2 个疗程。

【**临床应用**】用于治疗泌尿系感染。①治疗下尿路感染 55 例，临床痊愈 41 例，显效 3 例，有效 4 例，无效 7 例，总有效率为 87.27%；对照组为三金片，总有效率为 69.81%［实用医学杂志，2006，22（18）：2199–2200］。②治疗上尿路感染 110 例，痊愈 26 例，显效 55 例，有效 17 例，无效 12 例，总有效率为 89.1%；下尿路感染 206 例，痊愈 103 例，显效 51 例，有效 32 例，无效 20 例，总有效率为 90.3%［中国中西医结合杂志，2007，27（3）：249–251］。③复方石韦片联合左氧氟沙星治疗 2 型糖尿病合并尿路感染 90 例，显效 57 例，有效 26 例，无效 7 例，总有效率为 92.2%［北方药学，2015，12（9）：31–32］。

【**不良反应**】目前尚未检索到不良反应报道。

【**注意事项**】①淋证属于肝郁气滞或脾肾两虚者慎用；②素体虚寒者慎用；③服药期间忌食油腻和辛辣食物，忌烟酒；④服药期间多饮水，避免劳累。

复方石淋通片

Fufang Shilintong Pian

《中华人民共和国卫生部药品标准中药成方制剂第十二册》

【药物组成】广金钱草、石韦、海金沙、滑石粉、忍冬藤。

【功能主治】清热利湿，通淋排石。用于膀胱湿热、石淋涩痛、尿路结石、泌尿系感染属肝胆膀胱湿热者。

【辨证要点】①热淋：因下焦湿热所致，症见小便频数，灼热涩痛，尿色黄赤，小腹拘急，舌红苔黄，脉滑数；下尿路感染见上述症候者。②石淋：因膀胱湿热，蕴蒸尿液而成砂石所致，症见尿频艰涩，欲出未尽，尿时疼痛或突然中断，小腹拘急或痛引腰腹，甚至尿中时夹砂石，舌红，脉弦或数；尿路结石见上述症候者。

【剂型规格】糖衣片，每片重 0.25g。

【用法用量】口服。一次 6 片，一日 3 次。

【临床应用】用于治疗尿路结石。常规西医基础治疗的基础上使用复方石淋通胶囊治疗上尿路结石 60 例，痊愈 39 例，有效 13 例，无效 8 例，总有效率为 86.67%［中国医疗前沿，2011，6（21）：47］。

【不良反应】目前尚未检索到不良反应报道。

【注意事项】①孕妇禁用；②淋证属于肝郁气滞或脾肾两虚者慎用；③双肾结石或结石直径≥1.5cm 或结石嵌顿时间长的病例不宜使用；④本品肾阴虚或脾胃虚寒者慎用；⑤服药期间忌食油腻和辛辣食品，忌烟酒；⑥服药期间注意多饮水，避免劳累。

结石通片

Jieshitong Pian

《中华人民共和国卫生部药品标准中药成方制剂第十三册》

【**药物组成**】广金钱草、玉米须、石韦、鸡骨草、茯苓、车前草、海金沙草、白茅根。

【**功能主治**】清热利湿,通淋排石,镇痛止血。用于泌尿系感染,膀胱炎,肾炎水肿,尿路结石,血尿、淋漓混浊,尿道灼痛等。

【**辨证要点**】①热淋:因湿热蕴结下焦、膀胱气化不利所致,症见小便黄赤,频急短涩,灼热疼痛,小腹拘急,口苦,苔黄腻,脉滑数;泌尿系感染见上述症候者。②石淋:因湿热蕴结下焦、煎熬尿液结为砂石所致,症见小便淋涩不畅,尿中带血,尿道窘迫疼痛,少腹拘急,或腰腹绞痛难忍,或排尿时突然中断,甚至尿中时夹砂石,舌红,苔薄黄,脉弦或弦数;尿路结石见上述症候者。

【**剂型规格**】片剂,每片含干浸膏0.25g(相当于原药材2g)。

【**用法用量**】口服。一次5片,一日3次。

【**临床应用**】用于治疗泌尿系结石。①治疗泌尿系结石130例,治愈81例,好转35例,无效14例,总有效率为89.2%[河北中医,2002,24(2):146-147];②在体外冲击波碎石术的基础上使用结石通片治疗泌尿系结石78例,治愈51例,好转23例,无效4例,总有效率为94.9%[医学信息,2009,22(7):1269-1270]。

【**不良反应**】目前尚未检索到不良反应报道。

【**注意事项**】①孕妇禁用。②肝郁气滞、肾脾亏虚、膀胱气化不行所致的淋证慎用;若石淋日久、伤气耗阴者,当配益气滋阴药同用。③双肾结石或结石直径≥1.5cm或结石嵌顿时间长的病例慎用,或根据需要配合其他治疗方法。④服药期间不宜进食辛辣、油腻和煎炸类食物。

热淋清颗粒

Relinqing Keli

《中华人民共和国药典》2015 年版一部

【药物组成】头花蓼。

【功能主治】清热泻火,利尿通淋。用于下焦湿热所致的热淋,症见尿频、尿急、尿痛;尿路感染,肾盂肾炎见上述症候者。

【辨证要点】热淋:湿热下注膀胱所致,症见尿黄赤,淋漓灼热,频数涩痛,大便干结,苔黄腻,脉滑数;尿路感染见上述症候者。

【剂型规格】颗粒剂,①每袋装 4g(无蔗糖);②每袋装 8g。

【用法用量】开水冲服。一次 1~2 袋,一日 3 次。

【临床应用】用于治疗非淋菌性尿道炎、痤疮、前列腺炎、尿路感染、泌尿系感染、小儿泄泻、头部脂溢性皮炎、淋病、女性急性膀胱炎、肾结石、膀胱过度活动症等。①治疗非淋菌性尿道炎 123 例,7 天为 1 个疗程,2 个疗程时痊愈 32 例,显效 58 例,有效 19 例,无效 14 例,有效率为 88.6%;4 个疗程时痊愈 74 例,显效 35 例,有效 10 例,无效 4 例,有效率为 96.7%[临床泌尿外科杂志,2001,16(12):543]。②联合莫西沙星治疗非淋菌性尿道炎 45 例,治愈 40 例,有效 3 例,无效 2 例,总有效率为 95.56%;对照组的总有效率为 84.44%[吉林医学,2011,32(6):1116-1117]。③治疗尿路感染 50 例,近期治愈 12 例,显效 20 例,有效 12 例,无效 6 例,总有效率为 88%,治疗后未见不良反应及毒副作用[长春中医学院学报,2002,18(3):18]。④在诺氟沙星胶囊的基础上加用治疗尿路感染 43 例,痊愈 36 例,显效 5 例,有效 2 例,无效 0 例,总有效率为 100%;对照组

43 例,痊愈 28 例,显效 4 例,有效 4 例,无效 7 例,总有效率为 83.7%［中国药物经济学,2012（6）:180］。⑤在异帕米星的基础上使用热淋清颗粒治疗脊髓损伤患者的泌尿系感染 30 例,痊愈 8 例,显效 20 例,进步 1 例,无效 1 例,总有效率为 93.3%;对照组的总有效率为 73%［现代中西医结合杂志,2009,18（33）:4075-4076］。⑥联合诺氟沙星治疗湿热型慢性前列腺炎 150 例,临床控制 48 例,显效 61 例,有效 29 例,无效 12 例,总有效率为 92%;对照组的总有效率为 52%［中国药房,2005,16（10）:769-770］。⑦联合独一味胶囊治疗Ⅲ型前列腺炎 82 例,疗程为 50 天,治愈 28 例,显效 35 例,有效 12 例,无效 7 例,总有效率为 91.46%［当代医学,2010,16（10）:150-151］。⑧外用克林霉素磷酸酯凝胶的基础上口服热淋清颗粒治疗轻、中度寻常痤疮 46 例,痊愈 17 例,显效 14 例,好转 11 例,无效 4 例,总有效率为 67.4%;对照组在外用的基础上口服丹参酮胶囊,总有效率为 71.7%［中国中西医结合皮肤性病学杂志,2014,13（6）:388-389］。⑨联合地奈德乳膏治疗头部脂溢性皮炎 38 例,痊愈 19 例,显效 15 例,有效 3 例,无效 1 例,总有效率为 97.4%;对照组只使用地奈德乳膏,总有效率为 77.5%［中国美容医学,2014,23（6）:495-496］。⑩治疗小儿泄泻 40 例,痊愈 29 例,有效 8 例,无效 3 例,总有效率为 92.5%［长春中医药大学学报,2013,29（6）:1090-1091］。

【不良反应】有报道服用本药后偶见肠胃不适［长春中医学院学报,2002,18（3）:18］。另有报道患者在服药后导致流产［中国医院药学杂志,2015,35（4）:368］、全身皮肤水肿性红斑［中国药物应用与监测,2008,5（5）:60］。

【注意事项】①双肾结石或结石直径≥1.5cm 或结石嵌顿时间长的病例不宜使用;②肝郁气滞、脾肾两虚所致的淋证慎用;③服药期间忌烟酒及辛辣、油腻食物;④服药期间注意多饮水,避免劳累。

萆薢分清丸

Bixie Fenqing Wan

《中华人民共和国药典》2015年版一部

【药物组成】粉萆薢、石菖蒲、甘草、乌药、盐益智仁。

【功能主治】分清化浊，温肾利湿。用于肾不化气、清浊不分所致的白浊、小便频数。

【辨证要点】①白浊：因肾阳不足、肾不化气、清浊不分所致，症见小便频数，尿液混浊，或如米泔；慢性前列腺炎见上述症候者。②尿频：由肾阳不足、湿浊下注、膀胱气化不利所致，症见小便频数，淋漓不畅，舌淡苔薄，脉滑数。

【剂型规格】丸剂，每20丸重1g。

【用法用量】口服。一次6~9g，一日2次。

【临床应用】用于治疗肾盂结晶、慢性前列腺炎、复发性尿路感染、中年男性ⅢA型前列腺炎。①治疗肾盂结晶62例，痊愈32例，有效13例，无效17例，总有效率为72.6%；对照组的总有效率为67.2%［江苏中医药，2011，43（4）：46–47］。②治疗复发性尿路感染51例，治愈10例，显效17例，有效14例，无效10例，总有效率为80.4%［海军医学杂志，2010，31（3）：228–229］。③治疗慢性前列腺炎80例，痊愈17例，显效18例，有效26例，无效19例，总有效率为76.25%；对照组的有效率为66.67%［中成药，2007，29（7）：附25–26］。④治疗中年男性ⅢA型前列腺炎78例，痊愈13例，显效17例，有效27例，无效21例，总有效率为73.08%［中成药，2012，34（6）：999–1000］。

【不良反应】目前尚未检索到不良反应报道。

【注意事项】①膀胱湿热壅盛所致的小便白浊及尿频、淋沥涩痛者慎用；②服药期间忌食生冷、油腻及辛辣刺激性食物。

排石颗粒

Paishi Keli

《中华人民共和国药典》2015 年版一部

【药物组成】连钱草、盐车前子、木通、徐长卿、石韦、忍冬藤、滑石、瞿麦、苘麻子、甘草。

【功能主治】清热利水，通淋排石。用于下焦湿热所致的石淋，症见腰腹疼痛、排尿不畅或伴有血尿；泌尿系结石见上述症候者。

【辨证要点】石淋：湿热蕴结下焦、煎熬尿液、结聚为石所致，症见小便艰涩，尿中带血，尿道窘迫疼痛，尿流不畅或尿流中断，甚至尿夹砂石，小腹拘急或痛引腰腹，舌红，苔薄黄，脉弦或弦数；尿路结石见上述症候者。

【剂型规格】颗粒剂，①每袋装 20g；②每袋装 5g（无蔗糖）。

【用法用量】开水冲服。一次 1 袋，一日 3 次；或遵医嘱。

【临床应用】用于治疗肾结石、输尿管结石。①体外冲击波碎石术联合排石颗粒治疗肾结石 30 例，治愈 16 例，好转 13 例，无效 1 例，总有效率为 96.67%［中国医药科学，2012，2（24）：229］。②治疗泌尿系结石 286 例，治愈 203 例，好转 57 例，无效 26 例，总有效率为 91%［黑龙江中医药，2002，9：20］。③治疗组和对照组均使用黄体酮肌内注射，治疗组加用排石颗粒，治疗上尿路结石 65 例，治愈 51 例，好转 8 例，无效 6 例，总有效率为 90.77%；对照组的总有效率为 57.58%［中国中医急症，2005，14（9）：899-900］。

【不良反应】目前尚未检索到不良反应报道。

【注意事项】①孕妇禁用。②久病伤正兼见肾阴不足或脾气亏虚等证者慎用。③双肾结石或结石直径≥1.5cm，或结石嵌顿时间长的病例慎用，或根据需要配合其他治疗方法。④治疗期间不宜进食辛辣、油腻或煎炸类食物；可多饮水，配合适量运动。

清淋颗粒（胶囊）

Qinglin Keli（Jiaonang）

《中华人民共和国药典》2015年版一部、
《新药转正标准第72册》

【药物组成】瞿麦、萹蓄、木通、盐车前子、滑石、栀子、大黄、炙甘草。

【功能主治】清热泻火，利水通淋。用于膀胱湿热所致的淋症、癃闭，症见尿频涩痛、淋漓不畅、小腹胀满、口干咽燥。

【辨证要点】①热淋：因湿热下注膀胱、气化不利所致，症见大便干结，苔黄腻，脉滑数；下尿路感染见上述症候者。②癃闭：由湿热内蕴、下注膀胱，或膀胱湿热阻滞、气化不利所致，症见小便短赤灼热，尿线变细，甚至点滴而出，小腹胀满，口渴不欲饮，舌红，苔黄腻，脉数；前列腺增生症见上述症候者。

【剂型规格】颗粒剂，每袋装10g。胶囊剂，每粒装0.3g。

【用法用量】颗粒剂，开水冲服，一次1袋，一日2次，小儿酌减。胶囊剂，口服，一次4粒，一日2次，小儿酌减。

【临床应用】用于治疗泌尿系感染、膀胱炎。①治疗尿路感染50例，服用7天，近期治愈12例，显效20例，有效12例，无效6例，总有效率为88%［华北煤炭医学院学报，2004，6（4）：501–502］。②治疗泌尿系感染110例，1个疗程为6周，治疗组痊愈43例，显效38例，有效16例，无效13例，总效率为88.18%［江西中医药，2005，36（274）：17–18］。③清淋胶囊治疗膀胱炎60例，痊愈28例，显效15例，有效12例，无效5例，总显效率为 91.67%；对照组为清淋颗粒，总显效率为 60.66%〔中国中医药信息杂志，2003，10（3）：7〕。

【不良反应】目前尚未检索到不良反应报道。

【注意事项】①孕妇禁用；②淋证属于肝郁气滞或脾肾两虚者慎用；③肝郁气滞、脾虚气陷、肾阳衰惫、肾阴亏耗所致的癃闭者慎用；④体质虚弱者及老年人慎用；⑤服药期间忌烟酒及辛辣、油腻食物。

滋肾丸

Zishen Wan

《中华人民共和国卫生部药品标准
中药成方制剂第一册》

【药物组成】黄柏（盐炒）、知母（盐炒）、肉桂。

【功能主治】滋肾清热，化气通关。用于热蕴膀胱、小腹胀满、尿闭不通。

【辨证要点】潮热盗汗，口干咽痛，耳鸣遗精，小便短赤，小腹胀满，尿闭不通，口咸，舌淡苔薄，脉滑数。

【剂型规格】丸剂，①水蜜丸，每瓶装 60g；②大蜜丸，每丸重 9g。

【用法用量】口服。水蜜丸一次 6~9g，大蜜丸一次 1 丸，一日 2~3 次。

【临床应用】用于治疗泌尿系结石、前列腺炎、前列腺增生等。加味升陷汤和滋肾丸治疗癃闭患者 30 例，治愈 19 例，好转 9 例，无效 2 例，总有效率为 93.33%〔中国社区医师：综合版，2010（15）：129〕。

【不良反应】目前尚未检索到不良反应报道。

【注意事项】小便不通，出现舌红而干、渴欲饮水等阴虚症候者忌用。

癃清片

Longqing Pian

《中华人民共和国药典》2015年版一部

【药物组成】泽泻、车前子、败酱草、金银花、牡丹皮、白花蛇舌草、赤芍、仙鹤草、黄连、黄柏。

【功能主治】清热解毒,凉血通淋。用于下焦湿热所致的热淋,症见尿频、尿急、尿痛、腰痛、小腹坠胀;亦用于慢性前列腺炎湿热蕴结兼瘀血证,症见小便频急,尿后余沥不尽,尿道灼热,会阴少腹腰骶部疼痛或不适等。

【辨证要点】①热淋:因湿热蕴结下焦所致,症见小便短数,尿色黄赤,淋漓涩痛,口咽干燥,舌苔黄腻,脉滑数;下尿路感染见上述症候者。②癃闭:由湿热内蕴、下注膀胱,或膀胱湿热阻滞、气化不利所致,症见小便短赤灼热,尿线变细,甚至点滴而出,小腹胀满,口渴不欲饮,舌红,苔黄腻,脉数;前列腺增生症见上述症候者。

【剂型规格】片剂,每片重0.6g。

【用法用量】口服。一次6片,一日2次;重症:一次8片,一日3次。

【临床应用】用于治疗上、下尿路感染,慢性前列腺炎,前列腺增生,2型糖尿病尿路感染等。①不同剂量治疗上、下尿路感染295例患者,下尿路感染者190例,上尿路感染者105例,下尿路感染者随机分为A组96例和B组94例,上尿路感染者分为C组56例和D组59例。A、C两组给予癃清片低剂量口服一次6片,每日2次;B、D两组给予高剂量口服一次8片,每日3次。不同剂量治疗下尿路感染的有效率A组为80.2%,B组为85.1%;不同剂量治疗上尿路感染的有效率为C组55.4%,D组73.3%。下尿路感染的治疗中,低剂量组与高剂量治疗均取得较好的疗效；上尿路感染的治疗中,高剂量治疗的疗效明显优于低剂量[中医学报, 2016, 31 (217): 899–901]。②治疗慢性前列腺炎 680 例, 痊愈 354 例, 显效 216 例, 有效 64 例, 无效 46 例, 总有效率为 93.2%[江西医药, 2009, 44 (7): 686–687]。③治疗慢性前列腺炎 (湿热瘀阻证) 伴勃起功能障碍患者 51 例。CP 有效率：治疗组痊愈 1 例, 显效 7 例, 有效 31 例, 无效 12 例, 总有效率为 76.47%；ED 有效率：治疗组痊愈 6 例, 有效 29 例, 无效 16 例, 总有效率为 68.63%[世界中医药, 2014, 9 (9): 1168–1171]。④治疗 2 型糖尿病伴有泌尿系感染的患者共 223 例, 观察组 113 例, 对照组 110 例, 观察组的总有效率为 87.72%, 对照组为 72.00%[北京中医药, 2008, 27 (11): 862–864]。⑤治疗女性尿道综合征 46 例, 尿频症状 32 例, 显效 21 例, 好转 9 例, 无效 2 例, 总有效率为 93.8%；尿急症状 28 例, 显效 15 例, 好转 9 例, 无效 4 例, 总有效率为 85.7%；尿痛症状 18 例, 显效 8 例, 好转 5 例, 无效 5 例, 总有效率为 72.2%；排尿不尽感 35 例, 显效 21 例, 好转 10 例, 无效 4 例, 总有效率为 88.6%[中国临床研究, 2010, 23 (4): 327]。

【不良反应】服用本品有胃肠道不良反应[中医学报, 2016, 31 (217): 899–901]。有 4 例出现轻度胃部不适症状, 随服药时间延长, 症状逐渐好转[中国临床研究, 2010, 23 (4): 327]。

【注意事项】①淋证属于肝郁气滞或脾肾两虚者慎用；②肝郁气滞、脾虚气陷、肾阳衰惫、肾阴亏耗所致的癃闭者慎用；③服药期间适当增加饮水, 忌烟酒及辛辣、油腻食物, 避免劳累。

第五章

男 科 用 药

第一节 遗 精 类 药

遗精是在没有性生活时发生射精,常见于青少年男性,一般是正常生理现象。按照遗精发生的时间,分为梦遗和滑精。发生于睡眠做梦过程时称为梦遗,发生在清醒时称为滑精。如果性生活规律时经常遗精,一周多次甚至一夜多次,或者有性欲就出现遗精,则是病理性遗精。病理性遗精可能由以下原因导致:心理因素,表现为缺乏性知识,过度关注性问题,使大脑皮质处于持续性兴奋状态而诱发遗精;过度疲劳,如果体力或脑力劳动过度也可诱发遗精;炎症刺激,如包皮炎、精囊炎或前列腺炎等炎症刺激也可导致遗精;局部刺激,如衣裤过紧、睡眠时被褥沉重刺激外生殖器也可诱发遗精等。

中医认为遗精多因肾虚封藏不固,或因君相火旺,湿热下扰精室所致。遗精由肾气不能固摄而引起。而导致肾气不固的原因多与情志失调、饮食不节、劳心太过、房劳过度等因素有关。病机多为心肾不交、劳伤心脾、湿热下注和肾虚不固。心肾不交证者多因劳神过度,情志失调,则心阴耗损,心火亢盛,心火不下交于肾,肾水不上济于心,于是君火动越于上,肝肾相火应之于下,以致精室被绕,精失闭藏,应梦而遗。治则:养阴清火,交通心肾。中成药可选用三才封髓丸。心脾两虚证者多因心神过劳,耗伤阴血,阴虚火旺,虚火扰动精室而致遗泄;或思虑伤

150

脾,中气虚陷,气不摄精,精失固摄而遗精。治则:益气补血,健脾养心。中成药可选用归脾丸。湿热下注证者常感受湿邪,或醇酒后味,中焦脾胃失运,湿热内生,热熬精室,精关失守,则遗精于下。治则:清热利湿,健脾升清。中成药可选用萆薢分清丸。肾气不固证者先天不足,房劳无度,频繁手淫,肾精亏损,封藏失职,精关不固,导致遗泄;或其他证型遗精久延不愈,肾精亏耗,阴损及阳,肾阳虚衰,精关不固而精液滑泄。治则:补益肾精,固涩止遗。中成药可选用金樱子糖浆(膏)、金锁固精丸、锁阳固精丸。

三才封髓丸

Sancai Fengsui Wan

《中华人民共和国卫生部药品标准
中药成方制剂第九册》

【**药物组成**】党参、砂仁、黄柏(酒炒)、肉苁蓉(酒浸)、天冬、甘草(炙)、熟地黄。

【**功能主治**】益肾固精。用于肾气虚弱、梦遗失精。

【**辨证要点**】夜寐不实,多梦遗精,阳性易举,心中烦热,头晕耳鸣,面红生火,口干苦,舌质红,苔黄,脉细数。

【**剂型规格**】水蜜丸,每50丸重3g。

【**用法用量**】口服。一次9g,一日2次。

【**临床应用**】用于治疗遗精、男性不育、慢性单纯性咽炎、口疮、老年慢性乙型肝炎、空调病综合征等。

【**不良反应**】目前尚未检索到不良反应报道。

【**注意事项**】忌食辛辣助火之品。

金锁固精丸

Jinsuo Gujing Wan

《中华人民共和国卫生部药品标准
中药成方制剂第一、十一册》

【药物组成】沙苑子（炒）、芡实、莲须、莲子、龙骨（煅）、牡蛎（煅）。

【功能主治】固精涩精。用于肾虚不固，遗精滑泄，神疲乏力，四肢疲软，腰痛耳鸣。

【辨证要点】①遗精：由肾虚致精关不固所致，症见梦遗频作，甚至滑精，腰膝酸软，舌淡嫩有齿痕，苔白滑，脉沉细；②早泄：由肾精亏虚或禀赋不足所致，症见早泄，畏寒肢冷，腰膝酸软，舌淡，脉微。

【剂型规格】丸剂，①水丸，每丸重 9g；②浓缩丸，每 15 丸相当于总药材 3g。

【用法用量】口服，空腹用淡盐水或温开水送服。水丸，一次 9g，一日 2 次；浓缩丸，一次 15 丸，一日 3 次。

【临床应用】用于治疗骨折迟缓愈合、慢性泄泻、滑精、小儿遗尿症等。①治疗骨折迟缓愈合 22 例，疗程最短 30 天，最长 120 天，平均为 60 天。22 例患者完全达到自觉症状消失、骨折端骨性愈合或临床愈合，X 线片示骨折端有大量骨痂生长［中国中医骨伤科杂志，1991，7（2）：44-45］。②治疗慢性泄泻 34 例，治愈 12 例，好转 19 例，无效 3 例，有效率为 91%［福建中医药，1997，28（5）：18］。③改汤剂加血竭治疗滑精 13 例，显效 10 例，有效 2 例，效差 1 例，总有效率为 92.31%［山西中医，1994，10（5）：46-47］。④金锁固精丸合补中益气治疗小儿遗尿症 56 例，10 天为 1 个疗程；未愈者 3~5 天后服第 2 个疗程。1~2 个疗程后治愈 42 例，好转 9 例，无效 5 例，总有效率为 91%

［江西中医学院学报, 2000, 12（3）: 55–56］。

【不良反应】目前尚未检索到不良反应报道。

【注意事项】①湿热下注、扰动精室所致的遗精、早泄者慎用。②服药期间不宜进食辛辣、油腻食物及饮酒；慎房事。

金樱子糖浆（膏）

Jinyingzi Tangjiang（Gao）

《中华人民共和国卫生部药品标准
中药成方制剂第一、十四册》

【药物组成】金樱子。

【功能主治】固精缩尿，涩肠止泻。用于遗尿、遗精滑精，崩漏带下，久泻久痢。

【辨证要点】①遗精：因肾虚不固所致，症见梦遗频作，甚至滑精，伴腰膝酸软、头晕、耳鸣、尿频，舌淡苔薄，脉沉细；②遗尿：由先天不足、肾气不充所致，症见小儿夜间睡中遗尿、神疲倦怠，舌淡苔薄，脉沉细；③白带过多：由肾不固摄所致，症见白带量多质稀清淡，伴腰膝酸软、小腹冷感、形寒肢冷，舌淡，脉沉细。

【剂型规格】糖浆剂，每瓶装 100ml；膏剂，每瓶装 120g。

【用法用量】口服。糖浆剂，一次 8~15ml，一日 3 次。膏剂，一次 9~15g，一日 2 次。

【临床应用】用于治疗遗精、遗尿、白带过多。

【不良反应】目前尚未检索到不良反应报道。

【注意事项】①肝经湿热所致的遗精、遗尿及带下量多者慎用。②服药期间忌食生冷、油腻、辛辣食物；慎房事。

锁阳固精丸

Suoyang Gujing Wan

《中华人民共和国药典》2015 年版一部

【药物组成】锁阳、肉苁蓉（蒸）、巴戟天（制）、补骨脂（盐炒）、菟丝子、杜仲（炭）、八角茴香、韭菜子、芡实（炒）、莲子、莲须、煅牡蛎、龙骨（煅）、鹿角霜、熟地黄、山茱萸（制）、牡丹皮、山药、茯苓、泽泻、知母、黄柏、牛膝、大青盐。

【功能主治】温肾固精。用于肾阳不足所致的腰膝酸软、头晕耳鸣、遗精早泄。

【辨证要点】①遗精：由肾阴阳两虚、固摄无权所致，症见腰膝酸软，头晕，耳鸣，遗精频繁，畏寒肢冷，疲乏无力，舌淡苔薄，脉细；②早泄：由阴阳两亏、肾气不固所致，症见举而易泄，伴腰膝酸软，头晕，耳鸣，疲乏无力，舌淡苔薄，脉细。

【剂型规格】丸剂，①水蜜丸，每 100 丸重 10g；②小蜜丸，每 200 丸重 20g；③大蜜丸，每丸重 9g。

【用法用量】口服。水蜜丸一次 6g，小蜜丸一次 9g，大蜜丸一次 1 丸，一日 2 次。

【临床应用】可用于治疗遗精、早泄。

【不良反应】目前尚未检索到不良反应报道。

【注意事项】①阴虚火旺、湿热下注、劳伤心脾所致的遗精、早泄者慎用；②服药期间饮食宜清淡，忌烟酒、辛辣食物。

第二节　阳痿、早泄类药

阳痿、早泄是性功能障碍中非常常见的两种类型。西医学上，阳痿是指男性在性生活时，阴茎不能勃起或勃起不坚或坚而不久,不能完成正常的性生活或阴茎根本不能进入阴道进行性交。早泄则是指射精发生在阴茎进入阴道之前,或进入阴道中时间较短,在女性尚未达到性高潮,提早射精出现的性交不和谐障碍。中医将阴茎疲软不举或举而不坚,以致影响性生活谓之阳痿,"阴痿"或"筋痿"其意即为阳痿。中医认为阳痿有虚实之分,虚有阴虚、阳虚、心脾两虚、心肾不足之别;实有肝郁、湿热、血瘀之异。临床需通过辨证以后再处方下药,治疗方法主要是活血化瘀、疏肝理气、通精固肾,兼心理治疗。对早泄的治疗一般同阳痿一样,因为早泄往往是阳痿的前兆,两者在病因病机上基本一致。

常用的药物有三宝胶囊、五子衍宗丸(片、口服液)、男宝胶囊、蚕蛾公补片等。

三宝胶囊

Sanbao Jiaonang

《中华人民共和国药典》2015年版一部

【药物组成】人参、鹿茸、当归、山药、醋龟甲、砂仁(炒)、山茱萸、灵芝、熟地黄、丹参、五味子、菟丝子(炒)、肉苁蓉、何首乌、菊花、牡丹皮、赤芍、杜仲、麦冬、泽泻、玄参。

【功能主治】益肾填精,养心安神。用于肾精亏虚、心血不足所致的腰酸腿软、阳痿遗精、头晕眼花、耳鸣耳聋、心悸失眠、食欲缺乏。

【辨证要点】①腰痛:因肾亏体虚、筋脉失养所致,症见腰酸腿软,喜按喜揉,遇劳更甚,卧则减轻,常反复发作;可兼见面色苍白,手足不温,少气乏力,舌淡,脉沉细;慢性腰肌劳损见上述症候者。②阳痿:因肾精亏虚所致,症见阳事不举,精薄清冷,头晕耳鸣,面色苍白,精神萎靡,腰膝酸软,畏寒肢冷,舌淡苔白,脉沉细。③遗精:因肾虚精关不固所致,症见梦遗日久或滑精,形寒肢冷,夜尿频多,溲色清白,或余沥不尽,面色枯槁无华,舌淡嫩有齿痕,苔白滑,脉沉细。④失眠:因肾精亏虚、心血不足、心失所养所致的心悸失眠、头晕眼花、耳鸣耳聋、腰膝酸软、舌淡、脉沉细;神经衰弱见上述症候者。

【**剂型规格**】胶囊剂,每粒装 0.3g。

【**用法用量**】口服。一次 3~5 粒,一日 2 次。

【**临床应用**】可用于治疗腰痛、阳痿、遗精、失眠等。

【**不良反应**】目前尚未检索到不良反应报道。

【**注意事项**】①风湿痹阻、肝胆湿热所致的阳痿、遗精者慎用;②肝郁化火、痰火扰心、心脾两虚、心肾不交之失眠慎用;③月经过多者或有出血倾向者慎用;④孕妇慎用;⑤治疗期间不宜进食辛辣食物,忌烟、酒等刺激性物品。

五子衍宗丸(片、口服液)

Wuzi Yanzong Wan(Pian、Koufuye)

《中华人民共和国药典》2015 年版一部、
《中华人民共和国卫生部药品标准
中药成方制剂第十二册》

【**药物组成**】枸杞子、菟丝子(炒)、覆盆子、五味子(蒸)、盐车前子。

【**功能主治**】补肾益精。用于肾虚精亏所致的阳痿不育、遗精早泄、腰痛、尿后余沥。

【**辨证要点**】①阳痿:因肾虚精亏、宗筋失养所致,症见阳痿,头晕目眩,精神萎靡,腰膝酸软,舌淡苔白,脉沉细弱;性功能障碍见上述症候者。②不育:因肾虚精亏、宗筋弛纵所致,症见婚后不育,性欲低下,阳痿、早泄,精液稀薄,腰膝酸软,神疲乏力,舌淡,脉沉细;男子不育症见上述症候者。③遗精:因肾虚精关不固所致,症见梦遗、滑精,伴头晕、腰酸、肢体倦怠、舌淡、脉沉细弱;性功能障碍见上述症候者。④早泄:因肾虚精亏、精关不固所致的早泄,神疲体倦,腰膝酸痛,舌淡,脉沉细无力;性功能障碍见上述症候者。

【剂型规格】丸剂,①水蜜丸,每 100 粒重 10g;②小蜜丸,每袋装 9g;③大蜜丸,每丸重 9g。片剂,糖衣片(片芯重 0.3g)。口服液,每支装 10ml。

【用法用量】口服。丸剂,水蜜丸一次 6g,小蜜丸一次 9g,大蜜丸一次 1 丸,一日 2 次。片剂,一次 6 片,一日 3 次。口服液,一次 5~10ml,一日 2 次。

【临床应用】用于治疗男性不育症、子宫发育不良、复发性口腔溃疡、飞蚊症、慢性肾炎、少弱精子症、老年性夜尿增多症等;联合药物治疗老视、青春期功能失调性子宫出血、原发性血小板减少性紫癜等。①治疗男性不育症患者 24 例,显效 16 例,有效 8 例,无效 0 例,总有效率为 100%[内蒙古中医药,2008,10(67):15-16];治疗男性不育症 60 例,显效 34 例,有效 24 例,无效 2 例,总有效率为 96.67%[中国药业,2013,22(4):84-85]。②治疗子宫发育不良症 100 例,痊愈 68 例,好转 21 例,无效 11 例,治愈率为 68%,总有效率为 89%[河南中医药学刊,1995,10(6):43]。③治疗复发性口腔溃疡 50 例,治愈 38 例,有效 8 例,无效 4 例,总有效率为 92%[河北中医,1999,21(4):227]。④治疗飞蚊症 2 例,效果明显[山西职工医学院学报,1997,7(1):39-40]。⑤治疗慢性肾炎 12 例,完全缓解 2 例,基本缓解 4 例,好转 3 例,无效 3 例,总有效率为 75%;24 小时尿蛋白定量由治疗前的(1.86 ± 0.52)g 降至(0.87 ± 0.61)g[实用中医药杂志,2004,20(11):627]。⑥治疗少弱精子症 60 例,共有 57 例完成本研究,脱落 3 例,试验组治疗后精子密度、活力、精浆果糖含量均有所提高[实用临床医药杂志,2011,15(11):116-118]。⑦联合二至丸治疗老视 48 例,治疗组治愈 11 例,显效 30 例,有效 5 例,无效 2 例,总有效率为 95.83%[中国药业,2006,15(15):63]。⑧联合甘麦大枣汤治疗原发性血小板减少性紫癜 60 例,临床缓解 18 例,显效 19 例,有效 16 例,无效 7 例,有效率为 88.3%［河南中医,2009,29（1）: 65–66］。⑨联合七宝美髯丹加减治疗肝肾不足型早秃 50 例,治愈 12 例,显效 16 例,有效 13 例,无效 9 例,总有效率为 82%［中医药导报,2009,15（10）: 30–31］。

【不良反应】口服液有致过敏性休克 1 例报道［药物警戒,2008,5（1）: 50–51］。

【注意事项】①感冒者慎用;②服药期间忌食生冷、辛辣食物;③节制房事。

男宝胶囊

Nanbao Jiaonang

《中华人民共和国卫生部药品标准
中药成方制剂第十九册》

【药物组成】鹿茸、海马、阿胶、牡丹皮、黄芪、驴肾、狗肾、人参、当归、杜仲、肉桂、枸杞子、菟丝子、附子、巴戟天、肉苁蓉、熟地黄、茯苓、白术、山茱萸、淫羊藿、补骨脂、覆盆子、胡芦巴、麦冬、锁阳、仙茅、川续断、牛膝、玄参、甘草。

【功能主治】壮阳补肾。用于肾阳不足引起的性欲淡漠、阳痿滑泄、腰腿酸痛、肾囊湿冷、精神萎靡、食欲缺乏等症。

【辨证要点】因肾虚精亏、宗筋失养所致,症见阳痿,头晕目眩,精神萎靡,腰膝酸软,舌淡苔白,脉沉细弱;性功能障碍见上述症候者。

【剂型规格】胶囊剂,每粒装 0.3g。

【用法用量】口服。一次 2~3 粒,一日 2 次,早、晚服。

【临床应用】用于阳痿、遗精、不育等男性疾病。治疗不排卵性不孕症 69 例,结果受孕 24 例,未受孕但证实已排卵 21 例,仍不排卵 24 例,妊娠率为 34.8%,排卵有效率为 65.2%［辽宁中医杂志, 1992（6）: 44]。

【不良反应】目前尚未检索到不良反应报道。

【注意事项】①服药期间忌食生冷，节制房事；②阴虚火旺有实热者忌用。

蚕蛾公补片

Can'egong Bu Pian

《中华人民共和国药典》2015 年版一部

【药物组成】制雄蚕蛾、人参、熟地黄、炒白术、当归、枸杞子、盐补骨脂、盐菟丝子、蛇床子、仙茅、肉苁蓉、淫羊藿。

【功能主治】补肾壮阳，养血，填精。用于肾阳虚损、阳痿、早泄、性功能衰退。

【辨证要点】①阳痿：由肾阳不足、精血虚损所致,症见阳事不举,勃起不坚,面色无华,头晕目眩,精神萎靡,腰膝酸软,舌淡苔白,脉沉细弱；性功能衰退见上述症候者。②早泄：由肾阳不足、精气不固所致,症见举而易泄,甚至滑精,伴腰膝酸软,头晕耳鸣,舌淡苔白,脉沉细弱；性功能衰退见上述症候者。③不孕：由肾阳不足、精血虚损所致,症见婚久不孕,月经迟发,或闭经,腰膝酸软,舌淡苔白,脉沉细弱。

【剂型规格】片剂,每片重 0.23g。

【用法用量】口服。一次 3~6 片,一日 3 次。

【临床应用】用于肾阳虚损、阳痿、早泄、宫冷不孕、性功能衰退。

【不良反应】目前尚未检索到不良反应报道。

【注意事项】①湿热所致的阳痿、早泄者慎用；②痰湿内阻、瘀阻胞宫所致的不孕者慎用；③忌食生冷、油腻食物；④治疗阳痿、早泄期间忌房事；⑤服药时不宜喝茶和吃萝卜,以免影响药效。

第三节 前列腺疾病类药

前列腺增生症和前列腺炎是男性前列腺的常见疾病。

前列腺增生症是指前列腺腺体结缔组织及平滑肌组织逐渐增生而形成多发性球状结节的前列腺肥大性疾病,这种增生造成了下尿道梗阻、排尿困难,出现尿频、夜尿、尿细、尿不通等症状。西医予以导尿、腺体内注射药物、内分泌治疗,以及手术切除前列腺肥大部分等来进行治疗。本病在很多方面与中医"癃闭"一症相近,因此本病的病因病机基本上可参照癃闭。中医辨证有如下分型①湿热蕴结:小便点滴不通,或频数短涩,终末尿混浊,或大便时尿道滴白,小腹胀满,口苦、口黏,或口渴不欲饮,大便秘结,舌红,苔黄腻,脉沉数或滑数。治则:清热利湿。中成药可选用草薢分清丸。②肾阳虚衰:排尿困难,尿线分叉,白昼小便频数,尿后余沥不尽,小便清白或有白浊,阴部自觉冰冷,阴囊和阴茎冷缩,常伴阳痿、早泄、腰膝冷痛、耳鸣重听、大便溏薄、舌淡苔薄、脉沉迟。治则:温肾壮阳。中成药可选用前列舒丸、普乐安胶囊(片)。③肾阴亏虚:小便频数或淋漓不畅,时发时止,遇劳则发,经久不愈,或伴头晕耳鸣,腰膝酸软,心烦口渴,大便秘结,梦遗失精,舌红少苔,脉细数。治则:滋阴降火。中成药可选用六味地黄丸。④中气不足:欲尿不出或量少不畅,神疲,纳呆,气短声低,少腹坠胀,大便不实,舌淡苔薄,脉细弱。治则:益气升提。中成药可选用补中益气丸。⑤瘀血阻滞:排尿困难,需2~3分钟方可排出,每次尿量分几段排完,尿线细而分叉,小便余沥或尿道涩痛,小腹胀满,舌质紫黯或瘀点,脉涩。治则:化瘀利湿。中成药可选用尿塞通片、前列欣胶囊、癃闭舒胶囊。⑥痰凝积聚:咳嗽气喘,痰多难咯,纳谷不馨,神疲乏力,头蒙身困,排尿困难,苔腻,脉滑。治则:化痰软坚。中成药可以选用尿塞通片、前列通片、前列舒丸、前列欣胶囊等。

前列腺炎属现代医学病名,可参照中医的淋证、浊证、精病,以及肾虚腰痛、阳痿、早泄、癃闭等病进行辨证施治。根据临床症状,结合实验室检查,临床常分四型辨治。①下焦湿热型:嗜食烟酒辛辣,或染受秽毒所致。常表现为尿急,尿频,尿痛,尿黄赤,尿道灼热,或大便秘结,睾丸及会阴部坠胀疼痛。中成药可选用前列通片。②气滞血瘀型:久病阻络,或跌扑坐闪,或相火炽盛,浊精阻滞所致。病程较长,症见尿急、尿频,或会阴部刺痛明显,痛引睾丸,阴茎,少腹,指检前列腺质地较硬或有结节,终末尿白量少,或小便滴沥涩痛,或见肉眼血精。中成药可选用前列欣胶囊。③肾虚精亏型:禀赋薄弱,大病久病,或房劳太过,耗损肾精所致。前列腺炎伴发前列腺增生,尿急,尿频,夜尿增多,小腹坠胀,阴囊潮湿,或出现性功能减退、阳痿、早泄等。中成药可选用前列康舒胶囊。④虚中挟实型:素体虚弱,或攻伐太过,致开合失职,水蓄膀胱。症见前列腺增生伴发前列腺炎,小便频数,余沥不尽,夜尿多,腰膝酸软,少腹急结,甚或癃闭。中成药可选用癃闭舒胶囊。此外,下焦湿热型还可选用野菊花栓肛门给药抗菌消炎治疗前列腺炎。

尿塞通片

Niaosaitong Pian

《中华人民共和国药典》2015 年版一部

【**药物组成**】丹参、泽兰、桃仁、红花、赤芍、白芷、陈皮、泽泻、王不留行、败酱、川楝子、盐小茴香、盐关黄柏。

【**功能主治**】理气活血,通淋散结。用于气滞血瘀、下焦湿热所致的轻、中度癃闭,症见排尿不畅、尿流变细、尿频、尿急;前列腺增生见上述症候者。

【**辨证要点**】癃闭:因气滞血瘀、湿热内蕴、尿路阻塞所致,症见小便不利,或尿如细线,甚则点滴而下,尿频数短赤,小腹胀满疼痛,舌紫黯或有瘀点,脉细涩;前列腺增生症见上述症候者。

【**剂型规格**】片剂,①薄膜衣片,每片重 0.36g;②糖衣片(片芯重 0.35g)。

【用法用量】口服。一次 4~6 片,一日 3 次。

【临床应用】治疗癃闭、前列腺增生等。治疗膀胱瘀阻型前列腺增生症 50 例,临床控制 2 例,显效 9 例,有效 16 例,无效 23 例,总有效率为 54%[中国临床药学杂志,2001,10(3):181-182]。

【不良反应】目前尚未检索到不良反应报道。

【注意事项】①孕妇禁用;②肺热气壅、肝郁脾虚、肾虚所致的癃闭者慎用;③对于小便闭塞、点滴全无、已成闭尿者,或前列腺增生症导致尿路梗阻严重者,非本品所宜,当选择其他疗法;④忌食辛辣食物及忌饮酒。

前列通片

Qianlietong Pian

《中华人民共和国药典》2015 年版一部

【药物组成】广东王不留行、黄芪、车前子、关黄柏、两头尖、蒲公英、泽兰、琥珀、八角茴香油、肉桂油。

【功能主治】清利湿浊,化瘀散结。用于热瘀蕴结下焦所致的轻、中度癃闭,症见排尿不畅、尿流变细、小便频数,可伴尿急、尿痛或腰痛;前列腺炎和前列腺增生症见上述症候者。

【辨证要点】①癃闭:因湿热蕴结膀胱、热瘀蕴结下焦所致的轻、中度癃闭,症见排尿不畅,尿流细小,尿短频数,可伴小便频数,淋漓涩痛或腰痛,口苦、口黏,或渴不欲饮,舌红苔黄腻,脉数;前列腺增生症见上述症候者。②精浊:因热瘀蕴结下焦所致,症见尿道口米泔或糊状浊物,茎中痒痛,小便频数,淋漓涩痛,阴部胀痛不适,舌红,脉弦滑;慢性前列腺炎见上述症候者。

【剂型规格】片剂,①薄膜衣片,每片重 0.34g;②糖衣片(片芯重 0.26g);③糖衣片(片芯重 0.39g)。

【用法用量】口服。一次6片[规格①、②]或一次4片[规格③]，一日3次，30~45日为1个疗程。

【临床应用】用于治疗慢性前列腺疾病。①治疗前列腺疾病，包括慢性前列腺炎、前列腺增生症、前列腺充血、前列腺术后排尿困难、合并有前列腺炎和前列腺肥大的患者248例，总有效率为87.50%。其中临床治愈34例，显效54例，好转99例，无效31例，占12.5%[广东医学，1985，6（5）：38-39]。②结合诺氟沙星胶囊治疗慢性前列腺炎40例，显效12例，有效25例，无效3例，有效率为92.5%[中国实用医药，2011，6（4）：166-167]。

【不良反应】目前尚未检索到不良反应报道。

【注意事项】①肝郁气滞、中气不足、肾阳衰惫者慎用；②对小便点滴全无、已成尿闭者，或前列腺增生症导致尿路梗阻严重者，非本品所宜，当请外科诊治；③忌食辛辣食物及酒类；④本品所含的两头尖有毒，不宜过量、久用。

前列舒丸

Qianlieshu Wan

《中华人民共和国药典》2015年版一部

【药物组成】熟地黄、薏苡仁、冬瓜子、山茱萸、山药、牡丹皮、苍术、桃仁、泽泻、茯苓、桂枝、制附子、韭菜子、淫羊藿、甘草。

【功能主治】扶正固本，益肾利尿。用于肾虚所致的淋证，症见尿频、尿急、排尿滴沥不尽；慢性前列腺炎及前列腺增生症见上述症候者。

【辨证要点】①淋证：由肾气不足、气化不利所致，症见排尿淋漓不畅，或尿液混浊，状若米泔，腰膝酸痛，形寒肢冷，舌质淡润，苔薄白，脉沉细；慢性前列腺炎见上述症候者。②癃闭：由肾气不足、不能温化水湿所致，症见小便频数，夜间尤甚，尿线变细，余沥不尽，或点滴不爽，精神萎靡，畏寒肢冷，舌质淡润，苔薄白,脉沉细;前列腺增生症见上述症候者。

【剂型规格】丸剂,①水蜜丸,每 10 丸重 1.3g;②大蜜丸,每丸重 9g。

【用法用量】口服。水蜜丸一次 6~12g,大蜜丸一次 1~2丸,一日 3 次;或遵医嘱。

【临床应用】用于慢性前列腺炎、前列腺增生症。①治疗慢性前列腺炎和前列腺增生 60 例,临床治愈 17 例,显效 20例,有效 19 例,无效 4 例,总有效率为 93.3%[山东中医杂志,1990,9(6):12]。②治疗慢性前列腺炎,治疗组 80 例给予口服前列舒丸,同时将前列安栓肛门纳入治疗;对照组 48 例给予司帕沙星胶囊 200mg;两组疗程均为 1 个月。治疗组的总有效率为 86.25%,对照组的总有效率为 43.75%[中国实用医药,2010,5(18):151-152]。③前列舒丸联合多效应前列腺治疗仪治疗慢性前列腺炎 50 例,7 天为 1 个疗程,连用 2 周,治愈 35 例,显效 10 例,有效 2 例,无效 3 例,总有效率为 94%;单用前列舒丸的总有效率为 78%,单用多效应前列腺治疗仪的总有效率为72%[临床医学工程,2011,18(5):712-713]。

【不良反应】目前尚未检索到不良反应报道。

【注意事项】①膀胱湿热、肝郁气滞所致的淋证者不宜使用;②肝郁气滞、脾虚气陷所致的癃闭者不宜使用;③服药期间饮食宜清淡,忌烟酒、辛辣食物;④尿闭不通者不宜用本药。

前列欣胶囊

Qianliexin Jiaonang

《中华人民共和国药典》2015 年版一部

【药物组成】炒桃仁、炒没药、丹参、赤芍、红花、泽兰、炒王不留行、皂角刺、败酱草、蒲公英、川楝子、白芷、石韦、枸杞子。

【功能主治】活血化瘀,清热利湿。用于瘀血凝聚、湿热下注所致的淋证,症见尿急、尿痛、排尿不畅、淋漓不尽;慢性前列腺炎、前列腺增生症见上述症候者。

【辨证要点】淋证:尿急、尿痛、排尿不畅、滴沥不尽,舌黯或有瘀点、瘀斑,脉多弦或沉涩;慢性前列腺炎、前列腺增生症见上述症候者。

【剂型规格】胶囊剂,每粒装 0.5g。

【用法用量】口服。一次 4~6 粒,一日 3 次;或遵医嘱。

【临床应用】用于治疗慢性前列腺炎、前列腺增生症,改善前列腺增生症患者的排尿症状。①治疗良性前列腺增生症 123 例,患者的 I-PSS 评分治疗前为(12.1 ± 2.2)分,治疗后为(6.4 ± 2.8)分;Q_{max} 变化治疗前为(10.4 ± 2.5),治疗后为(13.1 ± 2.5)[山西医药杂志,2016,45(15):1806–1807]。②治疗慢性前列腺炎 180 例,痊愈 40 例,显效 64 例,有效 62 例,无效 14 例,总有效率为 92.22%[湖南中医药大学学报,2012,32(4):30–31]。③治疗慢性前列腺炎伴有抑郁症 40 例,8 周后治愈 12 例,显效 11 例,有效 10 例,无效 7 例,总有效率为 82.5%;治疗前的 HAMD 评分为(24.74 ± 3.31)分,治疗 2、4 和 8 周的 HAMD 评分分别为(20.56 ± 4.21)分、(16.15 ± 3.58)分和(6.67 ± 2.26)分[中医药信息,2013,30(4):96–97]。④治疗 ⅢA 型前列腺炎伴弱精子症,可明显改善 ⅢA 型前列腺炎患者的症状,同时可改善患者的精子活力,恢复前列腺功能,治疗效果确切,耐受性良好[中国男科学杂志,2005,19(5):43–45]。⑤治疗 Ⅲ 型前列腺炎(气滞血瘀证)伴勃起功能障碍 41 例,总有效率为 87.8%[世界中西医结合杂志,2010,5(6):502–505]。

【不良反应】偶见胃脘不适者;有致严重肝损伤的报道[中国药物警戒,2015,12(9):574]。

【注意事项】①本品含大量的活血化瘀药,孕妇慎用;②偶见胃脘不适者,一般不影响继续治疗。

前列康舒胶囊

Qianlie Kangshu Jiaonang

CFDA 标准颁布件（2014）

【药物组成】土茯苓、虎杖、鳖甲、莪术、淫羊藿、黄芪、枸杞子。

【功能主治】解毒活血，补气益肾。用于肾虚湿热瘀阻型慢性前列腺炎的治疗，可改善尿频、尿急、尿痛、腰膝酸软、会阴胀痛、睾丸隐痛等症状。

【辨证要点】肾气虚弱、膀胱气化无权、水湿内蕴、浊热瘀阻所致，症见腰膝酸软，排尿不畅，尿流细小，尿痛，小便短急频数，小腹胀满，舌黯，苔黄腻，脉弦数。

【剂型规格】胶囊剂，每粒装 0.3g。

【用法用量】口服。一次 5 粒，一日 3 次，疗程为 2 周。

【临床应用】用于治疗良性前列腺增生症、前列腺炎。①治疗良性前列腺增生症 138 例，有效 109 例，有效率为 78.99%；对照组使用前列舒乐胶囊 64 例，有效 50 例，有效率为 78.13%［中草药，2009，40（12）：1945-1947］。②治疗前列腺增生，试验组 156 例中，临床控制 26 例，显效 50 例，有效 55 例，无效 25 例，总有效率为 83.97%；对照组 79 例中，临床控制 12 例，显效 23 例，有效 25 例，无效 19 例，总有效率为 75.95%［浙江中西医结合杂志，2009，19（9）：564-565］。

【不良反应】有报道致多形红斑型药疹 1 例［中国药物警戒，2010，7（7）：447］；致阳痿 1 例［甘肃医药，1994（1）：26］。

【注意事项】治疗期间禁烟、酒，忌房事。

野菊花栓

Yejuhua Shuan

《中华人民共和国药典》2015 年版一部

【**药物组成**】野菊花。

【**功能主治**】抗菌消炎。用于前列腺炎及慢性盆腔炎等疾病。

【**辨证要点**】①热淋：由热毒蕴结，下注膀胱，气化失司所致，症见尿涩灼热，频数短急，小腹拘急胀痛，或尿液混浊，状如泔浆，口干，舌苔黄腻，脉滑数；慢性前列腺炎见上述症候者。②带下病：由毒热蕴结，带脉失约所致，症见白带量多、色黄黏稠、臭秽，小腹或腰骶部坠胀疼痛；慢性盆腔炎见上述症候者。

【**剂型规格**】栓剂，每粒重 2.4g。

【**用法用量**】肛门给药。一次 1 粒，一日 1~2 次；或遵医嘱。

【**临床应用**】用于治疗慢性前列腺炎、盆腔炎、急迫性尿失禁等。①治疗慢性前列腺炎 30 例，治疗组近期临床痊愈 5 例，显效 13 例，有效 10 例，无效 2 例，总有效率为 93.33%［山西中医，2000，16（3）：37-38］；微波热疗联合野菊花栓治疗慢性前列腺炎 60 例，治愈 33 例，好转 25 例，无效 2 例，总有效率为 96.67%［世界中医药，2008，3（5）：274］。②治疗盆腔炎 40 例，用药第 1 个月显效 35 例，用药第 2 个月好转 4 例，1 例效果欠佳，总有效率为 97.5%［光明中医，2003，18（108）：35］。③联合康复训练治疗前列腺电切术后急迫性尿失禁 62 例，疗效确切，安全有效［河北医药，2010，32（21）：3006］。

【**不良反应**】目前尚未检索到不良反应报道。

【**注意事项**】①肝郁气滞、肾阴不足、脾肾两虚所致的淋证者慎用；②脾肾两虚、寒湿带下者慎用；③饮食宜清淡，忌烟酒，忌食辛辣食物；④宜多饮水，避免过度劳累；⑤30℃以上易变形，但不影响疗效，可将栓剂冷却后再使用。

普乐安胶囊（片）
Pule'an Jiaonang（Pian）
《中华人民共和国药典》2015年版一部

【**药物组成**】油菜花粉。

【**功能主治**】补肾固本。用于肾气不固所致腰膝酸软、排尿不畅、尿后余沥或失禁；慢性前列腺炎及前列腺增生症见上述症候者。

【**辨证要点**】癃闭：由肾虚所致，症见排尿困难，淋漓不畅，夜尿频数，腰膝酸软，舌淡苔薄，脉细弱；前列腺增生症见上述症候者。

【**剂型规格**】胶囊剂，每粒装0.375g。片剂，①每片重0.57g（含油菜花粉0.5g）；②每片重0.64g（含油菜花粉0.5g）。

【**用法用量**】口服。胶囊剂，一次4~6粒，一日3次，1个月为1个疗程。片剂，一次3~4片，一日3次，1个月为1个疗程。

【**临床应用**】用于治疗前列腺增生症、前列腺炎等。①治疗良性前列腺增生（BPH）60例，治疗组显效27例，有效9例，无效4例，总有效率为90%；对照组给予非那雄胺20例，显效13例，有效7例，有效率为100%［军医进修学院学报，2008，29（1）：6-7］。②治疗慢性前列腺炎133例，试验组近期治愈26例，显效40例，有效37例，无效30例，总有效率为77.44%；对照组41例给予普适泰片，近期治愈8例，显效14例，有效11例，无效8例，总有效率为80.49%［中国现代应用药学，2010，27（11）：1054-1056］。

【**不良反应**】少数患者用药后有轻度大便溏薄现象。有致过敏性鼻炎10例的报道［临床军医杂志，2009，37（6）：1109］。

有引起药物性肝损伤 1 例的报道［药物不良反应杂志，2007，9（2）：144–145］。

【注意事项】 ①肝郁气滞、脾虚气陷所致的癃闭者慎用；②服药期间忌食辛辣、生冷食物及忌酒。

癃闭舒胶囊

Longbishu Jiaonang

《中华人民共和国药典》2015 年版一部

【药物组成】 补骨脂、益母草、金钱草、海金沙、琥珀、山慈菇。

【功能主治】 益肾活血，清热通淋。用于肾气不足、湿热瘀阻所致的癃闭，症见腰膝酸软、尿频、尿急、尿痛、尿线细，伴小腹拘急疼痛；前列腺增生症见上述症候者。

【辨证要点】 癃闭：因肾元衰惫、膀胱气化无权、水湿内蕴、浊瘀阻滞所致，症见腰膝酸软，排尿不畅，尿流细小，甚至滴沥不畅，小便短急频数，灼热涩痛，小腹胀满，舌黯，苔黄腻，脉弦数；前列腺增生症见上述症候者。

【剂型规格】 胶囊剂，每粒装 0.3g。

【用法用量】 口服。一次 3 粒，一日 2 次。

【临床应用】 用于治疗良性前列腺增生、慢性前列腺炎、勃起功能障碍、早泄等。①治疗良性前列腺增生 50 例，治疗前 I–PSS 为（20.10±3.47）分，治疗后为（15.20±2.04）分；残尿量用药前为（37.50±3.66）ml，用药后为（23.50±2.94）ml［中华男科学杂志，2005，11（11）：873］。②治疗前列腺增生症 138 例，结果国际前列腺症状评分（I–PSS）、残余尿测定与最大尿流率（MFR）获显著改善的患者分别为 82 例（共 138 例）、46 例（共 129 例）和 33 例（共 136 例），改善率分别为 59.42%、35.66% 和 24.26%［上海中医药杂志，1999（2）：18–19］。③治疗性非细菌性前列腺炎 64 例，痊愈 13 例，显效 21 例，有效 16例，无效 14 例，总有效率为 78.12%［传统医药，2011，20（12）：71-72］。④治疗勃起功能障碍 100 例，治疗组和对照组各 50例，对照组采用经典中药治疗，治疗组口服癃闭舒胶囊，3 粒 /次，2 次 /d。两组均连续治疗 3 个月。结果治疗组治愈 26 例，显效 16 例，有效 7 例，无效 1 例，总有效率为 98%；对照组治愈12 例，显效 8 例，有效 13 例，无效 17 例，总有效率为 66%。两组总有效率比较差异有统计学意义（$P<0.05$）［现代药物与临床，2014，29（12）：1389-1390］。⑤结合小剂量盐酸文拉法辛缓释片治疗早泄 50 例，显效 28 例，有效 14 例，无效 8 例，总有效率为 84%［河北医药，2012，34（13）：2057-2059］。

【不良反应】极少数患者服药初期有恶心症状，继续服药，恶心症状可自然消失。有出现不同程度的腹泻、胃部不适、牙痛等症状［中华男科学杂志，2005，11（11）：873］报道。也有出现肝功能损害［中医循证医学杂志，2005，5（3）：229-231］或严重肝功能损害的报道［人民军医，2011，54（10）：893］。还有报道本品可导致不射精 32 例［中国性科学，2007，16（7）：24］。

【注意事项】①孕妇及有活动性出血性疾病者禁用；②有肝功能损害者禁用；③肺热壅盛、肝郁气滞、脾虚气陷所致的癃闭者慎用；④服药期间忌食辛辣、生冷、油腻食物及忌酒；⑤伴有慢性肝脏疾病者慎用。

第六章

肿瘤科用药

第一节 肿瘤类药

肿瘤是机体在各种致癌因素作用下,失去对局部组织的某一个细胞在基因水平上生长的正常调控,导致其克隆性异常增生而形成的新生物,因为这种新生物多呈占位性块状突起,也称赘生物。肿瘤可以泛指一切肿块样形态的病变,分为良性和恶性两大类。良性肿瘤统称为"瘤",如纤维瘤、脂肪瘤等。恶性肿瘤又称为癌症,定义为由病人自身产生的,可以进行无限制增殖的,并且可以由一个部位转移扩散到身体其他部位的一种疾病。

恶性肿瘤从中医辨证分析大多属于积和癥的范畴。积是有形,固定不移,痛有定处,病属血分,乃为脏病;癥,《诸病源候论·癥瘕候》曰:"癥瘕者,皆由寒温不调,饮食不化,与脏器相搏结所生也。其病不动者,直名为癥,若病虽有结瘕而可移动者,名为癥瘕。"积和癥病因多端,但其病机主要是气滞而导致血瘀所致。积久正衰较甚,终属难治。目前中医治疗大多以消积、软坚、化痰、逐瘀、散结、消癥、解毒为法。常用的药物有大黄䗪虫丸、化癥回生片、平消片(胶囊)、安阳精制膏、阿魏化痞膏、金蒲胶囊、肿节风片、复方皂矾丸、胃复春片、桂枝茯苓丸等。

大黄䗪虫丸

Dahuang Zhechong Wan

《中华人民共和国药典》2015 年版一部

【药物组成】熟大黄、土鳖虫（炒）、水蛭（制）、虻虫（去翅足，炒）、蛴螬（炒）、干漆（煅）、桃仁、苦杏仁（炒）、黄芩、地黄、白芍、甘草。

【功能主治】活血破瘀，通经消癥。用于瘀血内停所致的癥瘕、闭经，症见腹部肿块、肌肤甲错、面色黯黑、潮热羸瘦、经闭不行。

【辨证要点】①闭经：因瘀血内停、冲任受阻、血海空虚所致，症见面色暗黑，肌肤甲错，潮热羸瘦，经闭不行，舌质紫黯，脉弦涩。②癥瘕：因血瘀不行，积结日久所致，症见腹部肿块，面色晦暗，肌肤甲错，舌质紫黯、有瘀斑，脉沉涩；子宫肌瘤见上述症候者。

【剂型规格】丸剂，①水蜜丸；②小蜜丸；③大蜜丸，每丸重 3g。

【用法用量】口服。水蜜丸一次 3g，小蜜丸一次 3~6g，大蜜丸一次 1~2 丸，一日 1~2 次。

【临床应用】用于治疗高脂血症、慢性浅表性胃炎、慢性肾衰竭、盆腔包块、前列腺增生症、慢性前列腺炎/慢性盆腔疼痛综合征、肝硬化、银屑病、乳腺增生症、晚期恶性肿瘤等。①治疗高脂血症 30 例，治愈 18 例，有效 11 例，无效 1 例，总有效率为 96.7%［中成药，1999，21（11）：579–580］。②治疗慢性浅表性胃炎 74 例，显效 40 例，有效 23 例，无效 11 例，总有效率为 85.1%［北京中医，1995，5（11）：19–20］。③治疗慢性肾衰竭 30 例，显效 10 例，有效 12 例，无效 8 例，总有效率为 73.3%［四川中医，1999，17（8）：20–21］。④治疗盆腔包块 122 例，治愈99例,占81.15%,好转23例[陕西中医学院学报,1996,19(2):29]。⑤治疗前列腺增生症42例,显效12例,有效22例,无效8例,总有效率为81%[新中医,1998,30(10):33-34]。⑥治疗慢性前列腺炎/慢性盆腔疼痛综合征36例,痊愈9例(25%),显效10例(27.8%),有效10例(27.8%),无效7例(19.4%),总有效率为80.6%[成都中医药大学学报,2013,36(4):77-79]。⑦与拉米夫定联合治疗慢性乙型肝炎活动性肝硬化27例,显效12例,显效11例,无效4例,总有效率为85.2%[中药药理与临床,2015,31(2):110-111];联合恩替卡韦治疗慢性乙型肝炎早期肝硬化26例,显效10例,有效14例,无效2例,总有效率为92.31%[中国中西医结合消化杂志,2016,24(6):479-480]。⑧加小金丸治疗乳腺增生症50例,治愈20例,显效25例,有效4例,无效1例,总有效率为98%[中外医疗,2009,36(12):98-99]。⑨配合杨树红水治疗银屑病30例,痊愈11例,显效10例,有效8例,无效1例,总有效率为96.7%[实用中医药杂志,2011,27(10):661-662]。

【不良反应】有引起子宫内节育环脱落的报道[新疆中医药,1999,17(4):59],皮疹[西南国防医药,2011,21(7):790]。

【注意事项】①孕妇禁用。②气虚血瘀者慎用。③体弱年迈者慎用;体质壮实者当中病即止,不可过量、久用。④服药后出现皮肤过敏者停用。⑤服药期间忌食寒凉食物。

化癥回生片

Huazheng Huisheng Pian

《中华人民共和国药典》2015年版一部

【药物组成】益母草、红花、花椒炭、烫水蛭、当归、苏木、醋三棱、两头尖、川芎、降香、醋香附、人参、高良姜、姜黄、醋没药、炒苦杏仁、大黄、人工麝香、盐小茴香、桃仁、醋五灵脂、虻虫、鳖甲胶、丁香、醋延胡索、白芍、蒲黄炭、醋乳香、煅干漆、制吴茱萸、阿魏、肉桂、醋艾炭、熟地黄、紫苏子。

【功能主治】消癥化瘀。用于瘀血内阻所致的癥积、妇女干血痨、产后血瘀、少腹疼痛拒按。

【辨证要点】①癥瘕积聚：因瘀血内阻所致，症见腹内出现肿块，固定不移，疼痛拒按，面色晦暗，肌肤甲错，舌黯紫，或有瘀斑、瘀点，脉沉细或细涩；腹腔肿瘤、肝脾大见上述症候者。②干血痨：因瘀血内阻所致，症见面色晦暗，皮肤粗糙，肌肉消瘦，或有潮热，小腹刺痛，按之有块，经闭不行，舌质淡紫，脉沉细涩。③产后腹痛：因瘀血内阻所致，症见小腹疼痛，或有包块，拒按，或恶露淋漓不尽，舌质淡紫，脉沉细涩。

【剂型规格】片剂，每片重 0.35g。

【用法用量】饭前温酒送服。一次 5~6 片，一日 2 次。

【临床应用】用于治疗晚期宫颈癌、癥瘕积聚、干血痨、产后腹痛。顺铂加紫杉醇联合化癥回生片治疗中、晚期宫颈癌40例，完全缓解 8 例，部分缓解 15 例，病情稳定 12 例，病情进展 5 例，总有效率为 57.5%；对照组只使用化疗药，总有效率为 35%［中医药导报，2016，22（1）：26–30］。

【不良反应】目前尚未检索到不良反应报道。

【注意事项】①孕妇禁用；②本品含煅干漆，对煅干漆过敏者禁用；③有出血倾向者慎用；④忌食辛辣燥热食物；⑤不可过量、久用。

平消片（胶囊）

Pingxiao Pian（Jiaonang）

《中华人民共和国药典》2015 年版一部

【药物组成】郁金、仙鹤草、五灵脂、白矾、硝石、制干漆、麸炒枳壳、马钱子粉。

【功能主治】活血化瘀,散结消肿,解毒止痛。对毒瘀内结所致的肿瘤患者具有缓解症状,缩小瘤体,提高机体免疫力,延长患者生存时间的作用。

【辨证要点】肿瘤:因热毒瘀结所致,症见胸腹疼痛,痛有定处,或有肿块,面色晦暗,舌质紫黯,或有瘀斑、瘀点,脉沉涩;食管癌、胃肠道肿瘤、肝癌、乳腺癌见上述症候者。

【剂型规格】片剂,薄膜衣片(片芯重 0.23g)。胶囊剂,每粒装 0.23g。

【用法用量】口服。片剂,一次 4~8 片,一日 3 次。胶囊剂,一次 4~8 粒,一日 3 次。

【临床应用】用于治疗肿瘤如食管癌、胃肠道肿瘤、肝癌、乳腺癌等,可用于乳腺增生症。①治疗乳腺增生症 124 例,痊愈 63 例,显效 31 例,有效 19 例,无效 11 例,总有效率为 91.13%[时珍国医国药,2007,18(11):2825-2826];治疗乳腺增生症 368 例,治愈 271 例,显效 92 例,无效 5 例,有效率为 98.6%[中国药物与临床,2007,7(7):565]。②配合妇科养荣胶囊治疗晚期子宫颈癌 60 例,治疗组跟对照组各 30 例,治疗组改善 15 例,稳定 10 例,总有效率为 83.33%[中国民族民间医药,2009,(6):167]。③加放射治疗食管癌 106 例,1、3 和 5 年生存率分别为 49.0%、32.1% 和 18.9%,单纯放射组的 1、3 和 5 年生存率分别为 39.6%、17.0% 和 9.4%[肿瘤防治研究,1995,22(5):316-317]。④合并化疗治疗晚期恶性肿瘤 132 例,对照组单纯化疗,两组化疗前后的生存质量评定(KPS),治疗组改善 44 例,稳定 20 例,降低 16 例;对照组改善 18 例,稳定 16 例,降低 18 例。体重改变情况,治疗组增加 40 例,稳定 20 例,降低 20 例;对照组增加 6 例,稳定 16 例,降低 30 例。治疗组的临床缓解率为 45%,对照组为 34.6%。白细胞变化,治疗组升高 24 例,稳定 44 例,降低 12 例;对照组升高 0 例,稳定 20 例,降低 32 例。且治疗组的肝、肾功能有不同的改善[现代肿瘤医学,2006,14(4):493-494]。⑤结合放射疗法治疗中、晚期宫颈癌 42 例,治疗组的总有效率为 95.23%，对照组为 76.31%；3 年生存率治疗组为 76.19%，对照组为 60.53%；3 年内盆腔复发治疗组 6 例，对照组 10 例；3 年内远处转移治疗组 5 例，对照组 9 例［浙江中医杂志，2008，43（12）：733-734］。⑥联合化疗治疗中、晚期原发性肝癌 30 例，治疗组的有效率为 33.3%，对照组的有效率为 30.0%；观察组的疾病进展率明显低于对照组，且生活质量的改善率明显高于对照组［肿瘤药学，2012，2（3）：216-219］。⑦联合维生素 E 治疗乳腺增生症 180 例，治愈 93 例，显效 46 例，有效 34 例，无效 7 例，总有效率为 96.1%［中国现代医生，2009，47（13）：83-84］。⑧与复方氨肽素片治疗寻常性银屑病 60 例，痊愈 4 例，显效 33 例，有效 10 例，无效 13 例，总有效率为 78.34%［皮肤病与性病，2006，28（1）：14-15］。

【不良反应】少数患者服用后有恶心、胃脘不适等不良反应［中国中药杂志，2002，27（2）：157］。另文献报道服药后出现心慌症状［首都医药，2009（11）：44］、荨麻疹［中国药物应用与监测，2006（1）：61］、致停经［药物不良反应杂志，2007，9（2）：145］。

【注意事项】①孕妇禁用；②本品含有的马钱子、干漆有毒，不可过量、久用；③服药期间饮食宜清淡，忌食辛辣食物。

安阳精制膏

Anyang Jingzhi Gao

《中华人民共和国药典》2015 年版一部

【药物组成】生川乌、生草乌、乌药、白蔹、白芷、白及、木鳖子、木通、木瓜、三棱、莪术、当归、赤芍、肉桂、大黄、连翘、血竭、阿魏、乳香、没药、儿茶、薄荷脑、水杨酸甲酯、冰片。

【功能主治】消积化癥，逐瘀止痛，舒筋活血，追风散寒。用于癥瘕积聚，风寒湿痹，胃寒冷痛，手足麻木。

【辨证要点】①癥瘕：风寒瘀阻所致的腹内积块，疼痛，纳减乏力，时有寒热，女子或见月事不下，舌苔薄，舌边黯或质紫或见瘀点，脉细涩；②痹病：风寒瘀阻所致的关节肌肉冷痛，部位固定不移，痛处拒按，日轻夜重，局部肿胀或有硬结，瘀斑，面色黯黧，肌肤甲错或干燥，口干不欲饮，舌质紫黯，或有瘀斑，舌苔薄白或薄黄，脉沉涩或细涩；③胃痛：寒凝血瘀所致的胃脘冷痛，痛有定处，遇寒加重，得热痛减，疼痛拒按，舌淡苔白，脉弦紧；④肌肤麻木：脉络瘀阻、不能荣养肌肤所致的肌肤麻木不仁，不知痛痒，舌质紫黯或见瘀点，脉沉涩或细涩。

【剂型规格】膏剂，8cm×9.5cm。

【用法用量】贴患处。

【临床应用】用于治疗癥瘕、痹病、胃痛、肌肤麻木、痛经等。三阴交和关元、气海穴，穴位贴敷治疗痛经1例，每12小时1贴，5天为1个疗程，治疗2个月经周期，随访1年，未复发［临床军医杂志，2008，36（6）：889］。

【不良反应】目前尚未检索到不良反应报道。

【注意事项】①孕妇禁用；②风湿热痹、肝胃郁热胃痛者及湿热与实热证者慎用；③服药期间宜食清淡、易消化的食物，忌食辛辣、油腻、刺激性食物，忌烟酒；④皮肤破损处不宜贴用。

阿魏化痞膏

Awei Huapi Gao

《中华人民共和国药典》2015年版一部

【药物组成】香附、厚朴、三棱、莪术、当归、生草乌、生川乌、大蒜、使君子、白芷、穿山甲、木鳖子、蜣螂、胡黄连、大黄、蓖麻子、乳香、没药、芦荟、血竭、雄黄、肉桂、樟脑、阿魏。

【功能主治】化痞消积。用于气滞血凝,癥瘕痞块,脘腹疼痛,胸胁胀满。

【辨证要点】积聚:因气机郁滞、瘀血内结所致,症见腹内有结块,固定不移,或胀或痛,面黯消瘦,体倦乏力,饮食减少,时有寒热,女子或见经闭不行,舌青紫有瘀点,脉弦滑或细涩;慢性肝病、肝脾大见上述症候者。

【剂型规格】膏剂,每张净重①6g;②12g。

【用法用量】外用,加温软化,贴于脐上或患处。

【临床应用】用于慢性肝病,肝脾大,肝、胆、胃、肺、食管、肠、膀胱、肾等诸脏腑及妇科肿瘤痞块。

【不良反应】目前尚未检索到不良反应报道。

【注意事项】①孕妇禁用;②忌食生冷、油腻、辛辣食物;③皮肤破溃及皮肤过敏者不宜贴敷。

金蒲胶囊

Jinpu Jiaonang

《中华人民共和国药典》2015 年版一部

【药物组成】人工牛黄、金银花、蜈蚣、炮山甲、蟾酥、蒲公英、半枝莲、山慈菇、莪术、白花蛇舌草、苦参、龙葵、珍珠、大黄、黄药子、制乳香、制没药、醋延胡索、红花、姜半夏、党参、黄芪、刺五加、砂仁。

【功能主治】清热解毒,消肿止痛,益气化痰。用于晚期胃癌、食管癌患者痰湿瘀阻及气滞血瘀证。

【辨证要点】①胃癌:因痰湿瘀阻、气滞血瘀所致的胃脘疼痛饱胀,食欲缺乏,消瘦乏力,或恶心呕吐,舌淡或淡黯,舌苔薄黄或黄腻,脉弦细或细涩;②食管癌:因痰湿瘀阻、气滞血瘀所致的吞咽困难,胸痛,或伴呃逆、呕吐,形体消瘦,舌质紫黯,舌苔黄厚腻,脉弦细或弦数。

【剂型规格】胶囊剂,每粒装 0.3g。

【用法用量】口服,饭后用温开水送服。一次 3 粒,一日 3 次,或遵医嘱。42 日为 1 个疗程。

【临床应用】用于晚期胃癌、食管癌患者等。①治疗晚期食管贲门癌与胃癌 52 例,完全缓解 1 例,部分缓解 8 例,稳定 32 例,进展 11 例,有效率 17.31%［山西职工医学院学报,2007,17(4):45–46］。②控制消化系统肿瘤术后放、化疗不良反应 28 例,治疗 6 周后,精神状态良好 25 例,消化道反应改善或消失 26 例,疼痛缓解 25 例,食欲改善 22 例,睡眠改善 24 例,体重增加 17 例,白细胞正常 18 例,血清氨基转移酶正常 24 例,血清尿素氮正常 25 例,血小板计数正常 26 例,说明能减轻其毒副作用,提高患者的耐受性,提高患者的生存质量［临床医学与护理研究,2003,2(3):32–33］;控制中、晚期胃癌化疗不良反应的有效率为 57.35%,并且能降低患者的治疗成本［临床军医杂志,2008,36(6):890］。

【不良反应】用药早期偶见恶心,可自行缓解。超量服用时,少数患者可见恶心、纳差［山西职工医学院学报,2007,17(4):45］。

【注意事项】①孕妇禁用;②脾胃虚弱者慎用;③服药期间饮食宜清淡,忌辛辣食物;④本品所含的蜈蚣、黄药子、蟾酥有毒,应在医师指导下使用,不可过量、久用。

肿节风片

Zhongjiefeng Pian

《中华人民共和国药典》2015 年版一部

【药物组成】肿节风浸膏。

【功能主治】清热解毒,消肿散结。用于肺炎、阑尾炎、蜂窝织炎属热毒壅盛证候者,并可用于癌症辅助治疗。

【辨证要点】肿块破溃后,可渗流津血,糜烂腐溃,臭秽难闻。可伴发热,口渴,便秘,尿黄,纳差,不思饮食,舌苔黄腻,脉滑数。

【剂型规格】片剂,①薄膜衣片,每片重 0.75g;②糖衣片(片芯重 0.25g)。

【用法用量】口服。一次 1 片[规格①]或一次 3 片[规格②],一日 3 次。

【临床应用】用于治疗关节风湿、肺炎、阑尾炎、蜂窝织炎、咽喉炎和恶性肿瘤等,并可用于癌症辅助治疗。①治疗可明显减轻急性放、化疗毒副作用,降低放射性口干[广西药科大学学报,2009,26(2):206]。②治疗胃部各种炎症,如浅表性胃炎 194 例,治愈 130 例,显效 30 例,有效 18 例,无效 16 例,总有效率为 91.75%;肥厚性胃炎 106 例,治愈 79 例,显效 10 例,有效 8 例,无效 9 例,总有效率为 91.51%;萎缩性胃炎 76 例,治愈 103 例,显效 55 例,有效 9 例,无效 8 例,总有效率为 94.86%;胃窦炎 135 例,有 67 例同时服用甲硝唑,有 59 例同时使用庆大霉素,治愈 92 例,显效 20 例,有效 13 例,无效 10 例,总有效率为 92.59%[上海医药,2009,30(9):424-425]。

【不良反应】极个别出现皮肤丘疹、麻疹等反应。

【注意事项】①孕妇及过敏体质者慎用;②药品性状发生改变时禁止使用。

胃复春片

Weifuchun Pian

《中华人民共和国药典》2015 年版一部

【药物组成】红参、香茶菜、麸炒枳壳。

【功能主治】健脾益气,活血解毒。用于治疗胃癌癌前期病变及胃癌手术后辅助治疗、慢性浅表性胃炎属脾胃虚弱证者。

【辨证要点】脾胃虚弱痰湿停滞型：素体脾胃虚弱，或由于各种原因日久损伤脾胃致脾胃虚弱，纳运无力，痰湿滞留中焦，脾气不升，胃气不降，气机逆乱。症见胃脘痞满，餐后早饱，嗳气，不思饮食，口淡无味，四肢乏力沉重，舌苔白腻，脉沉濡缓。

【剂型规格】片剂，每片重 0.36g。

【用法用量】口服。一次 4 片，一日 3 次。

【临床应用】用于胃癌癌前期病变及胃癌手术后辅助治疗，慢性萎缩性胃炎、其他消化系统肿瘤的辅助治疗。亦有用于功能性消化不良、小儿迁延性肠炎。①治疗功能性消化不良 36 例，治愈 10 例，显效 14 例，有效 10 例，总有效率为 94.4%［中医药疗法，1999，34（8）：359］。②治疗慢性萎缩性胃炎 152 例，治疗组 78 例与对照组 74 例，治疗组服用胃复春片，对照组口服叶酸，治疗组和对照组的总有效率分别为 93.6% 和 43.2%［甘肃中医，2010，23（8）：39–40］。③治疗小儿迁延性肠炎 67 例。治疗组 67 例中，治愈 39 例，有效 22 例，总有效率为 91.0%；对照组 25 例中，治愈 9 例，有效 7 例，无效 9 例，总有效率为 64%［浙江中医杂志，1999，34（8）：361］。④胃复春片联合雷贝拉唑钠肠溶片治疗慢性胃炎伴反流性食管炎 487 例，对照组 407 例给予雷贝拉唑。治疗组有效 344 例，好转 119 例，无效 24 例，总有效率为 95.1%；对照组的总有效率为 84.0%［中国药房，2016，27（6）：752–755］。⑤胃复春片联合克拉霉素片、奥美拉唑肠溶胶囊、呋喃唑酮片等治疗胃溃疡 130 例，对照组 130 例使用同样的西药。治疗组痊愈 67 例，有效 43 例，无效 20 例，总有效率为 84.6%；对照组的总有效率为 52.3%［新中医，2016，48（2）：41–43］。

【不良反应】目前尚未检索到不良反应报道。

【注意事项】尚不明确。

复方皂矾丸

Fufang Zaofan Wan

《中华人民共和国药典》2015 年版一部

【药物组成】皂矾、西洋参、海马、肉桂、大枣（去核）、核桃仁。

【功能主治】温肾健髓，益气养阴，生血止血。用于再生障碍性贫血，白细胞减少症，血小板减少症，骨髓增生异常综合征及放疗和化疗引起的骨髓损伤、白细胞减少属肾阳不足、气血两虚证者。

【辨证要点】肾阳不足、气血两虚证：多因久病不愈所致的肾阳不足、气血两虚，症见神疲体倦，腰膝酸软，口燥咽干，面色萎黄或苍白，食欲缺乏；再生障碍性贫血、白细胞减少症、血小板减少症、骨髓增生异常综合征及放疗和化疗所致的骨髓损伤、白细胞减少见上述症候者。

【剂型规格】丸剂，每丸重 0.2g。

【用法用量】口服。一次 7~9 丸，一日 3 次，饭后即服。

【临床应用】用于白血病、再生障碍性贫血、白细胞减少症、血小板减少症、骨髓增生异常综合征、化疗引起的骨髓抑制。①治疗再生障碍性贫血 46 例，基本治愈 6 例，缓解 8 例，明显进步 10 例，无效 22 例，总有效率为 52.2%［实用医药杂志，2011，28（9）：794-795］。②治疗甲状腺功能亢进症并发白细胞减少 62 例，显效 24 例，有效 28 例，无效 10 例，治疗组的总有效率为 83.87%［医药导报，2008，27（7）：791-792］。③治疗化疗所致的血小板减少症 30 例，治疗组化疗后血小板减少的例数和程度明显低于对照组［实用中医药杂志，2010，26（11）：792-793］。④治疗骨髓增生异常综合征 14 例，治疗组基本缓解 1 例，部分缓解及进步 9 例，无效 4 例，总有效率为 71.4%，明显高于对照组的 23.5%［中国误诊学杂志，2007，7（25）：6016–6017］。
⑤治疗化疗所致的骨髓抑制 35 例，对白细胞减少的疗效比较，
治疗组 35 例中，显效 12 例，有效 13 例，无效 10 例，总有效率
为 71.4%；对照组 30 例中，显效 9 例，有效 10 例，无效 11 例，总
有效率为 63.3%。对血小板减少的疗效比较，治疗组 35 例中，
显效 20 例，良效 9 例，进步 4 例，无效 2 例，总有效率为 82.9%；
对照组 30 例中，显效 12 例，良效 6 例，进步 8 例，无效 4 例，
总有效率为 60.0%［山东中医杂志，2008，27（12）：812–813］。
⑥减轻非小细胞肺癌患者的化疗毒副作用，治疗组 48 例给予
TP 方案化疗联合复方皂矾丸，对照组 46 例仅单纯 TP 化疗，通
过毒副作用、体重变化、KPS 评分，显示复方皂矾丸能改善非
小细胞肺癌患者的体重及生活质量［中国医疗前沿，2011，6
（13）：42–43］。⑦治疗鼻咽癌，治疗组（复方皂矾丸＋同步放、
化疗）80 例，对照组（同步放、化疗）80 例，在对骨髓抑制的影
响方面，研究数据显示，治疗组 0、Ⅰ、Ⅱ、Ⅲ和Ⅳ级白细胞下降
分别为 45、28、7、0 和 0 例，而对照组分别为 33、25、17、5 和 0
例，治疗组的白细胞下降发生率和程度均低于对照组，差异显
著；治疗组和对照组 0、Ⅰ、Ⅱ、Ⅲ和Ⅳ级贫血分别为 55、21、4、0
和 0 例及 42、24、10、4 和 0 例，治疗组的贫血发生率和程度均
低于对照组，差异显著；而治疗组和对照组 0、Ⅰ、Ⅱ、Ⅲ和Ⅳ级
血小板下降分别为 65、13、2、0 和 0 例及 47、27、6、0 和 0 例。
显示复方皂矾丸可有效预防和治疗同步放、化疗导致的骨髓抑
制，保证同步放、化疗的顺利进行［临床合理用药，2011，4（6）：
31–32］。

【不良反应】少数病例初服本品有轻微的消化道反应。腹
泻 1 例［医药导报，2007，26（6）：614］、致铁过载 1 例［中国药
物警戒，2014，11（9）：572］。

【注意事项】①本方所含的皂矾多服能引起呕吐、腹痛，脾
胃虚弱者慎服。②禁用茶水冲服；服药期间忌食辛辣、油腻、生
冷食物。③孕妇禁用，因含有活血通经药物。

桂枝茯苓丸

Guizhi Fuling Wan

《中华人民共和国药典》2015 年版一部

【**药物组成**】桂枝、茯苓、牡丹皮、赤芍、桃仁。

【**功能主治**】活血，化瘀，消癥。用于妇人宿有癥块，或血瘀经闭，行经腹痛，产后恶露不尽。

【**辨证要点**】①癥瘕：因瘀血内停、瘀阻冲任所致，症见下腹包块，推之可移，界限清楚，妇女月经不畅，血色暗紫，有小血块，腹痛如刺，痛处拒按，舌黯、有瘀斑，脉沉弦或沉涩，按之有力；子宫肌瘤、慢性盆腔炎性包块、卵巢囊肿见上述症候者。②痛经：因瘀血内阻所致，症见经前或经期小腹刺痛拒按，量多或少，色暗红有血块，血块下后痛减，舌黯或有瘀点，脉沉弦或涩；原发性痛经、子宫内膜异位症见上述症候者。③闭经：由瘀血内阻所致，症见经闭不行，小腹刺痛拒按，舌暗或有瘀点，脉沉涩；继发性闭经见上述症候者。④产后恶露不尽：因瘀血阻滞胞脉所致，症见产后恶露淋漓不爽，量少，色紫黯有块，小腹疼痛拒按，舌紫黯或边有瘀点，脉弦涩；产后子宫复旧不全见上述症候者。

【**剂型规格**】丸剂，每丸重 6g。

【**用法用量**】口服。一次 1 丸，一日 1~2 次。

【**临床应用**】用于治疗慢性盆腔炎、子宫肌瘤、子宫内膜癌、卵巢囊肿、乳腺增生、多囊卵巢综合征等。①联合阿奇霉素、奥硝唑治疗慢性盆腔炎 48 例，对照组使用阿奇霉素、奥硝唑治疗，治疗组和对照组的有效率分别为 93.7% 和 81.8%［河南中医，2014，34（9）：1667-1668］。②联合米非司酮治疗子宫肌瘤 40 例，对照组 40 例采用米非司酮单独用药治疗。观察组的子宫肌瘤患者中痊愈 14 例，显效 15 例，有效 7 例，无效 4 例，治疗有效率为 90.0%；对照组痊愈 11 例，显效 12 例，有效 6 例，无效 11 例，治疗有效率为 72.5%［首都食品与医药，2016，2（4）：43-44］。③治疗子宫肌瘤并发乳腺增生症 44 例，对照组 44 例给予逍遥丸。研究组痊愈 18 例，显效 16 例，有效 8 例，无效 2 例，有效率为 95.5%；对照组痊愈 10 例，显效 14 例，有效 13 例，无效 7 例，有效率为 84.1%［河南中医，2015，35（11）：2603-2604］。④配合培美曲塞和奈达铂治疗晚期子宫内膜癌 49 例，完全缓解 27 例，部分缓解 20 例，稳定 2 例，进展 0 例，总有效率为 95.9%［陕西中医，2014，35（12）：1644-1646］。⑤联合金刚藤胶囊治疗卵巢囊肿 45 例，对照组 45 例予桂枝茯苓丸治疗。对照组治愈 13 例，有效 22 例，无效 10 例，总有效率为 77.8%；研究组治愈 16 例，有效 26 例，无效 3 例，总有效率为 93.3%［新中医，2016，48（5）：170-171］。⑥辅助治疗乳腺增生症 60 例，两组均口服枸橼酸他莫昔芬片。观察组痊愈 15 例，好转 40 例，无效 5 例，总有效率为 91.67%；对照组分别为 8、30 和 22 例及 63.33%［山东医药，2016，56（34）：68-70］。⑦联合小檗碱治疗多囊卵巢综合征伴胰岛素抵抗患者 56 例，对照组 56 例使用炔雌醇环丙孕酮片（达英 -35）联合二甲双胍治疗后，两组的空腹胰岛素（FINS）、胰岛素抵抗指数（HOMA-IR）明显下降，两组的空腹血糖（FPG）、FINS、HOMA-IR 无差异性。观察组患者的总胆固醇（TC）、甘油三酯（TG）水平明显下降。两组的高密度脂蛋白（HDL-C）上升明显，尤其观察组的 HDL-C［（1.91±0.29）mmol/L］改善程度较对照组［（1.63±0.28）mmol/L］明显。两组患者的雄激素（T）、黄体生成素（LH）、LH/ 卵泡刺激素（FSH）明显下降，FSH、雌二醇（E_2）水平明显上升。观察组的 LH、LH/FSH、E_2 改善程度较对照组明显，且观察组的月经稀发、痤疮、卵巢体积增大改善程度较对照组明显，排卵率明显高于对照组［中国实验方剂学杂志，2013，19（15）：320-323］。⑧治疗宫内节育器（IUD）导致子宫异常出血 190 例，观察组痊愈 93 例，有效 79 例，总有效率为 90.53%［内蒙古中医药，

2016, 35（5）: 15]。

【不良反应】有皮肤反应、神经系统反应及胃肠道反应各 1 例[新中医, 2016, 48（5）: 170–171]。小腹隐痛 2 例、食欲减退 1 例、胃肠道反应 3 例、月经改变 1 例、潮热盗汗 1 例[山东医药, 2016, 56（34）: 68–70]。

【注意事项】①孕妇禁用；②体弱、阴道出血量多者慎用；③素有癥瘕、妊娠后漏下不止、胎动不安者需遵医嘱，以免误用伤胎；④经期及经后 3 天禁用；⑤忌食生冷、肥腻、辛辣食物。

桂枝茯苓胶囊（片）
Guizhi Fuling Jiaonang（Pian）
《中华人民共和国药典》2015 年版一部

【药物组成】桂枝、茯苓、牡丹皮、桃仁、白芍。

【功能主治】活血，化瘀，消癥。用于妇人瘀血阻络所致癥块、经闭、痛经、产后恶露不尽；子宫肌瘤，慢性盆腔炎包块，痛经，子宫内膜异位症，卵巢囊肿见上述症候者。

【辨证要点】①癥瘕：因瘀血内停、瘀阻冲任所致，症见下腹包块，推之可移，界限清楚，妇女月经不畅，血色暗紫，有小血块，腹痛如刺，痛处拒按，舌黯、有瘀斑，脉沉弦或沉涩，按之有力；子宫肌瘤、慢性盆腔炎性包块、卵巢囊肿见上述症候者。②痛经：因瘀血内阻所致，症见经前或经期小腹刺痛拒按，量多或少，色暗红有血块，血块下后痛减，舌黯或有瘀点，脉沉弦或涩；原发性痛经、子宫内膜异位症见上述症候者。③闭经：由瘀血内阻所致，症见经闭不行，小腹刺痛拒按，舌暗或有瘀点，脉沉涩；继发性闭经见上述症候者。④产后恶露不尽：因瘀血阻滞胞脉所致，症见产后恶露淋漓不爽，量少，色紫黯有块，小腹疼痛拒按，舌紫黯或边有瘀点，脉弦涩；产后子宫复旧不全见上述症候者。

【剂型规格】胶囊剂,每粒装 0.31g;片剂,每片重 0.32g。

【用法用量】口服。胶囊剂,一次 3 粒,一日 3 次,饭后服;前列腺增生症疗程为 8 周,其余适应证疗程为 12 周,或遵医嘱。片剂,一次 3 片,一日 3 次,饭后服,经期停服;3 个月为 1 个疗程,或遵医嘱。

【临床应用】用于治疗盆腔炎、卵巢囊肿、子宫瘢痕妊娠、子宫内膜异位、痛经、子宫肌瘤、宫外孕、月经不调等。①治疗慢性盆腔炎,常规组 50 例给予抗生素治疗,研究组 50 例给予抗生素联合桂枝茯苓胶囊治疗。常规组显效 19 例,有效 20 例,无效 11 例,总有效率为 78%;研究组显效 30 例,有效 17 例,无效 3 例,总有效率为 94%[实用妇科内分泌杂志,2015,2(11):190-191]。②联合康妇消炎栓治疗慢性盆腔炎 50 例,治愈 24 例,显效 13 例,有效 8 例,无效 5 例,总有效率为 90%;对照组 50 例只使用康妇消炎栓,治愈 17 例,显效 11 例,有效 10 例,无效 12 例,总有效率为 76%[亚太传统医药,2014,10(24):96-97]。③治疗卵巢囊肿 33 例,显效 20 例,有效 10 例,无效 3 例,总有效率为 90.9%[世界最新医学信息文摘,2015,15(11):92]。④超声介入引导孕囊内注射甲氨蝶呤联合桂枝茯苓胶囊治疗子宫瘢痕妊娠 40 例,痊愈 11 例,有效 22 例,无效 7 例,总有效率为 82.5%[现代中西医结合杂志,2016,25(11):1210-1212]。⑤辅助治疗子宫内膜异位症,两组 51 例,均先行腹腔镜手术,术后口服米非司酮,观察组在此基础上餐后口服桂枝茯苓胶囊。观察组完全缓解 31 例,好转 18 例,无效 2 例,总有效率为 96.1%;对照组分别为 20、23、8 例及 84.3%[山东医药,2015,55(40):64-65]。⑥治疗原发性痛经 114 例,痊愈 62 例,显效 26 例,有效 16 例,无效 10 例,总有效率为 91.2%[现代中西医结合杂志,2009,18(26):3200-3201]。⑦联合米非司酮治疗子宫肌瘤 60 例,对照组 60 例只采用米非司酮片。观察组显效 26 例,有效 31 例,无效 3 例,总有效率为 95.0%;对照组显效 23 例,有效 27 例,无效 10 例,总有效率为 83.3%［吉林中医药,2016,36(2):154-157］。⑧治疗药物流产后阴道流血,对照组和治疗组各 33 例。两组患者口服米非司酮、米索前列醇进行药物流产,孕囊排出后,对照组患者不服用药物,治疗组患者服用桂枝茯苓胶囊。治疗组显效 12 例,有效 18 例,无效 3 例,总有效率为 90.91%;对照组显效 6 例,有效 14 例,无效 13 例,总有效率为 60.61%［实用中西医结合临床,2014,14(8):78-79］。⑨治疗宫外孕,对照组与观察组各 40 例。对照组采用甲氨蝶呤治疗,观察组在对照组的基础上加用桂枝茯苓胶囊治疗。对照组治愈 13 例,有效 18 例,无效 9 例,总有效率为 77.5%;观察组治愈 24 例,有效 15 例,无效 1 例,总有效率为 97.5%［吉林医学,2014,35(15):3271-3272］。⑩调经促孕类中药与桂枝茯苓胶囊治疗月经不调不孕症,对照组与试验组各 54 例,对照组患者应用西药治疗,试验组采用调经促孕类中药与桂枝茯苓胶囊治疗。试验组治愈 30 例,有效 20 例,无效 4 例,总有效率为 92.59%;对照组治愈 15 例,有效 26 例,无效 13 例,总有效率为 75.93%［哈尔滨医药,2015,35(4):323-324］。⑪米非司酮与桂枝茯苓胶囊治疗子宫腺肌症 37 例。对照组 37 例给予米非司酮,对照组显效 15 例,有效 14 例,无效 8 例,总有效率为 78.38%;观察组显效 24 例,有效 12 例,无效 1 例,总有效率为 97.30%［光明中医,2016,31(12):1785-1786］。

【不良反应】轻微瘙痒 3 例［实用妇科内分泌杂志,2015,2(11):190-191］。出现血清氨基转移酶升高 3 例、白细胞减少 1 例、口腔溃疡 2 例［现代中西医结合杂志,2016,25(11):1210-1212］。出现 1 例腹泻［亚太传统医药,2014,10(24):96-97］。

【注意事项】①孕妇禁用;②体弱、阴道出血量多者慎用;③素有癥瘕、妊娠后漏下不止、胎动不安者需遵医嘱,以免误用伤胎;④经期及经后 3 天禁用;⑤忌食生冷、肥腻、辛辣食物。

鼻咽灵片

Biyanling Pian

《中华人民共和国药典》2015 年版一部

【**药物组成**】山豆根、茯苓、天花粉、茅莓根、麦冬、半枝莲、玄参、石上柏、党参、白花蛇舌草。

【**功能主治**】解毒消肿，益气养阴。用于火毒蕴结、耗气伤津所致的口干、咽痛、咽喉干燥灼热、声嘶、头痛、鼻塞、流脓涕或涕中带血；急、慢性咽炎，口腔炎，鼻咽炎见上述症候者。亦用于鼻咽癌放疗、化疗辅助治疗。

【**辨证要点**】①喉痹：多因邪热壅肺、肺阴不足、咽喉失养而致咽部肿痛、口咽干燥；咽炎、鼻咽炎见上述症候者。②鼻咽癌放疗或化疗阶段：鼻咽癌经放射线、化疗药物治疗产生不良反应，出现火毒未清、气阴受伤证候，症见口咽部及鼻咽部红肿疼痛、黏膜干燥、涕痰带血等症。

【**剂型规格**】片剂，①糖衣片（片芯重 0.38g）；②薄膜衣片，每片重 0.39g。

【**用法用量**】口服。一次 5 片，一日 3 次。

【**临床应用**】用于鼻炎，急、慢性咽喉炎，鼻咽癌及鼻咽癌患者放疗后副作用的治疗。①本品经广东省人民医院等单位的临床结果表明，用于治疗鼻咽癌患者放疗后副作用 226 例，显效 25 例，有效 177 例，总有效率为 89.38%；治疗急、慢性咽喉炎 111 例，其中显效 39 例，有效 55 例，对急性咽喉炎的有效率为 100%，对慢性咽喉炎的有效率为 88.68%，对慢性肥厚性咽喉炎、声带息肉的有效率为 64.52%。另外单纯用本品治疗鼻咽癌 30 例，总有效率为 16.67%。②96 例鼻咽癌随机分为治疗组和对照组，口腔黏膜和皮肤急性放射损伤治疗组分别为 68.75% 和 12.5%，对照组分别为 93.75% 和 56.25%；在放疗中，呕吐发生率治疗组与对照组分别为 7.63% 和 16.04%;白细胞减少发生率治疗组与对照组分别为 14.58% 和 18.75%;结束放疗时,鼻咽部癌灶和颈淋巴结的残存率治疗组分别为 10.42% 和 18.75%,对照组分别为 14.58% 和 22.92%。治疗组在放疗的基础上加鼻咽灵片,对照组单纯放疗,鼻咽灵片能明显减轻放疗引起的黏膜、皮肤急性损伤,提高了患者的生存质量,且不降低放疗的近期疗效[临床肿瘤杂志,2004,9(2):136-138]。③鼻咽灵片治疗 317 例急性咽喉炎,痊愈率为 29.3%,显效率为 42.9%,有效率为 24.6%,无效率为 3.2%,总有效率为 96.8%[中草药,2008,39(2):258-259]。

【不良反应】个别患者服用后有胃部不适感,但停药或继续使用,上述症状自行消失[广东药学,2002,12(6):55]。

【注意事项】①孕妇禁用;②风寒喉痹者慎用;③服药期间忌食辛辣、油腻食物;④本品老年人、儿童及素体脾胃虚弱者慎用。

第二节 放、化疗辅助类药

"邪之所凑,其气必虚""正气内存,邪不可干",所以中医治疗肿瘤将"扶正攻邪"作为总原则。当前很多肿瘤病首先考虑的是手术,然后再辅以其他方法,应充分考虑病人经手术及放、化疗后的变化,尤其是术后并发症及放、化疗后的毒副作用。在手术,放、化疗后的缓解期或化学药物治疗间歇期应用中医药疗法,可恢复和提高病人机体的免疫功能,降低放、化疗毒副作用,增强放、化疗作用效果,预防或减少肿瘤复发和转移。放、化疗辅助类药多为补益剂,常用的有云芝多糖胶囊、生血宝颗粒、贞芪扶正颗粒(胶囊)、养正消积胶囊、紫金龙片等。

生血宝颗粒（合剂）

Shengxuebao Keli（Heji）

《中华人民共和国药典》2015 年版一部

【药物组成】制何首乌、女贞子、桑椹、墨旱莲、白芍、黄芪、狗脊。

【功能主治】滋补肝肾，益气生血。用于肝肾不足、气血两虚所致的神疲乏力、腰膝酸软、头晕耳鸣、心悸、气短、失眠、咽干、纳差食少；放、化疗所致的白细胞减少，缺铁性贫血见上述症候者。

【辨证要点】①肝肾不足、气血两虚证：因体质虚弱，或病久失养，或劳累太过，或年高体衰，或房事不节，以致肝肾不足、气血两虚而见神疲乏力，气短懒言，纳差食少，口燥咽干，腰膝酸软；放、化疗所致的白细胞减少，缺铁性贫血见上述症候者。②眩晕：因先天不足，或年老体亏，或久病伤身，或劳伤过度，以致肝肾不足、气血亏虚、清窍失养而见眩晕，耳鸣，面色无华，精神萎靡，腰膝酸软；贫血、高血压见上述症候者。③耳鸣：因年老体衰，或房事不节，或劳倦伤脾，以致肝肾亏耗、气血两虚而见耳鸣，目眩，腰膝酸软，食少纳呆；神经性耳聋见上述症候者。④心悸：因禀赋不足，或饮食劳倦，或思虑过度，或年高体迈，以致肝肾不足、气血亏虚、心失所养而见心慌不安，气短，头晕，乏力，腰膝酸软；贫血、功能性心律失常见上述症候者。⑤失眠：因房劳过度，或久病年迈，以致肝肾亏损、气血不足、心神失养而致失眠，神疲食少，头目眩晕，耳鸣；神经衰弱见上述症候者。

【剂型规格】颗粒剂，①每袋装 8g；②每袋装 4g。合剂，每瓶装 100ml。

【用法用量】口服。颗粒剂，开水冲服，一次 8g，一日 2~3 次。

合剂,一次 15ml,一日 3 次。

【临床应用】用于放、化疗所致的白细胞减少,缺铁性贫血,再生障碍性贫血等。①治疗肿瘤患者白细胞减少症 106 例,显效 10 例,有效 90 例,无效 6 例,总有效率为 94.3%［实用医技杂志,2004,11(3):328-329］。②治疗尿毒症性贫血 20 例,生血宝治疗贫血 3 个月至 2 年,比治疗前 Hb 明显提升而且疗效稳定。对照组输血治疗 2 年时 Hb 保持在(70±10)g/L,3 年存活率为 57%;治疗组服用生血宝 2 年时 Hb 保持在(85±10)g/L,3 年存活率为 80%［北京中医药大学学报,2001,20(4):21-22］。③治疗肾性贫血 180 例,显效 96 例,有效 68 例,无效 16 例,总有效率为 91.11%［河北中医,2000,22(4):254-255］。④通过对 58 例肝硬化患者使用生血宝治疗前后血小板 4 种参数的改变来看,生血宝能明显改善血小板的数量和质量,治疗前后的参数改变有明显差异。58 例患者治疗期间,无 1 例出现不良反应,治疗前后的肝功能各项指标无明显差异［实用医技杂志,2003,10(6):684-685］。⑤生血宝颗粒联合右旋糖酐铁治疗缺铁性贫血 50 例,结果可以有效、快速地纠正贫血情况［中国社区医师,2010,34(12):146-147］。⑥联合环孢素治疗再生障碍性贫血 12 例,有效 11 例,效果不明显 1 例,有效率为 91.7%［河北联合大学学报,2012,14(2):191-192］。

【不良反应】目前尚未检索到不良反应报道。

【注意事项】①体实者慎用;②感冒者慎用;③脘腹痞满、痰多湿盛者慎用;④忌食辛辣、油腻、生冷食物;⑤用于治疗失眠时,睡前忌吸烟,忌饮酒、茶和咖啡。

贞芪扶正颗粒（胶囊）

Zhenqi Fuzheng Keli（Jiaonang）

《中华人民共和国卫生部药品标准
中药成方制剂第十七、二十册》

【药物组成】黄芪、女贞子。

【功能主治】补气养阴。提高人体免疫功能,保护骨髓和肾上腺皮质功能;用于各种疾病引起的虚损;配合手术、放射线、化学治疗,促进正功能的恢复。

【辨证要点】形体消瘦或偏胖,面色白,气短乏力,容易倦怠,语声低怯,自汗健忘,舌淡苔白,脉虚弱。

【剂型规格】颗粒剂,每袋装①15g（含糖型）;②5g（无糖型）。胶囊剂,每6粒相当于原生药12.5g。

【用法用量】口服。颗粒剂,一次1袋,一日2次。胶囊剂,一次6粒,一日2次。

【临床应用】用于各种肿瘤的辅助治疗,对因白细胞减少等属气阴两虚者也有效。①辅助化疗颌面部鳞癌化疗患者136例,可以改善患者的KPS评分值,增加患者的体重,稳定患者的白细胞数,减轻患者化疗并发症的发生率,从而提高患者的生存质量[口腔颌面外科杂志,2006,16（2）:123-125]。②治疗放、化疗后反复体虚感冒的患者29例,痊愈10例,显效11例,有效6例,无效2例,有效率为93.1%[河南中医,2006,26（2）:37]。③治疗核辐射工作人员的白细胞减少症58例,全部病例服药2周后神经衰弱症状开始改善,白细胞开始上升,8周以后症状基本消失[海军医高专学报,1996,18（4）:195]。④治疗慢性萎缩性胃炎108例,总有效率为94.4%[中西医结合杂志,1989,9（7）:424]。⑤本品联合双歧杆菌乳杆菌三联活菌片（金双歧）治疗腹泻35例,显效25例,有效9例,无效1例,总有效率达 97.1%；对照组 35 例，口服庆大霉素、复方胰酶散（胖得生），总有效率为 71.4%［实用儿科临床杂志，2004，19（9）：783-784］。⑥本品联合西咪替丁治疗扁平疣 56 例，治愈率为 55.4%，有效率为 91.1%；对照组 46 例，只口服西咪替丁，治愈率为 34.8%，有效率为 76.1%［医学信息，2009，22（9）：839-840］。⑦在常规治疗的基础上使用贞芪扶正治疗慢性血小板减少性紫癜 32 例，显效 23 例，良效 5 例，进步 2 例，无效 2 例，总有效率为 93.75%；对照组 32 例中显效 15 例，良效 6 例，进步 3 例，无效 8 例，总效率为 75%［陕西中医，2005，26（12）：1312-1313］。⑧贞芪扶正胶囊辅助化疗大肠癌术后患者 50 例，52 例仅行常规辅助化疗的患者作为对照组。观察组的卡氏评分（KPS）提高和稳定率为 76%，高于对照组的 55.8%；观察组的骨髓抑制率为 44%，对照组为 65%，化疗中加用贞芪扶正胶囊可提高患者术后的免疫力，减轻不良反应，改善生活质量［北京中医药，2015，34（10）：810-812］。⑨食管癌患者 60 例分为化疗后加贞芪扶正口服治疗和单纯化疗组，治疗后的 $CD3^+$、$CD4^+$、$CD8^+$ 水平较治疗前显著升高，$CD4^+/CD8^+$ 比值较治疗前显著下降；治疗组治疗后的 T 细胞亚群各项指标改善显著优于对照组；治疗组治疗后的 KPS 评分显著高于对照组；治疗组患者的化疗毒副作用发生率显著低于对照组；贞芪扶正颗粒可有效降低食管癌化疗期间的毒副作用，显著提高食管癌化疗患者的免疫功能，提高生存质量［吉林中医药，2015，35（10）：1025-1027］。⑩140 例干扰素所致的疲劳患者随机分为 2 组，对照组采用单纯支持治疗，治疗组采用支持治疗的基础上加服贞芪扶正颗粒治疗。结果治疗组的有效率为 94.3%，对照组的有效率为 70.0%［中国煤炭工业医学杂志，2012，15（10）：1587-1588］。⑪卵巢癌术后患者 150 例，对照组 80 例，治疗组 70 例，对照组单纯化疗，治疗组加用贞芪扶正胶囊。结果治疗组的有效率为 82.8%，对照组的有效率为 55.0%［现代预防医学，2010，37（14）：2759-2761］。

【不良反应】引起药疹 1 例［新医学，2008，39（1）：59］。

【注意事项】①服药期间忌食辛辣刺激和油腻食物；②本品胶囊剂极易吸潮，用后请立即加盖并拧紧；③服药前后 1 小时左右不要饮用茶、咖啡、牛奶等饮品。

养正消积胶囊
Yangzheng Xiaoji Jiaonang
《中华人民共和国药典》2015 年版一部

【药物组成】黄芪、女贞子、人参、莪术、灵芝、绞股蓝、炒白术、半枝莲、白花蛇舌草、茯苓、土鳖虫、鸡内金、蛇莓、白英、茵陈（绵茵陈）、徐长卿。

【功能主治】健脾益肾，化瘀解毒。适用于不宜手术的脾肾两虚、瘀毒内阻型原发型肝癌的辅助治疗，与肝内动脉介入灌注加栓塞化疗合用，有助于提高介入化疗疗效，减轻对白细胞、肝功能、血红蛋白的毒性作用，改善患者生存质量，改善脘腹胀满、纳呆食少、神疲乏力、腰膝酸软、溲赤便溏、疼痛。

【辨证要点】主要用于原发性肝癌脾肾两虚、瘀毒内阻证的辅助治疗，同化疗合用具有增效减毒作用，可增强化疗药的抗肿瘤疗效，减轻化疗中出现的免疫功能、造血系统、消化系统及肝脏的损害。改善患者的生存质量，改善脘腹胀满、纳呆食少、神疲乏力、腰膝酸软、溲赤、便溏及疼痛症状。

【剂型规格】胶囊剂，每粒装 0.39g。

【用法用量】口服。一次 4 粒，一日 3 次。

【临床应用】用于治疗胃黏膜不典型增生，或作为肺癌、肝癌的辅助治疗。①治疗胃黏膜不典型增生 52 例，显效 21 例，有效 25 例，总有效率为 88.46%［辽宁中医药大学学报，2007，9（2）：79–80］；②晚期肺癌患者 200 例随机分为养正消积胶囊联合化疗组和单纯全身化疗对照组，各 100 例，养正消积组的有效率和临床获益率分别为 31.9% 和 82.4%,对照组分别为 30.2% 和 69.8%,有效率比较差异无统计学意义(P=0.793);而临床获益率养正消积组高于对照组,差异有统计学意义(P=0.039) [中华肿瘤防治杂志, 2014, 21 (5): 384–386];③原发性肝癌患者 60 例随机分为治疗组和对照组,治疗组给予 TACE + 养正消积胶囊,对照组只接受 TACE,临床获益分别为 89.3% 及 92.6% [疑难杂志, 2014, 13 (4): 349–353];④400 例恶性肿瘤患者分为养正消积胶囊组与单纯化疗组,各 200 例,结果有效率分别为 45.0% 与 35.0%,生活质量改善分别为 74.0% 与 46.0% [肿瘤基础与临床, 2013, 26 (5): 427–429];⑤260 例晚期非小细胞肺癌患者随机分为治疗组 130 例和对照组 130 例,两组均给予 NP 化疗方案,治疗组同时口服养正消积胶囊,疗程为 4 个月,结果养正消积胶囊可提高晚期非小细胞肺癌患者的生存质量、减轻化疗的毒副作用 [上海中医药杂志, 2013, 47 (8): 57–59]。

【不良反应】目前尚未检索到不良反应报道。

【注意事项】①孕妇禁用;②服药期间忌食辛辣刺激和油腻食物;③打开防潮袋后,请注意防潮;④本品含有人参,不宜与藜芦、五灵脂同用。

紫龙金片

Zilongjin Pian

《中华人民共和国药典》2015 年版一部

【药物组成】黄芪、当归、白英、龙葵、丹参、半枝莲、蛇莓、郁金。

【功能主治】益气养血,清热解毒,理气化瘀。用于气血两虚证原发性肺癌化疗者,症见神疲乏力、少气懒言、头昏眼花、食欲缺乏、气短自汗、咳嗽、疼痛。

【辨证要点】气促咳嗽,咳痰黏稠,动则自汗,头晕目眩,神疲乏力,食纳差,小便短少不利,面色无华,舌质淡,苔少,脉细弱无力。

【剂型规格】片剂,每片重0.65g。

【用法用量】口服。一次4片,一日3次,与化疗同时使用。每4周为1个周期,2个周期为1个疗程。

【临床应用】用于治疗肺癌。①对419例肺癌患者进行了Ⅱ期临床试验,与单纯化疗进行对照。结果表明本品对中、晚期肺癌患者肿瘤疗效有效率为22%,对照组为9.09%;症候疗效有效率为92.43%,对照组为43.04%;生存质量提高稳定率为94.4%,对照组为38.26%;免疫功能提高率为94.73%,对照组为32.17%[天津药学,2002,14(3):88-89]。②78例局部晚期非小细胞肺癌经同步放、化疗后病情稳定者随机分为治疗组和对照组,各39例,分别给予紫龙金片和安慰剂维持治疗,疗程为2个月,紫龙金片维持治疗能改善晚期非小细胞肺癌的临床症状,提高患者的生活质量[上海中医药杂志,2015,49(8):38-40]。③根据124例小细胞肺癌患者的临床资料,将患者随机分为紫龙金片联合化疗组为治疗组62例和单纯化疗组为对照组62例,治疗组和对照组患者经化疗后,生存质量增加稳定率分别为79.0%和62.9%,化疗后白细胞、血红蛋白、血小板减少方面治疗组均优于对照组,治疗组可以降低化疗的骨髓抑制副作用[天津药学,2015,27(3):54-56]。

【不良反应】目前尚未检索到不良反应报道。

【注意事项】孕妇禁用。

下篇　骨伤科中成药

　　骨伤科类中成药主要用于跌打损伤、闪腰岔气、骨折、骨痹、痹病等,以上疾病属于西医学的软组织损伤、急性腰扭伤、骨性关节炎、强直性脊柱炎、慢性腰腿痛、脱臼、骨折、颈椎病、肩周炎、类风湿关节炎、骨质疏松症和骨关节结核等疾病。按功效分类,主要有疗伤止痛剂、接骨续筋剂、通络止痛剂、补肾壮骨剂。为使药物分类更加通俗易懂,便于西医临床医生和普通老百姓合理选用骨伤科中成药,本篇主要按照骨伤科疾病的发病原因、发病部位进行分类,分为跌打损伤类药、骨折类药、骨刺病类(骨质增生类)药、颈椎病类药、腰椎病类药、骨质疏松类药、其他类药。

第七章

跌打损伤类药

跌打损伤主要包括因外伤骨折、瘀血阻滞的软组织损伤、挨伤；由挑担负重、搬物屏气所致的闪腰岔气、急性腰扭伤、胸胁进伤等；风湿关节性疼痛等。治疗上常使用当归、乳香、没药、川芎、大黄、骨碎补、血竭、三七、续断、桃仁、红花、延胡索、赤芍、苏木、姜黄、三棱等活血化瘀止痛的药物，另加入少许香附、降香、木香等行气止痛的药物，以上药物配伍起到活血化瘀、消肿止痛、舒筋活络的作用。此类制剂孕妇禁用。

常用的口服药物有舒筋活血丸、跌打丸（片）、大七厘散、腰疼丸等；外用的有跌打万花油、云南白药酊、外用无敌膏等。

一粒止痛丸
Yili Zhitong Wan
《中华人民共和国卫生部药品标准中药成方制剂第十七册》

【**药物组成**】披麻黄、重楼、乳香、没药、金铁锁、麝香。

【**功能主治**】清热解毒，活血止痛。用于刀枪伤、跌打伤所致的疼痛，妇女经痛及部分晚期恶性肿瘤疼痛等症。

【**辨证要点**】①跌打损伤：因外力诸如跌打、扭挫所致，症见伤处肿胀、疼痛、青紫、活动受限；软组织损伤见上述症候者。②外伤出血：由外力诸如跌打、刀伤所致，症见出血，肢体局部肿痛、畸形、活动受限，舌质紫黯、脉弦涩；脱臼、骨折、切割伤见上述症候者。

【剂型规格】丸剂,素粒每 10 粒重 0.9g。

【用法用量】口服。一次 1 粒,每隔 4 小时服 1 次,或遵医嘱。

【临床应用】用于治疗软组织损伤,肿瘤疼痛,内、外、妇、伤科症见瘀滞疼痛者都可用本品镇痛。

【不良反应】过量服用会引起中毒,出现恶心、呕吐、血压降低、心率减慢等[实用中医药杂志,1994,10(4):33]。

【注意事项】①孕妇禁用;②心血管病患者慎用;③宜饭后服用,用药一日内忌食蚕豆、鱼类和酸冷食物;④本品药性强烈,方中的金铁锁有小毒,不可多服。

一枝蒿伤湿祛痛膏

Yizhihao Shangshi Qutong Gao

《中华人民共和国卫生部药品标准
中药成方制剂第十七册》

【药物组成】复方一枝蒿流浸膏(由雪上一枝蒿、生草乌、生川乌、生水半夏、生南星、红花、豨莶草、羌活、独活、川芎、药用辣椒组成)、颠茄流浸膏、冬青油、薄荷脑、冰片、樟脑。

【功能主治】祛风除湿,活血止痛。用于风湿关节疼痛、肌肉痛、扭伤。

【辨证要点】①痹病:多因外感风寒湿、经络瘀阻所致,症见关节痛,不肿或肿胀而不红不热,遇寒加重,遇热则减,不发热,舌苔淡白或白腻,脉弦紧或浮紧;风湿性关节炎、类风湿关节炎见上述症候者。②跌打扭伤:多因外伤、扭伤所致,症见关节局部肿胀、疼痛、活动受限而未见皮肤破损;急性闭合性关节损伤见上述症候者。

【剂型规格】贴剂,5cm × 6.5cm。

【用法用量】外用,贴于患处。

【临床应用】用于风湿关节疼痛、肌肉痛、扭伤。配合物理疗法治疗中度踝关节外侧副韧带损伤 30 例，在治疗第 5、第 7 天时疗效明显优于只用物理治疗的对照组，治疗组第 5 天所获的疗效与对照组第 7 天相比差异无统计学意义，治疗组第 7 天所获的疗效与对照组第 10 天相同。物理治疗的基础上加用一枝蒿伤湿祛痛膏可缩短治疗时间，加快组织恢复[山西职工医学院学报，2006，16（2）：47-48]。

【不良反应】目前尚未检索到不良反应报道。

【注意事项】①孕妇禁用；②风湿热痹、关节红肿热痛者慎用；③凡对橡胶膏过敏或皮肤糜烂、破裂者不宜贴用；④使用中如皮肤发痒或变红应立即停药。

七厘胶囊（散）

Qili Jiaonang（San）

《中华人民共和国药典》2015 年版一部

【药物组成】血竭、乳香（制）、没药（制）、红花、儿茶、冰片、人工麝香、朱砂。

【功能主治】化瘀消肿，止痛止血。用于跌扑损伤，血瘀疼痛，外伤出血。

【辨证要点】①跌打损伤：因外力诸如跌打、扭挫所致，症见伤处肿胀、疼痛、青紫、活动受限；软组织损伤见上述症候者。②外伤出血：由外力诸如跌打、刀伤所致，症见出血、肢体局部肿痛、畸形、活动受限，舌质紫黯，脉弦涩；脱臼、骨折、切割伤见上述症候者。

【剂型规格】胶囊剂，每粒装 0.5g。散剂，每瓶装①1.5g；②3g。

【用法用量】胶囊剂，口服，一次 2~3 粒，一日 1~3 次。散剂，口服，一次 1~1.5g，一日 1~3 次；外用，调敷患处。

【临床应用】用于治疗痔疮,术后缓解疼痛,子宫内膜异位症、外伤、软组织损伤等的治疗。①治疗痔瘘术后 56 例,于术后次日将七厘胶囊内容物置于玉红膏油沙条上,使药末与油膏混匀,敷于创面,术后疼痛较轻,无一例使用止痛药,创面无渗血,其中 2 例切口轻度水肿,换药一周后水肿消失,平均住院天数 18 天,总有效率为 96.43%［新疆中医药,2002,20(5):81］。②治疗血栓性外痔 108 例,每日敷药 2 次,早、晚各 1 次。敷药后 1~2 天,血栓疼痛明显减轻,痔核明显缩小者 76 例;敷药 3~4 天,疼痛完全解除,痔核全部消失者 106 例［实用中医药杂志,2003,19(1):34］。③治疗肾移植术后并发带状疱疹 12 例,11 例治愈,1 例因乙醇过敏中途退出［中国临床医生杂志,2007,35(4):79］。④治疗足拇外翻畸形微创术后 48 例,采用七厘散对患足进行薰蒸、浸泡、外敷,治疗 5 天后患处红肿、瘀血(术后出现的)消除,患足关节活动自如,炎症得到明显改善［现代预防医学,2007,34(17):3379］。⑤治疗Ⅰ型子宫内膜异位症 31 例,取适量七厘散敷用少量黄酒调和,贴在人体神阙穴,并加艾条灸,能明显改善痛经、月经不调、肛门坠胀痛、性交痛等症状［上海针灸杂志,2003,22(4):24］。⑥治疗急性期手外伤 50 例,同时进行高压氧治疗,服药 3 周后显效 22 例,有效 25 例,无效 3 例,总有效率为 94%［现代中西医结合杂志,2008,17(10):1510］。⑦治疗急性软组织损伤 100 例,痊愈 35 例,显效 40 例,有效 19 例,无效 6 例,有效率为 94%［第五次全国中西医结合血瘀证及活血化瘀研究学术大会论文集,2001:119］。

【不良反应】1 例患者出现便秘［广东医学,2000,21(12):1063］,引起过敏性皮炎 2 例［辽宁中医杂志,1982,9(2):12］。

【注意事项】①孕妇禁用;②本品含乳香、没药,脾胃虚弱者多服易呕吐,故脾胃虚弱者慎用,饭后服用可减轻胃肠道反应;③本品含有朱砂,不可过量、久服;④肾病患者慎服;⑤不宜与碘化物、溴化物、硫酸亚铁、碳酸氢钠、巴比妥等配伍用药。

九分散

Jiufen San

《中华人民共和国药典》2015 年版一部

【药物组成】马钱子粉、麻黄、乳香（制）、没药（制）。

【功能主治】活血散瘀，消肿止痛。用于跌打损伤，瘀血肿痛。

【辨证要点】跌打损伤：因外伤而致，症见伤处青红紫斑，痛如针刺，掀肿闷胀，不敢触摸，活动受限，舌质紫黯，脉弦涩；软组织损伤、挫伤见上述症候者。

【剂型规格】散剂，每袋装 2.5g。

【用法用量】口服，一次 2.5g，一日 1 次，饭后服用；外用，创伤青肿未破者以酒调敷患处。

【临床应用】用于坐骨神经痛、腰痛、关节痛等。①用本方加味治疗坐骨神经痛 38 例，痊愈 27 例，显效 9 例，无效 2 例，总有效率为 94.74%［上海中医药杂志，1988，22（7）：23］。②采用牵抖顶摇手法和内服九分散治疗腰椎间盘突出症 40 例，痊愈者体征和症状全部或基本消失，直腿抬高在 80° 以上 32 例，占 80%，好转 7 例，占 17.5%；治疗时间最短为 7 天，最长为 4 个月［陕西中医，1986，7（6）：170］。③治愈老年性陈旧性骨折 2 例，取得满意疗效［河北中医，1983，4（1）：32］。④治疗类风湿关节炎 60 例，对照组 60 例。对照组给予雷公藤多苷片，治疗组在应用雷公藤多苷片的基础上加用九分散胶囊，90 天为 1 个疗程，2 个疗程后观察疗效。治疗组的总有效率为 86.67%，对照组的总有效率为 55.00%［中华中医药杂志，2012（8）：2237–2239］。

【不良反应】服用过量或使用不当可出现口唇麻木、舌僵等现象。有文献报道服药后可有汗出、心跳加强、头晕、失眠，个别病人有肌肉发紧或轻度抽搐现象,一般次晨即可自然恢复［陕西中医,2001,22(2):116］。外敷引起药疹1例［临床皮肤科杂志,1985,14(2):107］。

【注意事项】①本品含毒性药马钱子,不可多服、久服。服用本品若出现口唇麻木、舌僵等现象,应立即停药,注意观察。②孕妇禁用。③小儿及体弱者遵医嘱服用。④本品含有乳香、没药,饭后服用可减轻胃肠道反应。⑤本方有活血之品,破伤出血者不可外敷。⑥本品含有麻黄,可兴奋神经、升高血压,故心脏病、高血压患者慎用。

三七片(胶囊)

Sanqi Pian(Jiaonang)

《中华人民共和国药典》2015年版一部、

CFDA标准颁布件(2015)

【药物组成】三七。

【功能主治】散瘀止血,消肿止痛。用于咯血,吐血,衄血,便血,崩漏,外伤出血,胸腹刺痛,跌扑肿痛。

【辨证要点】①跌打损伤:因暴力撞击、强力扭转或牵引压迫等导致瘀血阻络而见伤处皮肤青紫、肿胀疼痛、活动受限,或胸腹刺痛,或见出血,脉弦或涩;软组织损伤见上述症候者。②血证:由瘀血阻络、血不循经、溢于脉外而致咯血、吐血、衄血、便血、崩漏;支气管扩张出血、胃及十二指肠球部溃疡出血、干燥性鼻炎、牙周炎、痔疮出血、功能性子宫出血等见上述症候者。

【剂型规格】片剂,每片含三七①0.25g(小片);②0.5g(大片)。胶囊剂,每粒装0.3g。

【用法用量】口服。小片一次4~12片,大片一次2~6片,一日3次。胶囊剂,一次3~5粒,一日1~2次。

【临床应用】用于治疗各种出血性疾病、跌打损伤及软组织损伤等。现代临床用于支气管扩张出血、胃及十二指肠溃疡出血、干燥性鼻炎、牙周炎、消化道溃疡、痔疮出血、功能性子宫出血、软组织损伤。①三七片联合甘露醇治疗外伤性前房出血39例,视力改善29例,改善率为74.36%[中国伤残医学,2009,17(3):76-77]。②三七片联合康复训练治疗髋关节置换患者术后关节功能恢复52例,比单纯康复训练三七片可加快患者功能恢复进度[中国生化药物杂志,2016,10(31):108-110]。③三七片治疗肋软骨炎19例,痊愈16例,好转3例,痊愈率为84%,好转率为100%[中国厂矿医学,2001,14(6):506]。④治疗白内障及青光眼术后66例72只眼,对照组术后常规处理,预防感染并每日换药;观察组除以上处理外,加服三七胶囊。结膜水肿消退时间观察组为2.15天,对照组为2.82天;结膜充血消退时间观察组为3.76天,对照组为5.68天;结膜瓣愈合时间观察组为3.92天,对照组为4.91天[中国中医眼科杂志,1997,7(2):115]。⑤治疗28例痛经反复发作2年以上的患者,采用布洛芬胶囊与中成药三七片合用治疗,22例痊愈,5例效果明显,总有效率达96.4%[农村医药报,2006(2):1]。⑥三七片加人红细胞生成素治疗慢性肾炎患者贫血30例,测定患者治疗前后的红细胞数、血红蛋白、血细胞比容、网织红细胞等指标,结果表明三七片加人红细胞生成素治疗效果显著[云南中医学院学报,2004,27(2):29]。⑦三七片治疗亚急性期脑出血80例,基本痊愈18例,显效29例,有效28例,无效3例,恶化及死亡2例,显效率为58.75%,总有效率为93.75%[医药导报,2003,22(11):775]。⑧三七片治疗62例菌痢,显效41例,有效18例,无效3例,总有效率为95.2%[宁夏医学杂志,2002,24(6):371]。⑨三七片配激素止血药治疗单纯性血尿70例,显效44例,有效18例,无效8例,总有效率为88.5%[陕西中医,2002,23(10):887]。⑩大剂量三七片(每日12片)治疗再灌注性心律失常118例,大剂量三七加常规治疗 118 例。三七治疗组临床痊愈 90 例,有效 26 例,总有效率为 98.3%;三七加常规治疗组临床痊愈 88 例,有效 22 例,总有效率为 93.2%[第四军医大学吉林军医学院学报,2002,24(1):39-41]。⑪用西咪替丁及三七片治疗小儿过敏性紫癜 31 例,结果表明用西咪替丁及三七片治疗小儿过敏性紫癜作用可靠,有效率高,不良反应少[现代中西医结合杂志,2005,14(7):867]。

【不良反应】口舌发麻、发硬、浑身汗出、心率减慢、四肢冰冷、眼前出现重影[中国中药杂志,1995,20(8):507];口舌发麻、浑身汗出、四肢发冷、心率减慢[浙江中西医结合杂志,2001,11(3):181];致手术创面出血 2 例[辽宁药物与临床,2002,5(增刊):63];致荨麻疹型药疹及腹痛 1 例[现代中西医结合杂志,2000,9(15):1495]、过敏性休克 2 例[药物不良反应杂志,2003,5(4):283;临床误诊误治,2009,22(10):100]、药疹 3 例[江苏中医,1994,15(2):19]、荨麻疹样药疹 1 例[皮肤病与性病,2001,23(3):61]、球结膜溢血及鼻出血 2 例[江苏中医,1996,17(2):29]

【注意事项】①孕妇慎用;②服药期间饮食宜选清淡之品,忌食辛辣之品,以免加重病情;③忌生冷、油腻、辛辣食物;④出血量大者应立即采取综合急救措施;⑤用本品治疗软组织损伤时,可配合外用正红花油等活血之品,以增疗效。

三七伤药片(胶囊、颗粒)

Sanqi Shangyao Pian(Jiaonang、Keli)

《中华人民共和国药典》2015 年版一部

【药物组成】三七、制草乌、雪上一枝蒿、冰片、骨碎补、红花、接骨木、赤芍。

【功能主治】舒筋活血,散瘀止痛。用于跌打损伤,风湿瘀阻,关节痹痛;急、慢性扭挫伤,神经痛见上述症候者。

【辨证要点】①跌打损伤:因外力创伤、瘀血阻滞所致,症见局部疼痛、肿胀或见皮肤青紫,肢节屈伸不利、活动受限而未见皮肤破损,舌质紫黯;急、慢性挫伤,扭伤见上述症候者。②痹病:因风寒瘀血阻滞关节经络所致,症见关节疼痛、刺痛或疼痛较甚、痛有定处,遇寒加剧,屈伸不利,舌质黯有瘀斑;关节炎、神经痛见上述症候者。

【剂型规格】片剂,①薄膜衣片,每片重 0.3g;②薄膜衣片,每片重 0.35g;③糖衣片(片芯重 0.3g)。胶囊剂,①每粒装 0.25g;②每粒装 0.3g。颗粒剂,每袋装 1g。

【用法用量】口服。片剂,一次 3 片,一日 3 次;或遵医嘱。胶囊剂,一次 3 粒,一日 3 次;或遵医嘱。颗粒剂,一次 1 袋,一日 3 次;或遵医嘱。

【临床应用】用于治疗闭合性软组织损伤、软组织挫伤等。①三七伤药胶囊治疗软组织挫伤后遗症 126 例,痊愈 107 例,好转 9 例,无效 10 例,总有效率为 92.06%[现代中西医结合杂志,2002,11(23):2349];②三七伤药胶囊治疗血瘀型软组织损伤 342 例,痊愈 115 例,显效 127 例,有效 87 例,无效 13 例,总有效率为 96.20%[山西中医,2008,24(6):17-19];③联合β-七叶皂苷钠治疗大面积软组织挫伤肿胀 40 例,采用局部用药包扎,口服消炎止痛药物,结果 40 例疗效显著[菏泽医专学报,2004,16(4):22];④治疗脊髓型颈椎病 96 例,结果显效 60 例,有效 32 例,无效 4 例,总有效率为 95.8%[中国民族医药杂志,2007,13(9):11];⑤防治痔瘘后并发症 40 例,与对照组比较,愈合时间由 24.13 天缩短到 19.98 天,疗效满意[中国肛肠病杂志,1998,18(11):44]。

【不良反应】目前尚未检索到不良反应报道。

【注意事项】①孕妇禁用。②本品药性强烈,应按规定量服用,不可多服、久服。③对本品过敏者禁用。④心血管疾病患者及过敏体质者慎用。⑤本品含草乌,为有毒药物,应在医师指导下使用,不宜过量、久服。不能与半夏、瓜蒌、川贝、浙贝、白蔹、白及同用。⑥本品含赤芍,不能与藜芦同用。

三七血伤宁胶囊

Sanqi Xueshangning Jiaonang

《中华人民共和国药典》2015 年版一部

【药物组成】三七、重楼、制草乌、大叶紫珠、山药、黑紫藜芦、冰片。

【功能主治】止血镇痛,祛瘀生新。用于瘀血阻滞、血不归经所致的咯血、吐血、月经过多、痛经、闭经、外伤出血、痔疮出血;胃及十二指肠溃疡出血、支气管扩张出血、肺结核咯血、功能性子宫出血。

【辨证要点】①咯血:瘀血阻滞之血不归经所致的痰中带血,舌紫暗,或有瘀点,脉涩;肺结核咯血、支气管扩张咯血等见上述症候者。②吐血:瘀血阻滞、血不循经所致的吐血,血色鲜红或紫黯,伴有脘腹疼痛,痛有定处而拒按,舌质紫黯,脉涩;胃、十二指肠溃疡出血见上述症候者。③月经过多:瘀血阻滞、血不归经致经血量多,血色紫黑有块,小腹疼痛拒按,舌紫黯,或有瘀点,脉涩。④痛经:瘀血阻滞胞宫而致经期小腹疼痛坠胀,舌紫黯,或有瘀点,脉涩;妇女月经不调、痛经、经闭及月经血量过多见上述症候者。⑤闭经:瘀血阻滞胞宫而致月经停闭,经血不来,小腹疼痛,胸胁、乳房胀痛,舌紫黯或有瘀点,脉涩。⑥外伤出血:跌打损伤、瘀血阻滞而致出血,色红或紫黯,局部青紫,肿胀疼痛。⑦便血:瘀血阻滞、肠络受损而致大便出血,色黑紫黯,排便困难;胃及十二指肠溃疡出血、痔疮出血见上述症候者。

【剂型规格】胶囊剂,每粒装 0.4g。每 100 丸保险子重 4g。每 10 粒胶囊配装 1 丸保险子。

【用法用量】口服,用温开水送服。一次 1 粒(重症者 2 粒),

一日 3 次,每隔 4 小时服 1 次,初服者若无副作用,可如法连服多次;小儿 2~5 岁一次 1/10 粒,5 岁以上一次 1/5 粒。跌打损伤较重者,可服 1 丸保险子。外用,瘀血肿痛者,用酒调和药粉,外擦患处;如外伤皮肤破或外伤出血,只需内服。

【临床应用】用于治疗各种痛症和出血症。①治疗 Colles 骨折 76 例,结果有 5 例 3 天好转,30 例 5 天好转,30 例 7 天好转,14 天均能全部好转,平均消肿天数为 5.38 天［浙江中医杂志,2004,39(11):463］。②治疗功能性子宫出血患者 20 例,更年期功能性子宫出血 11 例,育龄期功能性子宫出血 4 例,青春期功能性子宫出血 5 例。结果 80% 的患者服药 2 天后流血明显减少或停止,平均止血时间为 4~5 天,未见明显的毒副作用［首都医药,2004,11(6):29］。③联合定坤丹治疗青春期功能性子宫出血 42 例,总有效率为 97.62%［健康必读旬刊,2012,(8):11］。

【不良反应】目前尚未检索到不良反应报道。

【注意事项】①孕妇禁用;②本品含草乌,不宜与半夏、瓜蒌、川贝、浙贝、白蔹、白及同用;③虚寒证出血者忌用;④服药期间忌食蚕豆、鱼类和酸冷食物,以免助热生湿;⑤本品含草乌,为有毒药物,应在医师指导下使用,不宜过量、久服;⑥轻伤及其他病症患者忌服;⑦肝、肾功能不全者禁用。

大七厘散

Daqili San

《中华人民共和国药典》2015 年版一部

【药物组成】自然铜(煅)、土鳖虫(炒)、大黄(酒制)、骨碎补、当归尾(酒制)、乳香(制)、没药(制)、硼砂(煅)、血竭、三七、冰片。

【功能主治】化瘀消肿,止痛止血。用于跌打损伤,瘀血疼痛,外伤出血。

【辨证要点】跌打损伤:由外伤而致局部肿胀,症见皮肤青紫,疼痛,活动受限,或见出血,舌质紫黯,脉弦涩;软组织损伤见上述症候者。此外,本品还有用于治疗带状疱疹的报道。

【剂型规格】散剂,每袋装 1.5g。

【用法用量】口服,用黄酒或温开水冲服,一次 0.6~1.5g,一日 2~3 次;外用以白酒调敷患处。

【临床应用】用于治疗软组织损伤、切割伤、枪伤、脱臼、骨折、水火烫伤等。①外敷配合电针治疗踝关节韧带损伤 34 例,其中痊愈 29 例,显效 5 例,总有效率为 100%[江西中医药,2005,36(9):55];②红外线联合大七厘散治疗急性软组织损伤 48 例,好转 5 例,治愈 43 例,治愈率为 89.6%[青岛医药卫生,1997,29(12):11];③配合手法治疗急性踝关节扭伤 80 例,痊愈 60 例,显效 12 例,有效 7 例,无效 1 例,总有效率为 98.75%[陕西中医学院学报,2015,38(6):76-78]。

【不良反应】目前尚未检索到不良反应报道。

【注意事项】①孕妇忌服,但可外用;②饭后服用可减轻胃肠道反应,脾胃虚弱者慎用;③皮肤破损处不宜外用。

云南白药(散、胶囊、片)

Yunnan Baiyao(San、Jiaonang、Pian)

《中华人民共和国药典》2015 年版一部、
《中华人民共和国卫生部药品标准
中药成方制剂第二十册》

【药物组成】三七、独角莲等(保密方)。

【功能主治】化瘀止血,活血止痛,解毒消肿。用于跌打损伤,瘀血肿痛,吐血、咳血、便血、痔血、崩漏血下,手术出血,疮疡肿毒及软组织挫伤,闭合性骨折,支气管扩张及肺结核咳血,溃疡病出血,以及皮肤感染性疾病。

【辨证要点】①跌打损伤:因瘀血阻滞所致的软组织损伤,症见伤处青红紫斑,痛如针刺,瘀肿闷胀,不敢触摸,活动受限,舌质紫黯;也可用于闭合性骨折的辅助治疗。②吐血:因热毒灼伤胃络所致的吐血,血色鲜红,夹有食物残渣,身热,烦躁,牙龈肿痛,便秘,尿赤;胃及十二指肠溃疡出血、食管炎出血见上述症候者。③咯血:因热毒灼伤肺络所致的咯血,血色鲜红,夹有痰涎,咽痒咳嗽,舌红苔黄,脉数有力;支气管扩张、肺结核咯血见上述症候者。④便血:因热毒壅遏肠道、灼伤脉络所致的大便带血,血色鲜艳,肛门肿胀;胃及十二指肠溃疡出血、痔疮、肛裂出血见上述症候者。⑤崩漏:因热毒内盛、冲任失固所致的经血非时而下,量多或淋漓不尽,血色鲜红或有瘀块;功能性子宫出血、人工流产后出血见上述症候者。⑥疮疡:因热毒蕴结肌肤所致,症见肌肤红赤、肿胀、微热、疼痛,舌尖红,脉浮数;体表感染性疾病见上述症候者。

【剂型规格】散剂,每瓶装 4g,保险子 1 粒。胶囊剂,每粒装 0.25g。片剂,每素片重 0.35g。

【用法用量】口服。刀、枪、跌打诸伤,无论轻重,出血者用温开水送服;瘀血肿痛与未出血者用酒送服;妇科各症,用酒送服;但月经过多、红崩,用温水送服。毒疮初起,服 0.25g,另取药粉,用酒调匀,敷患处,如已化脓,只需内服。其他内出血各症均可内服。

散剂,一次 0.25~0.5g,一日 4 次(2~5 岁按 1/4 剂量服用;6~12 岁按 1/2 剂量服用)。胶囊剂,一次 1~2 粒,一日 4 次(2~5 岁按 1/4 剂量服用;6~12 岁按 1/2 剂量服用)。片剂,一次 1~2 片,一日 4 次(2~5 岁按 1/4 剂量服用;6~12 岁按 1/2 剂量服用)。

凡遇较重的跌打损伤可先服保险子 1 粒,轻伤及其他病症不必服。

【临床应用】用于治疗各种出血、外伤、炎症、手术伤口延期愈合、妇科疾病、皮肤疾病、冻伤、消化性溃疡、肛肠疾病等。

①出血性疾病：用云南白药胶囊 20 粒加肾上腺素 16mg 制成溶液口服，每日 3 次，治疗多种原因引起的上消化道出血症者 94 例，治疗组痊愈 67 例，好转 26 例，无效 1 例，总有效率为 98.9%［山东中医杂志，1994，13（11）：521］。此外，云南白药用于消化道出血、咯血、鼻出血、扁桃体手术出血、外伤性眼前房出血、小儿出血性疾病、出血性脑血管病等［云南中医学院学报，1997，20（4）：20］。②治疗骨伤科疾病（关节扭挫伤、闭合性关节）99 例，结果治愈 90 例，显效 5 例，有效 2 例，无效 2 例，总有效率为 98%；其中骨折 16 例全部治愈［时珍国药研究，1997，8（6）：496］。③肋软骨炎：采用云南白药湿敷治疗肋软骨炎 21 例，结果经 2 次用药治愈 15 例，经 4 次用药治愈 3 例，好转 3 例，总有效率为 100%［山东中医杂志，2010，29（8）：565］。④采用云南白药治疗压疮 86 例，结果治愈 73 例，好转 13 例，总有效率为 84.9%；平均治愈时间为 13.5 天［中国现代应用药物，2011，5（1）：110］。⑤联合五加生化胶囊治疗药物流产后阴道出血 94 例，完全流产率治疗组为 96.8%；对照组 84 例单用米非司酮加米索前列醇，完全流产率为 90.5%［现代药物与临床，2013，28（2）：214-216］。⑥治疗外科整形术后面部肿胀 56 例，对照组 56 例使用安慰剂，术后 2 天时对照组的平均 CRP 值为（62.36±33.27）mg/L，观察组为（33.72±20.33）mg/L；术后 3 天，对照组的平均 CRP 值为（28.46±13.75）mg/L，观察组为（14.26±13.18）mg/L；术后 5 天，对照组的平均 CRP 值为（10.27±8.45）mg/L，观察组为（2.66±2.49）mg/L［中国药业，2013，22（16）：105-106］。⑦联合加味逍遥丸治疗卵巢囊肿 30 例，总有效率治疗组为 86.7%［中医临床研究，2012，4（15）：76-77］。⑧治疗肺结核合并顽固性小量咯血 32 例，总有效为 84.4%，治愈率为 53.1%［哈尔滨医药，2013，33（2）：124］。⑨治疗智齿拔除术后 48 例，术后 7 天，云南白药组局部肿胀消退者 48 例，有效率为 100%［中国医学创新，2013，10（22）：36-37］。⑩治疗溃疡性结肠炎腹痛 34 例，

治疗组在对照组口服5-氨基水杨酸肠溶片的基础上使用云南白药胶囊,总有效率及治愈率显著高于对照组[中国医药指南,2013,11(2):77]。⑪治疗眼底出血100例,视力恢复的总有效率为86.00%[中国卫生产业,2012,9(18):76-77]。

【不良反应】有致过敏反应的报道,轻者表现为荨麻疹,重者可有过敏性休克[江苏中医,1991,1(31):15];长期使用可发生血小板减少[中西医结合杂志,1991,3(10):166],溶血[中成药,1995,17(4):52];过量可能发生毒副作用,如急性肾衰竭、心律失常、血压降低、不全流产、急性咽喉炎[实用医学杂志,1995,11(12):806]、上消化道出血[海峡医学,1996,8(3):59]等,有过量服用致中毒死亡的病例报告。

【注意事项】①孕妇禁用;②对本药有过敏史、中毒史者禁用,伴严重心律失常者禁用;③过敏体质者慎用;④服药一日内忌食蚕豆、鱼类及酸冷食物;⑤服药后感上腹部不适、恶心者,应减量或停服。

云南白药酊

Yunnan Baiyao Ding

《中华人民共和国卫生部药品标准中药成方制剂第十八册》

【药物组成】三七、独角莲等(保密方)。

【功能主治】活血散瘀,消肿止痛。用于跌打损伤、风湿麻木、筋骨及关节疼痛、肌肉酸痛及冻伤等症。

【辨证要点】①跌打损伤:因瘀血阻滞所致的软组织损伤,症见伤处青红紫斑,痛如针刺,焮肿闷胀,不敢触摸,活动受限,舌质紫黯。②痹病:因风湿瘀阻经络而致关节疼痛,痛处不移或痛而重着,肢体麻木,筋骨拘急。③冻疮:因寒邪侵袭、瘀血阻络所致的局部或全身性损伤,症见局部肿胀、麻木、痛痒、青紫,或起水疱,甚至破溃成疮;冻伤见上述症候者。

【剂型规格】酊剂,每瓶装①30ml;②50ml;③100ml。

【用法用量】口服。常用量为一次 3~5 格(3~5ml),一日 3 次;最大量为一次 10 格(10ml)。外用,取适量擦揉患处,每次 3 分钟左右,一日 3~5 次,可止血消炎;风湿筋骨疼痛,蚊虫叮咬,一、二度冻伤可擦揉患处数分钟,一日 3~5 次。

【临床应用】用于跌打损伤、瘀血肿痛、肌肉酸痛及风湿关节疼痛等。①云南白药酊治疗膝骨关节炎 30 例,临床控制 2 例,显效 8 例,有效 15 例,无效 5 例;疼痛改善临床控制 6 例,临床改善 22 例,无改善 2 例,总改善率为 93.3%〔中国中医药信息杂志,2003,10(11):45-46〕。②治疗新生儿硬肿症 49 例,显效 41 例,有效 5 例,3 例因严重感染肺出血死亡,治愈率近 94%,病死率约 6%〔内蒙古中医药,2010,18(25):7-8〕。③配合按摩治疗肩周炎 34 例,治愈 12 例,显效 18 例,有效 3 例,总有效率为 97%〔中国中西医结合杂志,1994,S1(增刊):364-365〕。

【不良反应】目前尚未检索到不良反应报道。

【注意事项】①孕妇禁用;②皮肤破伤处不宜使用;③用药后一日内忌食蚕豆、鱼类、酸冷食物;④皮肤过敏者停用;⑤对乙醇及本品过敏者禁用,过敏体质者慎用;⑥经期及哺乳期妇女慎用。

云南白药膏

Yunnan Baiyao Gao

《中华人民共和国卫生部药品标准中药成方制剂第十八册》

【药物组成】三七、独角莲等(保密方)。

【功能主治】活血散瘀,消肿止痛,祛风除湿。用于跌打损伤、瘀血肿痛、风湿疼痛等症。

【辨证要点】①跌打损伤:因瘀血阻滞所致的软组织损伤,症见伤处青红紫斑,痛如针刺,焮肿闷胀,不敢触摸,活动受限,舌质紫黯;②痹病:因风湿瘀阻经络而致关节疼痛,痛处不移或痛而重着,肢体麻木,筋骨拘急。

【剂型规格】橡胶膏剂,①6.5cm×10cm;②6.5cm×4cm。

【用法用量】外用,贴患处。

【临床应用】用于治疗软组织损伤、肌肉酸痛及风湿关节疼痛等。①治疗急性软组织损伤45例,治愈39例,显效3例,有效3例,无效0例,总有效率为100%[实用医药杂志,2006,23(6):724];②联合西药治疗膝骨关节炎疼痛30例,痊愈3例,显效10例,有效13例,无效4例,总有效率为86.67%[湖南中医杂志,2014,30(8):93-94];③贴敷治疗疫苗接种红肿硬结68例,治愈52例,显效11例,有效3例,无效2例,总有效率为97.05%[中国医药科学,2012,2(24):232-233];④治疗冻疮76例,治愈74例,有效1例,显效1例,总有效率为100%[中医外科杂志,2001,10(2):32]。

【不良反应】过敏性体质患者可能有胶布过敏反应或药物接触性瘙痒反应,贴用时间不宜超过12小时。偶见红肿、水疱等,遇此应停药。过敏反应1例,症状为心慌、胸闷、头晕、恶心、口干、喉部有异物感、皮疹、瘙痒[中国中药杂志,1992,17(4):247]。

【注意事项】①孕妇禁用;②皮肤破伤处不宜使用;③皮肤过敏者停用;④每次贴于皮肤的时间少于12小时,使用中发生皮肤发红、瘙痒等轻微反应时可适当减少粘贴时间;⑤对本品过敏者禁用,过敏体质者慎用;⑥用药一日内忌食蚕豆、鱼类及酸冷食物;⑦经期及哺乳期妇女慎用。

云南白药气雾剂
Yunnan Baiyao Qiwuji
《中华人民共和国卫生部药品标准
中药成方制剂第二十册》

【药物组成】三七、独角莲等(保密方)。

【功能主治】活血散瘀,消肿止痛。用于跌打损伤、瘀血肿痛、肌肉酸痛及风湿关节疼痛等症。

【辨证要点】①跌打损伤:因瘀血阻滞所致的软组织损伤,痛如针刺,焮肿闷胀,不敢触摸,活动受限,舌质紫黯;②痹病:因风湿瘀阻经络而致关节疼痛,痛处不移或痛而重着,肢体麻木,筋骨拘急。

【剂型规格】气雾剂,每瓶装 60ml,每瓶重 50g;云南白药气雾剂保险液每瓶重 60g。

【用法用量】外用,喷于伤患处。使用云南白药气雾剂,一日 3~5 次。凡遇较重闭合性跌打损伤者,先喷云南白药气雾剂保险液,若剧烈疼痛仍不缓解,可间隔 1~2 分钟重复给药,一天内使用不得超过 3 次。

【临床应用】用于治疗软组织损伤、压疮等。①治疗急性软组织损伤的治愈率为 95%,对照组采用中药局部外敷治疗的治愈率为 87.5%[齐齐哈尔医学院学报,2012,33(5):586–587];②治疗急性软组织扭挫伤 100 例,治愈 45 例,有效 39 例,好转 16 例,总有效率为 84%[海峡药学,2003,15(4):78–79];③治疗压疮 58 例,治愈率为 65.51%,有效率为 96.55%[中国现代药物应用,2012,6(14):106–107];④治疗长春瑞滨致静脉炎 40 例,实验组患者穿刺血管前在距离穿刺点上方 5cm 处喷洒云南白药气雾剂保险液,对照组用 50% 乙醇湿敷,实验组与对照组的静脉炎发生率分别为 4.37% 和 23.68%[河北医学,2013,19(6):954–956];⑤治疗 PICC 所致的机械性静脉炎 22 例,对照组采用喜疗妥外敷,观察组的治疗总有效率为 100%,对照组为 68.18%[河南中医,2013,33(5):732–733]。

【不良反应】极少数患者用药后导致过敏性药疹,出现全身奇痒、躯干及四肢等部位出现荨麻疹,停药即消失。

【注意事项】①本品只限于外用,切勿喷入口、眼、鼻;②对乙醇及本品过敏者禁用,过敏体质者慎用;③皮肤过敏者停用;

④皮肤受损者勿用；⑤孕妇禁用；⑥使用云南白药气雾剂保险液时先振摇，喷嘴离皮肤 5~10cm，喷射时间应限制在 3~5 秒，以防止局部冻伤；⑦使用时勿近明火，切勿受热，应置于阴凉处保存。

五虎散
Wuhu San
《中华人民共和国药典》2015 年版一部

【药物组成】当归、红花、防风、制天南星、白芷。

【功能主治】活血散瘀，消肿止痛。用于跌打损伤，瘀血肿痛。

【辨证要点】跌打损伤：各种暴力因素如闪挫、外力打击、跌倒、扭转过度等导致肌肉、韧带或关节的损伤，症见局部青紫肿胀、疼痛剧烈、功能活动受限；急性腰扭伤、急性肩部扭挫伤、踝关节扭挫伤、陈旧性踝部损伤见上述症候者。

【剂型规格】散剂，每瓶装 6g。

【用法用量】口服，温黄酒或温开水送服，一次 6g，一日 2 次；外用，白酒调敷患处。

【临床应用】用于治疗跌打损伤，因各种暴力因素如闪挫、外力打击、跌倒、扭转过度等导致肌肉、韧带或关节的损伤。内服外敷治疗 172 例类风湿关节炎，有效率为 91.9%［中医学报，2013，28（9）：1386–1387］。

【不良反应】致接触性皮炎 11 例［中华皮肤科杂志，1986，19（1）：60］。

【注意事项】①本品含有毒及活血之品，孕妇禁用；②哺乳期妇女禁用；③本品含天南星，应在医师指导下使用，勿过量、久服；④使用本品引起皮肤过敏者应停止用药。

止痛紫金丸

Zhitong Zijin Wan

《中华人民共和国药典》2015 年版一部

【**药物组成**】丁香、血竭、当归、熟大黄、木香、儿茶、红花、骨碎补（烫）、土鳖虫、乳香（制）、没药（制）、赤芍、自然铜（煅）、甘草。

【**功能主治**】舒筋活血，消瘀止痛。用于跌打损伤，闪腰岔气，瘀血作痛，筋骨疼痛。

【**辨证要点**】①跌打损伤：因外力导致血离其经、瘀血阻络，症见局部肿胀疼痛，伤处青紫，功能障碍；软组织损伤见上述症候者。②闪腰岔气：因外力诸如挑担负重、搬物屏气致经络气血运行不畅，症见腰痛甚则连及下肢，活动受限或胸胁胀痛，痛呈走窜，胸闷气急，呼吸说话时有牵掣痛；急性腰扭伤、胸胁迸伤见上述症候者。

【**剂型规格**】丸剂，大蜜丸，每丸重 6g。

【**用法用量**】口服。一次 1 丸，一日 2 次。

【**临床应用**】跌打损伤类用药，多用于骨折、脱臼、软组织损伤、挤压伤以及外伤性关节炎、骨质增生、坐骨神经痛、肥大性脊柱炎等。

【**不良反应**】目前尚未检索到不良反应报道。

【**注意事项**】①孕妇禁用；②本品含有乳香、没药，饭后服用可减轻胃肠道反应。

少林风湿跌打膏

Shaolin Fengshi Dieda Gao

《中华人民共和国药典》2015 年版一部

【**药物组成**】生川乌、生草乌、乌药、白及、白芷、白蔹、土鳖虫、木瓜、三棱、莪术、当归、赤芍、肉桂、大黄、连翘、血竭、乳香(炒)、没药(炒)、三七、儿茶、薄荷脑、水杨酸甲酯、冰片。

【**功能主治**】散瘀活血,舒筋止痛,祛风散寒。用于跌打损伤、风湿痹病,症见伤处瘀肿疼痛、腰肢酸麻。

【**辨证要点**】①跌打损伤:由于各种暴力引起的骨、关节及肌肉韧带损伤,症见骨折、脱位、筋伤,伤处瘀肿疼痛,腰肢麻,活动受限。②痹病:因感受风寒湿邪、闭阻经络所致,症见关节肿胀疼痛,屈伸不利,晨僵,遇寒加重,得温则减;风湿性关节炎、类风湿关节炎及强直性脊柱炎见上述症候者。

【**剂型规格**】橡胶膏剂,①5cm×7cm;②8cm×9.5cm。

【**用法用量**】外用,贴患处。

【**临床应用**】主要用于各种外力引起的骨、关节及肌肉韧带损伤,症见骨折、脱位、筋伤等,也可用于风湿性关节炎、类风湿关节炎及强直性脊柱炎。外敷治疗腰肌劳损 40 例,总有效率为 95%[中医临床研究,2014(32):80-81]。

【**不良反应**】出现全身寒战、头痛的不良反应 1 例;1 例患处发热,稍后心口灼热,约 2 小时开始出现全身发冷、头痛症状,约 3 小时时全身寒战、头痛欲裂[实用药物与临床,2010,13(6):480]。

【**注意事项**】①本品因含有毒药川乌、草乌及活血破瘀药较多,故孕妇禁用;②风湿热痹、关节红肿热痛者慎用;③皮肤破损者忌用;④对膏药过敏者应停止用药。

中华跌打丸（酒）

Zhonghua Dieda Wan（Jiu）

《中华人民共和国药典》2015 年版一部、
《中华人民共和国卫生部药品标准
中药成方制剂第十九册》

【药物组成】牛白藤、假蒟、地耳草、牛尾菜、鹅不食草、牛膝、乌药、红杜仲、鬼画符、山桔叶、羊耳菊、刘寄奴、过岗龙、山香、穿破石、毛两面针、鸡血藤、丢了棒、岗梅、木鳖子、丁茄根、大半边莲、独活、苍术、急性子、建栀、制川乌、丁香、香附、黑老虎根、桂枝、樟脑。

【功能主治】消肿止痛，舒筋活络，止血生肌，活血祛瘀。用于挫伤筋骨，新旧瘀痛，创伤出血，风湿瘀痛。

【辨证要点】①跌打损伤：各种间接、直接暴力所致的局部筋膜、肌肉、韧带、关节的损伤，出现瘀血肿痛，皮肤青紫，功能活动受限，甚则创伤出血；用于骨折、软组织损伤见上述症候者。②痹病：因外感风湿、经脉瘀阻所致，症见关节肿胀疼痛、麻木、屈伸不利；风湿性关节炎、类风湿关节炎、血栓性浅静脉炎见上述症候者。

【剂型规格】丸剂，①水蜜丸，每 66 丸重 3g；②小蜜丸，每 20 丸重 6g；③小蜜丸，每 30 丸重 6g；④大蜜丸，每丸重 6g。酒剂，每瓶装①250ml；②500ml。

【用法用量】口服。水蜜丸一次 3g，小蜜丸一次 6g，大蜜丸一次 1 丸，一日 2 次；儿童及体虚者减半。酒剂一次 15~20ml，一日 2 次；外用取适量擦患处。

【临床应用】主要用于跌打损伤、骨折、四肢关节软组织损伤等。白酒调敷治疗四肢关节软组织伤 157 例，并与口服中华跌打丸进行对照。结果治疗组痊愈 81 例，显效 76 例，总有效率为 100%；对照组的总有效率为 93.8%［临床军医杂志，2007，35（5）：784］。

【不良反应】引起 1 例过敏性肾炎［中国中药杂志，1992，17（7）：434］。

【注意事项】①孕妇禁用；②皮肤破损的外伤者忌外用；③本品含有川乌，不宜与半夏、瓜蒌、贝母、白蔹、白及同用；④本品酒剂与甲硝唑、呋喃唑酮、帕吉林、苯乙肼等单胺氧化酶抑制剂，中枢抑制药，成瘾性镇痛药及部分抗组胺药，磺胺与呋喃类抗生素，水合氯醛，维生素 A，甲氨蝶呤，利福平等不宜联用；⑤不可过量、久用；⑥外伤出血患者出现大出血倾向时，应采取综合急救措施。

片仔癀（胶囊）

Pianzaihuang（Jiaonang）

《中华人民共和国药典》2015 年版一部

【药物组成】牛黄、麝香、三七、蛇胆等。

【功能主治】清热解毒，凉血化瘀，消肿止痛。用于热毒血瘀所致的急、慢性病毒性肝炎，痈疽疔疮，无名肿毒，跌打损伤及各种炎症。

【辨证要点】①痈疽：由热毒血瘀所致，症见肌肤局部红肿、灼热、疼痛；体表急性感染性疾病见上述证候者。②无名肿毒：由热毒血瘀所致，症见肢端关节红肿热痛、疼痛剧烈。③跌打损伤：因外伤所致，症见局部肿胀疼痛、刺痛拒按；软组织损伤见上述证候者。④肝炎：毒热瘀结（或湿热热毒证）型，症见上腹肿块、胁肋胀痛或刺痛、腹胀、发热、神疲乏力、食少纳呆，舌质紫暗、有瘀斑或舌质红或绛，苔黄，脉弦或数或涩。

【剂型规格】锭剂，每粒重 3g。胶囊剂，每粒装 0.3g。

【用法用量】锭剂，口服，一次 0.6g，8 岁以下儿童一次 0.15~0.3g，一日 2~3 次；外用研末用冷开水或食醋少许调匀涂在患处（溃疡者可在患处周围涂敷之），一日数次，常保持湿润，或遵医嘱。胶囊剂，口服，一次 2 粒，1~5 岁儿童一次 1 粒，一日 3 次；或遵医嘱。

【临床应用】主要用于急、慢性肝炎，慢性胃炎，癌症，眼炎，耳炎，咽炎及一切炎症所致的疼痛、发热等病症。①171 例各类肝炎患者服用片仔癀或片仔癀胶囊 4 天后，大部分症状有不同程度好转，临床痊愈率达 33.91%，总有效率达 90.05%。其中对不同肝炎的疗效比较：片仔癀治疗甲型肝炎和乙型肝炎，疗效大致相同，总有效率分别为 96.77% 和 96.42%，而对慢性肝炎的总有效率为 75.00%，不如急性肝炎疗效好［医药世界，2006，8（7）：64-66］。②手术及软组织损伤：治疗手术后患者 60 例，痊愈 45 例，显效 12 例，有效 1 例，无效 2 例，总有效率为 96.7%；治疗软组织损伤者患者 60 例，痊愈 25 例，显效 26 例，有效 9 例，总有效率为 100%［首都食品与医药，2016，（18）：84-85］。③联合 TACE 治疗毒热瘀结型原发性肝癌 20 例，治疗组患者治疗后 NK、CD4、CD4/CD8 较 TACE 前明显提高，片仔癀具有较强的免疫增强作用，能够提高患者机体抵抗力［九江医学，2008，23（1）：31-32］。④治疗流行性结膜炎、急性咽炎、急性扁桃体炎、急性牙槽脓肿、牙龈炎、外耳道炎、中耳炎及各种损伤引起的炎症，均有作用。⑤治疗刀枪伤、扭挫伤、痈疗、无名肿毒以及各种内、外伤出血，用之甚效。

【不良反应】偶有致敏反应，如有引起固定性红斑的报道［皮肤病与性病，1997，19（3）：67］。文献报道在用药过程中发生 1 例消化道出血，1 例严重恶心、呕吐，但停药后均迅速好转［黑龙江医药，2003，16（6）：542-543］。

【注意事项】①本品含牛黄，不宜与水合氯醛、吗啡、苯巴比妥联用；②含天然麝香，运动员慎用；③孕妇忌服；④创口上忌涂；⑤服药期间忌食辛辣、油腻食物。

风痛灵

Fengtong Ling

《中华人民共和国卫生部药品标准
中药成方制剂第九册》

【药物组成】乳香、没药、血竭、麝香草脑、冰片、樟脑、薄荷脑、三氯甲烷、香精、丁香罗勒油、水杨酸甲酯。

【功能主治】活血散瘀，消肿止痛。用于扭挫伤痛、风湿痹痛、冻疮红肿。

【辨证要点】①扭挫伤痛：由外力诸如跌打、扭挫所致，症见局部肿胀、疼痛、活动受限而未见皮肤破损；急性闭合性软组织损伤见上述症候者。②痹病：因风寒湿导致血瘀阻络，症见肌肉关节疼痛，痛如刀割、针刺样，压痛明显，局部皮色紫黯，舌质紫黯有瘀斑，脉弦涩；风湿性关节炎、类风湿关节炎、强直性脊柱炎、痛风见上述症候者。③冻疮：因感受风寒邪侵袭致局部或全身性损伤，症见局部肿胀、麻木、痛痒、青紫，或起水疱，甚至破溃成疮；冻疮见上述症候者。

【剂型规格】搽剂，每瓶装①6ml；②9ml。

【用法用量】外用。适量涂擦于患处，一日数次。或均匀喷涂于所备敷贴的吸附层上，再贴于患处。必要时用湿毛巾热敷后，随即涂擦，以增强疗效，但以患者皮肤能耐受为度。

【临床应用】用于治疗扭挫伤痛、风湿痹痛、冻疮红肿。

【不良反应】文献报道使用风痛灵引起接触性皮炎1例[上海中医药杂志, 1988, 9(33): 34]、致严重过敏1例[重庆医药, 1990, 19(2): 59]。

【注意事项】①孕妇禁用；②本药为外用药，不可内服；③使用时皮肤出现皮疹、瘙痒应停用；④瓶盖宜拧紧，防止药物挥发；⑤症状 1 周内无明显改善,或有加重趋势者,应去医院就诊；⑥对本品过敏者禁用,过敏体质者慎用；⑦本品性状发生改变时禁止使用；⑧3 岁以下儿童慎用。

双虎肿痛宁

Shuanghu Zhongtong Ning

《中华人民共和国卫生部药品标准
中药成方制剂第四册》

【**药物组成**】搜山虎、黄杜鹃根、生川乌、生草乌、生天南星、生半夏、樟脑、薄荷脑。

【**功能主治**】化瘀行气,消肿止痛,舒筋活络,驱风除湿。用于跌打损伤、扭伤、摔伤、风湿关节痛等,并可作骨折及脱臼复位等手术局部麻醉止痛用。

【**辨证要点**】①跌打损伤:由于各种直接、间接暴力所致,如外力打击、跌打、坠跌、闪挫、扭转过度等,出现局部肌肉、筋膜损伤而见瘀肿、疼痛剧烈、关节功能受限;软组织损伤见上述症候者。②痹病:由感受风寒湿、经络闭阻所致,症见关节肿胀、疼痛剧烈、屈伸不利;风湿性关节炎、类风湿关节炎见上述症候者。

【**剂型规格**】喷雾剂,每瓶装①60ml；②80ml。

【**用法用量**】外用。一日3~4 次,外擦患处。

【**临床应用**】用于跌打损伤、扭伤、摔伤、风湿关节痛等。

【**不良反应**】目前尚未检索到不良反应报道。

【**注意事项**】①孕妇禁用；②经期及哺乳期妇女慎用；③皮肤破损处不宜使用；④对本品及乙醇过敏者禁用,过敏体质者慎用；⑤外用引起过敏反应者立即停药；⑥忌食生冷、油腻食物。

玉真散（胶囊）

Yuzhen San（Jiaonang）

《中华人民共和国药典》2015 年版一部、
《中华人民共和国卫生部药品标准
中药成方制剂第十一册》

【**药物组成**】生白附子、防风、生天南星、白芷、天麻、羌活。

【**功能主治**】息风，镇痉，解痛。用于金创受风所致的破伤风，症见筋脉拘急、手足抽搐，亦可外治跌扑损伤。

【**辨证要点**】①破伤风：因金创、风毒入络所致，症见吞咽困难、牙关紧闭、肌肉痉挛、抽搐；破伤风见上述症候者。②跌打损伤：因外伤所致，症见局部青紫肿胀、拘挛疼痛；软组织损伤见上述症候者。

【**剂型规格**】散剂，每瓶装 1.5g。胶囊剂，每粒装 0.5g。

【**用法用量**】散剂，口服，一次 1~1.5g；或遵医嘱。胶囊剂，口服，一次 2~3 粒；外用，取适量敷于患处。

【**临床应用**】用于破伤风、跌扑损伤。①可内服或外敷治疗破伤风，文献报道采用玉真散加味治愈破伤风重症 1 例［泰山医学院学报，2004，25（4）：254］；②玉真散加减配合穴位有顺序针刺治疗面神经炎 22 例，痊愈 18 例，好转 3 例，无效 1 例，痊愈率为 81.8%，总有效率为 95.5%［中国社区医师，2010，12（2）：85］。

【**不良反应**】玉真散致中毒死亡 1 例，系白附子所致；另外方中的生天南星毒性较大，误食中毒可有咽喉烧灼感、口舌麻木、黏膜糜烂、水肿、流涎等，严重者可窒息。

【**注意事项**】①本方中的生白附子、生天南星均有毒性，不得过量或久用；②孕妇禁用；③本品治疗风毒在表证，风毒入里者（症见角弓反张、频繁而间歇期短的全身肌肉痉挛、高热、面色青紫、腹壁板硬、时时汗出、大便秘结、小便不通）禁用；④破伤风后期、出血过多者不宜服用；⑤属阴寒证者慎用；⑥忌食辛辣、油腻食物及海鲜等发物。

正骨水

Zhenggu Shui

《中华人民共和国药典》2015 年版一部

【**药物组成**】九龙川、木香、海风藤、土鳖虫、豆豉姜、大皂角、香加皮、莪术、买麻藤、过江龙、香樟、徐长卿、降香、两面针、碎骨木、羊耳菊、虎杖、五味藤、千斤拔、朱砂根、横经席、穿壁风、鹰不扑、草乌、薄荷脑、樟脑。

【**功能主治**】活血祛瘀，舒筋活络，消肿止痛。用于跌打扭伤、骨折脱位以及体育运动前后消除疲劳。

【**辨证要点**】①跌打损伤：由外力诸如跌打、扭挫所致，症见局部肿胀、疼痛、活动受限而未见皮肤破损；急性闭合性软组织损伤见上述症候者。②骨折脱位：由外伤所致，症见伤处剧烈疼痛，肢体畸形，活动受限，红肿疼痛，青紫斑块，舌红或暗，脉弦或弦数；骨折、脱臼见上述症候者。

【**剂型规格**】溶液剂，每瓶装①12ml；②30ml；③45ml；④88ml。

【**用法用量**】外用。用药棉蘸药液轻搽患处；重症者用药液湿透药棉敷患处 1 小时，一日 2~3 次。

【**临床应用**】用于各种闭合性骨折、软组织损伤及脱臼等。①治疗 Colles 骨折 50 例，施行手法复位后小夹板固定，用本品湿敷骨折部位，每天 1 次，14 天为 1 个疗程，随访 3 个月。结果患腕肿胀程度为（17.52 ± 10.15）mm，消肿时间为（8.52 ± 3.69）天，骨痂形成时间为（30.78 ± 5.59）天，疼痛程度为（7.66 ± 1.59）（疼痛评估采用中华医学会疼痛医学会监制的

VAS卡），止痛时间为（5.86±1.90）天；疗效评价优8例，良32例，差10例［中国医疗前沿，2010，5（19）：34］。②经治疗各种软组织损伤200例，结果显效率为78.5%，总有效率为98.5%［亚太传统医药，2013，9（3）：84-85］。③配合针刺治疗肩周炎67例，痊愈51例，显效10例，好转4例，无效2例，总有效率为97%［中国民族医药杂志，2009，15（1）：6］。④绷带包扎配合正骨水治疗前臂伸肌腱周围炎120例，120例患者均1个疗程治愈，治愈标准是腕关节活动时无疼痛、揉按局部无疼感且捻发音消失［中医外治杂志，1999，8（5）：49］。⑤减轻化疗外渗后疼痛，对照组30例予常规外渗处理，观察组30例外渗部位外敷浸有正骨水的纱块，对照组的总疼痛率为66.67%，观察组的总疼痛率为0［中外医学研究，2014，12（22）：118-119］。⑥治疗冻疮41例，痊愈39例，好转2例，无效0例，总有效率为100%［中国民间疗法，2011，19（9）：21］。

【不良反应】有致严重过敏性皮疹1例［新医学，2008，39（6）：353］、过敏性休克1例［中华皮肤科杂志，1989，22（1）：51］、正红花油与正骨水合用致过敏反应1例［中国医院药学杂志，2000，20（3）：189］、误服本品致心律失常1例的文献报道［中国循环杂志，1992，7（1）：60］；4例局部出现皮疹瘙痒、2例出现烧灼感和辣痛感［中医杂志，1987，3（14）：30-31］。

【注意事项】①本品含草乌有毒，不宜久用、过量使用；不宜与半夏、瓜蒌、贝母、白蔹、白及同用。②本品含有毒及破血消癥之品，孕妇禁用。③血虚无瘀者（症见唇甲色淡、舌淡、无瘀斑）禁用。④忌内服，不能搽入伤口。⑤用药过程中如有瘙痒起疹，暂停使用。

外用无敌膏

Waiyong Wudi Gao

《中华人民共和国卫生部药品标准
中药成方制剂第十七册》

【**药物组成**】乳香、没药、细辛、冰片、八角枫、生草乌、四块瓦、生川乌、雪上一枝蒿、桑寄生、五香血藤、独活、透骨草、伸筋草、生地黄、熟地黄、续断、红花、土茯苓、海螵蛸、当归、苏木、白芷、猴骨、重楼、海马、木鳖子、马钱子、三分三、黄芪、三七、骨碎补、淫羊藿、千年健、杜仲、海风藤、刺五加、钻地风、牛膝、血竭、白术、肉桂、苍术、党参、茯苓、秦艽、仙鹤草、苦参、地肤子、鹤虱、黄连、黄芩、黄柏、大黄、银花、威灵仙、赤芍、蕲蛇。

【**功能主治**】驱风祛湿,祛瘀活血,消肿止痛,去腐生肌,清热拔毒,通痹止痛。用于跌打损伤、风湿麻木、腰肩腿痛、疮疖红肿疼痛。

【**辨证要点**】①跌打损伤:由于直接、间接暴力(如跌打、撞击、闪挫、扭转过度等)导致脉络受损、气机凝滞、阻塞经络,出现局部肿胀青紫、疼痛剧烈、功能障碍或麻木;软组织损伤见上述症候者。②痹病:由风寒湿邪引起或陈旧性关节损伤导致,症见肩腰腿痛,关节局部肿胀、疼痛麻木、功能障碍;风湿性关节炎、类风湿关节炎或陈旧性创伤性关节炎及骨性关节炎见上述症候者。③疖病:因湿火风邪相搏、邪毒蕴结皮肤所致,症见疖肿,局部红肿热痛,反复发作,经年不愈,伴大便干结、小便黄赤;毛囊炎及毛囊周围炎见上述症候者。

【**剂型规格**】膏剂,每张净重30g。

【**用法用量**】外用。加温软化,贴于患处。

【**临床应用**】用于治疗软组织损伤、疮疖红肿疼痛等。外敷治疗肿瘤45例,有效率达93.3%[中医外治杂志,1997,6

（1）：9 ］。

【不良反应】目前尚未检索到不良反应报道。

【注意事项】①孕妇及哺乳期妇女禁用；②本品为外用药，禁止内服；③皮肤破溃处禁用；④忌食辛辣、生冷、油腻食物；⑤妇女经期慎用；⑥疮疖较重或局部变软化脓或已破溃者应到医院就诊；⑦本品不宜长期或大面积使用，用药后皮肤过敏者应停止使用，症状严重者应去医院就诊；⑧对本品过敏者禁用，过敏体质者慎用。

百宝丹（胶囊、搽剂）

Baibao Dan（Jiaonang、Chaji）

《中华人民共和国卫生部药品标准中药成方制剂
第十七册》、CFDA 标准颁布件（2012）

【药物组成】三七、滇草乌、金铁锁、重楼。

【功能主治】散瘀消肿，止血止痛。用于刀枪伤、跌打损伤、月经不调、经痛经闭、慢性胃痛及关节疼痛。

【辨证要点】用于寒湿阻络或瘀血阻络所致的痹证及软组织损伤。

【剂型规格】散剂，每瓶装 4g，保险子 1 粒（每粒重 0.04~0.05g）。胶囊剂，每粒装 0.2g。搽剂，每瓶装①30ml；②60ml。

【用法用量】口服。散剂，一次 0.4g；胶囊剂，一次 2 粒，每隔 4 小时 1 次或遵医嘱，重伤者先服保险子 1 粒再服药。搽剂，外用，一日 4 次，7 日为 1 个疗程。涂于患处，涂后以隔一层塑料薄膜以热毛巾敷上，热敷 5 分钟为好，不热敷时可连续涂擦5 分钟。

【临床应用】用于刀枪伤、月经不调、盆腔炎、子宫肌瘤、卵巢囊肿、闭经、胃溃疡、十二指肠球部溃疡、慢性胃炎、风湿性关节炎、类风湿关节炎等。百宝丹合海藻玉壶汤治疗甲状腺腺瘤 34 例,痊愈 25 例,总有效率为 73.5%〔新疆中医药, 2006, 24（3）: 28〕。

【不良反应】有报道出现中毒 1 例〔青海医药, 1983（3）: 48〕及血压降低 1 例〔中成药研究, 1984（7）: 46〕,表现为恶心、呕吐、舌麻、头晕眼花、四肢颤抖、心悸、心动过速或过缓、面色苍白、大汗淋漓、血压下降等。个别患者使用搽剂可出现局部皮肤红肿发痒、红疹等。

【注意事项】①本品含草乌,不宜与半夏、瓜蒌、贝母、白及、白蔹同服;②本品有毒,不宜多服、久服,孕妇忌服;③服药后一日内忌食蚕豆、鱼类及酸、冷等物;④皮肤破损者禁用搽剂。

回生第一丹丸（散、胶囊）

Huisheng Diyidanwan（San、Jiaonang）

国家药监局单页标准（2009）,《中华人民共和国
卫生部药品标准中药成方制剂第四、九册》

【药物组成】土鳖虫、当归、乳香（醋炙）、血竭、自然铜（煅醋淬）、麝香、朱砂。

【功能主治】活血散瘀,消肿止痛。用于跌打损伤、闪腰岔气、伤筋动骨、皮肤青肿、血瘀疼痛。

【辨证要点】①跌打损伤:因外伤骨折、瘀血阻滞所致,症见伤处青红紫斑,痛如针刺,焮肿闷胀,不敢触摸,活动受限,舌质紫黯,脉象弦涩;软组织损伤、挫伤见上述症候者。②闪腰岔气:因局部跌打损伤、瘀血阻滞、经络不通所致,症见腰痛,活动受限或胸胁胀痛,痛呈走窜,胸闷气急,呼吸说话时有牵掣痛;急性腰扭伤见上述症候者。③骨折筋伤:因外力撞击所致,症见伤处剧烈疼痛,肢体畸形,活动受限,肿胀疼痛,青紫斑块,舌红或黯,脉象弦或弦数;骨折、脱臼见上述症候者。

【剂型规格】丸剂,每 100 粒重 1g。散剂,每瓶或袋装 1g。

胶囊剂,每粒重 0.2g。

【用法用量】口服,用温黄酒或温开水送服。散剂(丸剂),一次 1g,一日 2~3 次。胶囊剂,一次 5 粒,一日 2~3 次。

【临床应用】主要用于治疗软组织损伤,外伤性关节炎和关节、韧带、肌肉损伤,外科疮疡,各种扭伤、挫伤、擦伤、撕裂伤、刀割伤,骨折,外伤性血肿疼痛,闪腰岔气等。治疗 Colles 骨折,两组均采用手法复位,石膏夹固定,治疗组口服药物回生第一丹治疗。结果随访 260 例患者,两组消肿、疼痛及骨折愈合情况的评分比较,治疗组的疗效优于对照组[中国药业,2012,21(2):332-333]。

【不良反应】文献报道本品可引起肝功能异常[药物不良反应杂志,2003,5(1):32-32],引起亚急性重型肝炎 1 例[中国药物警戒,2006,3(2):109],致严重过敏反应[药物不良反应杂志,2003,5(2):115-116]。

【注意事项】①孕妇禁用;②过敏体质或对本品过敏者慎用;③骨折、脱臼应先复位后再行药物治疗;④不可过量、久用;⑤心、肝、肾等脏器功能不全者慎用。

伤科跌打丸(片)

Shangke Dieda Wan(Pian)

《中华人民共和国卫生部药品标准
中药成方制剂第三、五册》

【药物组成】大黄(酒炒)、白芍(酒炒)、地黄、当归、川乌(制)、香附(醋制)、蒲黄、三棱(醋制)、防风、红花、莪术(醋制)、续断、郁金、五灵脂(醋制)、乌药、牡丹皮、柴胡、三七、木香、枳壳、青皮、延胡索(醋制)。

【功能主治】活血散瘀,消肿止痛。用于跌打损伤、伤筋动骨、瘀血肿痛、闪腰岔气。

【辨证要点】①跌打损伤：因外伤扭挫、瘀血阻滞、经络不通所致,症见局部疼痛,皮肤青紫,活动受限;急性软组织损伤见上述症候者。②筋伤骨折：因外力跌打所致,症见伤处剧烈疼痛,肢体畸形或筋伤错位,活动不利;骨折、脱臼见上述症候者。③闪腰岔气：因瘀血阻滞所致,症见腰痛,活动受限或胸胁胀痛,痛呈走窜,胸闷气急,呼吸说话时有牵掣痛;畸形腰扭伤见上述症候者。

【剂型规格】丸剂,大蜜丸,每丸重 6.2g。片剂,每片含原生药 0.62g。

【用法用量】口服。大蜜丸一次 1 丸,片剂一次 4 片,均一日 2 次。

【临床应用】主要用于跌打损伤等。治疗创伤性软组织肿痛 202 例,疗效满意［当代医师杂志, 1998, 13（4）: 48］。

【不良反应】目前尚未检索到不良反应报道。

【注意事项】①本品含有川乌,不宜与半夏、瓜蒌、贝母、白蔹、白及同用;②本品含白芍,不宜与藜芦同用;③含五灵脂,不宜与人参同用;④含郁金,不宜与丁香同用;⑤孕妇及哺乳期妇女禁服;⑥严重心脏病,高血压,肝、肾疾病忌服。

红药贴膏

Hongyao Tiegao

《中华人民共和国药典》2015 年版一部

【药物组成】三七、白芷、土鳖虫、川芎、当归、红花、冰片、樟脑、水杨酸甲酯、薄荷脑、颠茄流浸膏、硫酸软骨素、盐酸苯海拉明。

【功能主治】祛瘀生新,活血止痛。用于跌打损伤,筋骨瘀痛。

【辨证要点】跌打扭伤：多因外受损伤、瘀血阻滞伤所致,症见局部青紫肿胀、疼痛剧烈、功能活动受限;软组织损伤见上述症候者。

【剂型规格】 橡胶膏剂,每贴 7cm×10cm。

【用法用量】 外用。洗净患处,贴敷,每 1~2 日更换 1 次。

【临床应用】 用于跌打损伤、筋骨肿痛等。

【不良反应】 目前尚未检索到不良反应报道。

【注意事项】 ①凡对橡皮膏过敏及皮肤有破损伤出血者不宜贴敷;②本品为外用药,禁止内服;③忌食生冷、油腻食物;④皮肤破溃、感染者禁用;⑤本品含苯海拉明,孕妇及哺乳期妇女慎用;⑥本品不宜长期大面积使用,用药后皮肤过敏者应停止使用。

克伤痛搽剂

Keshangtong Chaji

《中华人民共和国药典》2015 年版一部

【药物组成】 当归、川芎、红花、丁香、生姜、樟脑、松节油。

【功能主治】 活血化瘀,消肿止痛。用于急性软组织扭挫伤,症见皮肤青紫瘀斑、血肿疼痛。

【辨证要点】 跌打损伤:由外伤、扭挫所致,症见局部肿胀、疼痛、活动受限而未见皮肤破损;急性闭合性软组织损伤见上述症候者。

【剂型规格】 搽剂,每瓶装①30ml;②40ml;③100ml。

【用法用量】 外用适量,涂擦患处并按摩至局部发热,一日 2~3 次。

【临床应用】 用于治疗急性软组织扭挫伤。治疗 90 例急性软组织损伤病人(其中 60 例为急性踝关节损伤)的总有效率为93.3%,显效率为 73.3%[中国中医骨伤科杂志, 1999, 7(3): 13–17]。

【不良反应】 目前尚未检索到不良反应报道。

【注意事项】 ①孕妇禁用;②对本品及乙醇过敏者忌用,过敏体质者慎用;③皮肤破损处不宜使用;④本品不宜长期或大面积使用;⑤忌生冷、油腻食物;⑥用毕洗手,切勿接触眼睛、口腔等黏膜处。

沈阳红药胶囊

Shenyang Hongyao Jiaonang

《中华人民共和国药典》2015 年版一部

【**药物组成**】三七、川芎、白芷、当归、土鳖虫、红花、延胡索。

【**功能主治**】活血止痛,祛瘀生新。用于跌打损伤、筋骨肿痛,亦可用于血瘀络阻的风湿麻木。

【**辨证要点**】①跌打损伤:多由外伤、扭挫而致,症见局部肿胀,皮肤青紫,疼痛,活动受限,舌质紫黯,脉弦涩;软组织损伤见上述症候者。②痹病:多因风湿日久、血瘀阻络所致,症见关节、肢体及肌肉疼痛,舌质紫黯,苔薄白,脉弦涩而紧;风湿性关节炎、类风湿关节炎、痛风见上述症候者。

【**剂型规格**】胶囊剂,每粒装 0.25g。

【**用法用量**】口服。一次 2 粒,一日 3 次。

【**临床应用**】用于治疗软组织损伤、风湿性关节炎、类风湿关节炎、痛风等。①治疗顽固性胁痛 33 例,痊愈 23 例,显效 10 例,总有效率为 100%[工企医刊,1996,9(4):93];②治疗虹膜睫状体炎 40 例,炎症全部消退的 36 例,好转的 4 例,总有效率为 100%[中西医结合眼科杂志,1994,12(3):184]。

【**不良反应**】致过敏反应 1 例[右江民族医学院学报,1998,20(72):274],口服吉他霉素片、氨酚待因片及本品致过敏性休克死亡 1 例[中国医院药学杂志,1999,19(4):253]。

【**注意事项**】①本方有化瘀之品,孕妇禁用;②经期及哺乳期妇女禁用;③风湿热痹,症见关节疼痛、局部灼热红肿、得冷稍舒、痛不可触、苔黄腻者慎用；④对本品过敏者禁用，过敏体质者慎用；⑤忌食生冷、油腻食物；⑥服药期间不宜同时服用温补性中药。

奇应内消膏

Qiying Neixiao Gao

《新药转正标准第 20 册》

【**药物组成**】生天南星、山柰、重楼、片姜黄、生半夏、大黄、乳香、制没药、樟脑。

【**功能主治**】行气活血，消肿止痛。用于跌打扭伤等所致的急性闭合性软组织损伤、局部肿胀、疼痛等症。

【**辨证要点**】跌打损伤：由外力诸如跌打、扭挫所致，症见局部肿胀、疼痛、活动受限而未见皮肤破损；急性闭合性软组织损伤见上述症候者。

【**剂型规格**】橡胶膏剂，每贴 7.5cm×10cm。

【**用法用量**】外用。贴患处，每日换药 1 次，疗程为 7 天。

【**临床应用**】用于跌打扭伤等所致的急性闭合性软组织损伤、局部肿胀、疼痛等症。

【**不良反应**】目前尚未检索到不良反应报道。

【**注意事项**】①孕妇禁用；②3 岁以下小儿慎用；③皮肤破损处禁用。

狗皮膏

Goupi Gao

《中华人民共和国药典》2015 年版一部

【**药物组成**】生川乌、生草乌、羌活、独活、青风藤、香加皮、防风、铁丝威灵仙、苍术、蛇床子、麻黄、高良姜、小茴香、官桂、当归、赤芍、木瓜、苏木、大黄、油松节、续断、川芎、白芷、乳香、没药、冰片、樟脑、丁香、肉桂。

【功能主治】祛风散寒,活血止痛。用于风寒湿邪、气血瘀滞所致的痹病,症见四肢麻木、腰腿疼痛、筋脉拘挛,或跌打损伤、闪腰岔气、局部肿痛;或寒湿瘀滞所致的脘腹冷痛、行经腹痛、寒湿带下、积聚痞块。

【辨证要点】①痹病:由风寒湿阻、气血瘀滞所致,症见四肢麻木、腰腿疼痛、筋脉拘挛;风湿性关节炎、类风湿关节炎见上述症候者。②跌打损伤:系因气血瘀滞所致,症见伤处肿胀疼痛、活动受限或局部青紫;软组织损伤见上述症候者。③闪腰岔气:由经络受损、气血阻遏所致,症见腰胁疼痛,不能转侧,或痛连背脊,呼吸受限;急性腰扭伤、胸胁挫伤见上述症候者。④行经腹痛:因寒客冲任、血为寒凝、气血不畅所致,症见经前或经期小腹冷痛拒按,得热则舒,经行不畅,有血块,舌黯苔白,脉沉涩;原发性痛经见上述症候者。⑤带下:由寒湿下注所致,带下量多、色白清稀,畏寒肢冷,面色无华,舌淡苔白,脉迟缓。

【剂型规格】橡皮膏,每张净重①12g;②15g;③24g;④30g。

【用法用量】外用。用生姜擦净患处皮肤,将膏药加温软化,贴于患处或穴位。

【临床应用】用于急性扭挫伤、风湿痛、关节和肌肉酸痛。①治疗急性软组织损伤,29例急性软组织损伤患者使用狗皮膏治疗3周,急性软组织损伤症状评分下降84.6%,显效率为70%[中药与临床,2013,4(3):38-39]。②痛点封闭联合狗皮膏治疗60例肩周炎患者,痊愈38例,明显好转17例,好转3例,无效2例,总有效率为96.7%。2例无效者病史较长,提示本病早期治疗效果较佳[内蒙古中医药,2012,28(22):88]。

【不良反应】目前尚未检索到不良反应报道。

【注意事项】①本品含生川乌、生草乌（主含生物碱）等，不宜与酶制剂及金属盐类如碳酸钙、氯化钾、硫酸亚铁、次碳酸铋、枸橼酸铁铵糖浆等，碘及碘化物类，士的宁，阿托品，麻黄碱，碳酸氢钠等同用〔中国药房，2008，19（6）：466〕；②本品含肉桂、官桂、樟脑等，不宜与含赤石脂的药物同用；③本品含丁香，不宜与郁金同用；④本品含有毒及活血之品，孕妇禁用；⑤本品含有毒药材，患处皮肤破损禁用；⑥本品温热，若局部红肿热痛，属风湿热痹者慎用；⑦皮肤过敏者慎用。

按摩软膏（按摩乳）

Anmo Ruangao（Anmo Ru）

《中华人民共和国药典》2015 年版一部

【药物组成】芸香浸膏、颠茄流浸膏、乳香、没药、乌药、川芎、郁金、水杨酸甲酯、薄荷油、肉桂油、丁香油、樟脑。

【功能主治】活血化瘀，和络止痛。用于运动劳损，肌肉酸痛，跌打扭伤，无名肿痛。

【辨证要点】跌打损伤：因暴力直接打击、跌扑、撞击、重物挤压、运动过度以及扭曲牵拉等所致的肌肉、肌腱、韧带的损伤，症见局部肿胀、疼痛、青紫瘀斑，肢体功能障碍；急性软组织损伤见上述症候者。

【剂型规格】膏剂，每瓶装①70g；②100g。

【用法用量】外用，按摩时涂擦患处。

【临床应用】用于治疗急性软组织损伤。

【不良反应】目前尚未检索到不良反应报道。

【注意事项】①孕妇禁用；②本品为外用药，禁止内服；③皮肤破伤处不宜使用；④对本品过敏者禁用，过敏体质者慎用。

骨友灵搽剂

Guyouling Chaji

《中华人民共和国药典》2015 年版一部

【**药物组成**】红花、制川乌、制何首乌、续断、威灵仙、醋延胡索、防风、鸡血藤、蝉蜕。

【**功能主治**】活血化瘀，消肿止痛。用于瘀血阻络所致的骨性关节炎、软组织损伤，症见关节肿胀、疼痛、活动受限。

【**辨证要点**】①跌打损伤：因外力致伤，导致血离其经、瘀血阻络，症见肢体肿胀疼痛、局部活动受限；急性软组织损伤见上述症候者。②骨痹：由瘀血阻络所致，症见关节肿胀、疼痛、活动受限；骨性关节炎见上述症候者。

【**剂型规格**】搽剂，每瓶装①10ml；②20ml；③40ml；④50ml；⑤60ml；⑥100ml。

【**用法用量**】外用。涂于患处，热敷 20~30 分钟，一次 2~5ml，一日 2~3 次。14 日为 1 个疗程，间隔 1 周，一般用药 2 个疗程或遵医嘱。

【**临床应用**】用于治疗骨质增生、肩周炎、骨性关节炎、软组织损伤等。①治疗骨质增生 115 例，总有效率为 98.3%［中医药信息，2002，19（2）：50］。②治疗非化脓性软骨炎 13 例，本组 13 例全部获愈，其中 7 例经用药 7~10 天后临床症状消失，4 例于用药 11~15 天后临床症状消失，2 例用药 16~20 天后临床症状消失［中国民间疗法，1999，7（5）：26］。③治疗颈椎病 134 例，痊愈 85 例，显效 40 例，好转 8 例，无效 1 例，总有效率为 99.25%［陕西中医，1998，19（9）：417］。④治疗急性腰扭伤 15 例，15 例全部治愈，其中治疗 1~4 次治愈者 9 例，占 60%；4~7 次治愈者 6 例，占 40%［吉林医学，1996，17（5）：300］。⑤骨友灵搽剂借助六合治疗仪治疗骨性关节炎 128 例，痊愈

10 例,显效 118 例,总有效率为 100%［实用中医内科杂志,2011, 25（1）: 68–69］。

【不良反应】有个案临床报道致剥脱性皮炎［中国皮肤性病学杂志, 1998, 12（1）: 58］、接触性皮炎［陕西中医, 1994, 15（4）: 183］。

【注意事项】①孕妇禁用;②个别患者使用过程中皮肤出现发痒、发热及潮红时,切勿搔抓,停药后症状即可消失;③本品含有毒药物,应在医师指导下使用,不可久用;④切忌与金属器皿接触,勿入口、眼。

骨质宁搽剂
Guzhining Chaji
《中华人民共和国药典》2015 年版一部

【药物组成】云母石、黄连、枯矾。

【功能主治】活血化瘀,消肿止痛。用于瘀血阻络所致骨性关节炎、软组织损伤,症见肿胀、麻木、疼痛及活动功能障碍。

【辨证要点】①骨痹: 由血瘀气滞、脉络闭阻、经络不通所致的关节肿胀、麻木、疼痛、屈伸不利;骨性关节炎见上述症候者。②跌打损伤: 由瘀血阻络所致的肿胀疼痛、关节活动障碍;软组织损伤见上述症候者。

【剂型规格】搽剂,每瓶装①50ml; ②100ml。

【用法用量】外用适量,涂于患处,一日3~5 次。

【临床应用】用于坐骨神经痛、腰痛、关节痛等。①治疗骨质增生症组 198 例。其中颈椎骨质增生 73 例,胸腰椎骨质增生 78 例,四肢关节骨质增生 37 例,髋关节骨质增生 4 例,跟骨骨质增生 6 例。显效 119 例,有效 72 例,无效 7 例,总有效率为 96.5%［实用外科杂志, 1993, 13（7）: 445］。②应用于

12 例良性乳腺增生病人，均取得良好效果［中医药信息，1994，11（5）：36］。

【不良反应】目前尚未检索到不良反应报道。

【注意事项】①孕妇禁用；②如有过敏、擦破伤或溃疡不宜使用。

复方栀子膏

Fufang Zhizi Gao

《新药转正标准第 40 册》

【药物组成】栀子、冰片。

【功能主治】清热，凉血，消肿，止痛。用于急性软组织扭挫伤。

【辨证要点】跌打损伤：由外伤、扭挫所致，症见局部肿胀、疼痛、活动受限而未见皮肤破损；急性软组织损伤见上述症候者。

【剂型规格】膏剂，每支装 10g。

【用法用量】外用。于患处涂抹软膏一薄层后包扎，每 24 小时更换 1 次。换药时将上次用药残留物去净。

【临床应用】用于治疗急性闭合性软组织扭、挫伤。治疗扭伤 50 余例，在治疗扭伤过程中，发现该药有显著的消炎止痛作用，从而推测到应用在化脓性炎症上也可能有效。经试用 50 余例，证实确有消炎止痛之功。一般疖肿用药 1~2 次即可使炎症局限化，脓栓脱出而治愈［人民军医，1960，10（15）：41］。

【不良反应】偶见局部充血、发痒、丘疹样皮疹，停药后自行消失。

【注意事项】①开放性损伤者禁用；②不得内服。

独圣活血片

Dusheng Huoxue Pian

《中华人民共和国药典》2015 年版一部

【**药物组成**】三七、四炙香附、当归、醋延胡索、鸡血藤、大黄、甘草。

【**功能主治**】活血消肿,理气止痛。用于跌打损伤、瘀血肿胀及气滞血瘀所致的痛经。

【**辨证要点**】跌打损伤:气滞证,症见局部疼痛、肿胀、活动不利,舌淡苔薄白,脉弦;瘀血证,症见局部疼痛、剧烈如刺、青紫、瘀血、屈伸不利,舌质紫暗,脉涩;气滞血瘀证则同时兼有气滞和血瘀证的表现。

【**剂型规格**】片剂,①薄膜衣片,每片重 0.41g;②糖衣片(片芯重 0.4g)。

【**用法用量**】口服。一次 3 片,一日 3 次。

【**临床应用**】用于软组织损伤、痛经。独圣活血片合用伤科活血酊治疗软组织损伤 200 例,痊愈 64 例,显效 90 例,有效 26 例,总有效率为 90.0%[实用中医药杂志,2007,23(7):415]。

【**不良反应**】有报道在用药过程中 2 例出现腹泻,每日 4~5 次,停药后止;1 例感口干、全身瘙痒,但可忍受,停药后止[实用中医药杂志,2007,23(7):415]。

【**注意事项**】①本品含有甘草,不宜与海藻、大戟、甘遂、芫花同用;②孕妇禁用;③发热病人暂停使用;④服药期间忌生冷、油腻食物。

养血荣筋丸

Yangxue Rongjin Wan

《中华人民共和国药典》2015年版一部

【**药物组成**】当归、鸡血藤、黑豆酒炙何首乌、赤芍、续断、桑寄生、酒炙铁丝威灵仙、伸筋草、透骨草、油松节、盐补骨脂、党参、炒白术、陈皮、木香、赤小豆。

【**功能主治**】养血荣筋,祛风通络。用于陈旧性跌打损伤,症见筋骨疼痛、肢体麻木、肌肉萎缩、关节不利。

【**辨证要点**】跌打损伤:因跌打损伤失治误治或久治不愈导致经络不通、气血不荣筋脉,症见局部疼痛、压痛、肢体麻木、肌肉萎缩、关节不利;网球肘、桡骨茎突狭窄性腱鞘炎、扳机指、膝关节内侧副韧带损伤、髌下脂肪垫损伤、跟腱周围炎、跟痛症、骨性关节炎见上述症候者。

【**剂型规格**】丸剂,每丸重9g。

【**用法用量**】口服。一次1~2丸,一日2次。

【**临床应用**】用于治疗膝关节骨性关节炎、肩关节周围炎、网球肘、桡骨茎突狭窄性腱鞘炎、扳机指、膝关节内外侧副韧带损伤、髌下脂肪垫损伤、跟腱周围炎、跟痛症。①治疗膝关节骨性关节炎38例,临床控制21例,有效12例,总有效率为86.8%［中国医药导报,2009,6(9):49］;②治疗中老年腓肠肌痉挛33例,痊愈31例,显效2例,总有效率为100%［第二十五届航天医学年会暨第八届航天护理年会论文汇编,2009:228］。

【**不良反应**】目前尚未检索到不良反应报道。

【**注意事项**】孕妇禁用。

活血止痛散（胶囊、片）

Huoxue Zhitong San（Jiaonang、Pian）

《中华人民共和国药典》2015 年版一部、
《新药转正标准第 86 册》

【**药物组成**】当归、三七、乳香（制）、冰片、土鳖虫、自然铜（煅）。

【**功能主治**】活血散瘀，消肿止痛。用于跌打损伤，瘀血肿痛。

【**辨证要点**】跌打损伤：多因外受损伤、瘀血阻滞所致，症见伤处青红紫斑，痛如针刺，焮肿闷胀，不敢触摸，活动受限，舌质紫黯，脉弦涩；软组织损伤见上述症候者。

【**剂型规格**】散剂，每瓶装 3g。胶囊剂，每粒装①0.5g；②0.37g；③0.25g。片剂，每片重 0.31g（含生药 0.5g）。

【**用法用量**】口服，温黄酒或温开水送服。散剂，一次 1.5g，一日 2 次。胶囊剂，一次 3 粒［规格①］或者一次 4 粒［规格②］，一日 2 次；一次 6 粒［规格③］，一日 2 次，或者一次 4 粒［规格③］，一日 3 次。片剂，一次 3 片，一日 2 次，疗程为 7 天。

【**临床应用**】用于治疗膝关节急性创伤性滑膜炎、风湿性关节炎、类风湿关节炎、坐骨神经痛、肩周炎、软组织损伤。①活血止痛散治疗篮球运动员急性软组织损伤 31 例，31 例均治愈。其中外敷 1 次红肿疼痛消失 13 例，外敷 2 次红肿疼痛消失 15 例，外敷 3 次红肿疼痛消失 3 例［河北中医，2008，30（10）：1043-1044］。②活血止痛散外敷治疗腰肌劳损 68 例，治愈 58 例，显效 7 例，有效 3 例，总有效率为 100%［长春中医学院学报，2003，19（1）：28］。③活血止痛散治疗膝骨性关节炎 174 例，优 105 例，有效 42 例，显效 21 例，无效 6 例，优率为 60.34%,总显效率为 96.55%[西北药学杂志,2008,23(6):393-394]。④活血止痛胶囊治疗膝关节急性创伤性滑膜炎 30 例,治愈 27 例,好转 3 例,总有效率为 100%[山西中医学院学报,2003,4(1):20]。⑤活血止痛胶囊配合臭氧治疗肩周炎 30 例,优良率为 93%[中国现代药物应用,2011,5(11):67-68]。⑥活血止痛胶囊治疗腰椎间盘突出症半椎板切除减压术后并发症 115 例,临床治愈 62 例,显效 37 例,有效 14 例,无效 2 例,愈显率为 86.1%[河南中医,2016,36(11):1964-1965]。⑦活血止痛片防治腹部手术患者术后疼痛及深静脉血栓 40 例,VAS 评分及主要凝血指标治疗组较优,且血栓发生率低[中国中医药科技,2015,22(6):719-720]。⑧温阳消积方配合活血止痛散治疗慢性盆腔炎 63 例,对照组 60 例,对照组予康妇消炎栓治疗,治疗组和对照组的总有效率分别为 96.82% 和 66.67%[上海中医药杂志,2014,48(2):48-50]。⑨治疗瘀血阻络型慢性胃炎 36 例,常规西医治疗方案＋活血止痛散外敷时配合红外线灯照治疗,治疗组的总有效率为 90%[中国现代药物应用,2013,7(14):175-176]。

【不良反应】双氯芬酸钠并用本品致药物性肝炎[中国药师,2006,9(1):1043]、胶囊致严重消化道反应 1 例[药物流行病学杂志,2006,15(2):110]、胶囊诱发溃疡致出血 1 例[药物流行病学杂志,2008,17(5):294]。

【注意事项】①孕妇禁用;②6 岁以下儿童禁用;③肝、肾功能异常者禁用;④慢性胃病者及有出血性疾病倾向者慎用或忌用;⑤虚人慎服,其主要表现为精神疲惫、气短音低、头晕眼花、自汗盗汗、心悸失眠;⑥经期、哺乳期妇女慎用;⑦脾胃虚弱者慎用;⑧饭后半小时服用;⑨不宜大剂量使用;⑩服药期间忌食生冷、油腻食物。

活血止痛膏

Huoxue Zhitong Gao

《中华人民共和国药典》2015年版一部

【药物组成】干姜、山柰、白芷、甘松、大黄、生天南星、生半夏、没药、乳香、冰片、薄荷脑、樟脑、陈皮、当归、丁香、胡椒、香加皮、细辛、荆芥、桂枝、辛夷、川芎、独活、牡丹皮、辣椒、苍术、颠茄流浸膏、水杨酸甲酯。

【功能主治】活血止痛,舒筋通络。用于筋骨疼痛,肌肉麻痹,痰核流注,关节酸痛。

【辨证要点】①筋骨疼痛、肌肉麻痹:症见肌肉胀痛或刺痛,颈项僵直,颈、肩、背疼痛,肢体麻木,倦怠乏力,腰膝酸软,关节酸痛。②痰核流注:因湿痰流聚于皮下,身体各部位发生有大小不等、多少不一之结块。症见不红不热、不硬不痛,如同果核般软滑,推之不移,一般不会化脓溃破。痰核大多生于颈项、下颌部,亦可见于四肢、肩背。

【剂型规格】橡胶膏剂,每贴①5cm×6.5cm;②7cm×10cm。

【用法用量】外用,贴患处。

【临床应用】用于治疗软组织损伤、风湿性关节炎、类风湿关节炎、肩周炎等。①治疗各种原因引起的急性软组织损伤462例,痊愈343例,显效95例,好转24例,总有效率为100%〔中医外治杂志,2003,12(5):49〕;治疗急性软组织损伤130例,治愈68例,显效41例,有效19例,无效2例,总显效率为83.85%〔中医药学报,2010,38(3):121-122〕。②外敷治疗急性筋伤240例,治愈182例,显效56例,有效2例,总有效率为100%〔浙江中医学院学报,1999,23(2):36-37〕。③配合推拿治疗慢性腰肌劳损192例,160例治愈,其中1个疗程治愈者 110 例, 2 个疗程治愈者 44 例, 2 个以上疗程治愈者 6 例, 26 例好转, 6 例无效, 治愈率为 83.3%, 总有效率为 96.9%〔浙江中医杂志, 10（30）: 434〕。④以活血止痛膏外敷为主, 痛甚者配合痛点注射或口服布洛芬, 治疗跟痛症 91 例, 治愈 31 例, 显效 47 例, 有效 11 例, 无效 2 例, 总有效率为 97.8%〔中国民间疗法, 2006, 14（10）: 20-21〕。⑤治疗全髋关节置换术后关节疼痛, 治疗组和对照组各 38 例, 对照组采用双氯芬酸二乙胺乳胶剂治疗, 治疗组患者的总有效率为 92.11%, 稍高于对照组的 89.47%〔中国药业, 2015（14）: 120-121〕。⑥外敷结合冷疗及弹性固定治疗腕关节扭挫伤 42 例, 7 天显效 13 例, 有效 28 例, 无效 1 例, 总有效率为 97.62%; 21 天显效 28 例, 有效 14 例, 总有效率为 100%〔黑龙江医药, 2016, 29（3）: 481-483〕。

【不良反应】偶见局部皮肤潮红、瘙痒或丘疹。

【注意事项】①孕妇、经期及哺乳期妇女慎用; ②皮肤破溃或感染处禁用; ③不宜长期大面积使用; ④用药期间忌食生冷、油腻食物。

祛伤消肿酊

Qushang Xiaozhong Ding

《中华人民共和国药典》2015 年版一部

【药物组成】连钱草、生草乌、冰片、莪术、红花、血竭、川芎、桂枝、威灵仙、茅膏菜、了哥王、海风藤、野木瓜、两面针、天南星、白芷、栀子、酢浆草、樟脑、薄荷脑。

【功能主治】活血化瘀, 消肿止痛。用于跌打损伤, 皮肤青紫瘀斑, 肿胀疼痛, 关节屈伸不利; 急性扭挫伤见上述症候者。

【辨证要点】跌打损伤: 多系外力致伤导致血脉离经、瘀血阻络所致,症见肢体肿胀疼痛、活动受限、局部皮肤青紫;急性软组织损伤见上述症候者。

【剂型规格】酊剂,每瓶装 20ml。

【用法用量】外用。用棉花浸取药液涂擦患处,每日 3 次。

【临床应用】用于治疗跌打扭挫伤等。

【不良反应】目前尚未检索到不良反应报道。

【注意事项】①孕妇禁用;②为外用药,切勿口服;③使用过程中出现皮疹等皮肤过敏者应停用;④皮肤破损处禁用。

神农镇痛膏

Shennong Zhentong Gao

《中华人民共和国卫生部药品标准中药成方制剂第十册》

【药物组成】三七、胆南星、白芷、狗脊、羌活、石菖蒲、防风、升麻、红花、土鳖虫、川芎、当归、血竭、马钱子、没药、樟脑、重楼、薄荷脑、乳香、水杨酸甲酯、冰片、丁香罗勒油、麝香、颠茄流浸膏、熊胆粉。

【功能主治】活血散瘀,消肿止痛。用于跌打损伤,风湿关节痛,腰背酸痛。

【辨证要点】①跌打损伤:因外伤而致,症见伤处青红紫斑,痛如针刺,焮肿闷胀,不敢触摸,活动受限,舌质紫黯,脉象弦涩;软组织损伤、挫伤见上述症候者。②痹病:为外感风寒湿而致,症见关节痛,腰背痛,不肿或肿胀而不红不热,得热症减,遇寒加重,不发热或微热,小便清长,舌苔淡白或白腻,脉弦紧或紧浮;风湿性关节炎、类风湿关节炎见上述症候者。

【剂型规格】橡胶膏剂,每贴 9.5cm × 11.6cm。

【用法用量】外用,贴患处。

【临床应用】用于治疗软组织损伤。以神农镇痛膏治疗急性软组织损伤（气滞血瘀型）88 例,痊愈率和总有效率分别为46.6% 和 100%［新中医, 2007, 39（9）: 57-58］。

【不良反应】目前尚未检索到不良反应报道。

【注意事项】①孕妇禁用；②忌食生冷、油腻食物；③皮肤破溃或感染处禁用；④有出血倾向者慎用；⑤本品为外用药；⑥经期及哺乳期妇女慎用；⑦本品不宜长期或大面积使用,用药后皮肤过敏者应停止使用,症状严重者应去医院就诊；⑧用药 3 天症状无缓解,应去医院就诊；⑨对本品过敏者禁用,过敏体质者慎用。

损伤速效止痛气雾剂

Sunshang Suxiao Zhitong Qiwuji

《中华人民共和国卫生部药品标准
中药成方制剂第十九册》

【药物组成】血竭、红花、樟脑、乳香（醋炙）、冰片、麝香。

【功能主治】消肿止痛,活血化瘀,消炎生肌,舒筋活络。用于跌打损伤、扭拉伤、挫撞伤、掾擦伤、骨折脱臼疼痛等急性运动创伤。

【辨证要点】跌打损伤:系外力损伤或运动创伤、血离其经、瘀血阻络所致,症见肢体肿胀疼痛、局部皮肤青紫、活动受限；急性软组织损伤见上述症候者。

【剂型规格】气雾剂,每瓶装 20ml,内含药液 10ml。

【用法用量】外用。用时摇匀倒置,距伤处 15~30cm 揿压喷头,喷涂患处 5~10 层（层间干后再喷涂）,一日 1~3 次。

【临床应用】用于跌打损伤、瘀血肿痛。

【不良反应】目前尚未检索到不良反应报道。

【注意事项】①孕妇禁用；②切勿受热,避免撞击；③外用引起皮肤过敏者应停止用药。

夏天无片

Xiatianwu Pian

《中华人民共和国药典》2015 年版一部

【药物组成】夏天无。

【功能主治】活血通络,行气止痛。用于瘀血阻络、气行不畅所致的中风,症见半身不遂、偏身麻木,或跌扑损伤、气血瘀阻所致的肢体疼痛、肿胀麻木;风湿性关节炎、坐骨神经痛见上述症候者。

【辨证要点】①中风:瘀血阻络、气行不畅所致,症见半身不遂、偏身麻木;②跌打损伤:因外伤所致,气血瘀滞,症见肢体疼痛、肿胀麻木;风湿性关节炎、坐骨神经痛见上述症候者。

【剂型规格】片剂,每片重 0.3g。

【用法用量】口服。一次 4~6 片,一日 3 次。

【临床应用】用于中风恢复期、软组织损伤、风湿性关节炎、类风湿关节炎、骨关节炎、坐骨神经痛。治疗类风湿关节炎 30 例,治愈 3 例,好转 23 例,无效 4 例,总有效率为 86.7%〔辽宁中医药大学学报,2007,9(3):221〕。

【不良反应】目前尚未检索到不良反应报道。

【注意事项】①本品的功能为活血,孕妇慎用;②本品功专化瘀通络,中风痰迷、湿热痹病(症见重痛红肿、心中烦热、口渴口苦、小便赤热等)不宜使用;③服药期间忌食生冷、油腻食品。

息伤乐酊

Xishangle Ding

《中华人民共和国卫生部药品标准中药成方制剂第八册》

【**药物组成**】防风、白芷、草乌（银花、甘草炙）、三七、肉桂、大黄、血竭、鸡血藤、艾叶、透骨草、地黄、薄荷脑、樟脑、紫草、雄黄。

【**功能主治**】活血化瘀，消肿止痛。用于急性扭挫、跌扑筋伤引起的皮肤青紫瘀血不散、红肿疼痛、活动不利，亦可用于风湿痹痛。

【**辨证要点**】①跌打损伤：由外力诸如跌打、扭挫所致，症见局部肿胀、疼痛、青紫，活动受限而未见皮肤破损；急性闭合性软组织损伤见上述症候者。②痹病：为外感风寒湿而致，症见关节痛，遇寒加重，得热症减，不发热或微热，小便清长，舌苔淡白或白腻，脉弦紧或紧浮；风湿性关节炎、类风湿关节炎见上述症候者。

【**剂型规格**】酊剂，每瓶装①20ml；②40ml。

【**用法用量**】外用。将患处洗净，涂擦，一次2~5ml，一日3~5次；皮下瘀血肿胀严重者可用纱布浸药液，湿敷患处。

【**临床应用**】用于治疗软组织损伤。治疗软组织损伤323例，显效189例，有效123例，无效11例，有效率为96.6%［中医杂志，1987，3（14）：30–31］。

【**不良反应**】文献报道使用息伤乐酊有3例出现药疹、1例有烧灼感［中医杂志，1987，3（14）：30–31］。

【**注意事项**】①孕妇禁用；②忌食生冷、油腻及不易消化的食物；③切勿接触眼睛、口腔等黏膜处，皮肤破溃处禁用；④有出血倾向者慎用；⑤本品为外用药，禁止内服；⑥本品不宜长期或大面积使用，用药后皮肤过敏者应停止使用，症状严重者应去医院就诊；⑦经期及哺乳期妇女慎用；⑧风湿热痹、关节红肿热痛者慎用；⑨对本品及乙醇过敏者禁用，过敏体质者慎用；⑩本品性状发生改变时禁止使用。

消肿止痛酊

Xiaozhong Zhitong Ding

《中华人民共和国药典》2015 年版一部

【药物组成】木香、防风、荆芥、细辛、五加皮、桂枝、牛膝、川芎、徐长卿、白芷、莪术、红杜仲、大罗伞、小罗伞、两面针、黄藤、栀子、三棱、沉香、樟脑、薄荷脑。

【功能主治】舒筋活络，消肿止痛。用于跌打扭伤，风湿骨痛，无名肿毒及腮腺炎肿痛。

【辨证要点】①跌打扭伤：多因外伤而致，症见伤处青红紫斑，痛如针刺，焮肿闷胀，不敢触摸，活动受限，舌质紫黯，脉弦涩；软组织损伤、挫伤见上述症候者。②痹病：多因外感风湿而致，症见关节肿胀，麻木痛，屈伸不利，舌苔淡白或白腻，脉弦紧或浮紧；风湿性关节炎、类风湿关节炎见上述症候者。③无名肿毒：多因瘀血痰结凝聚所致，症见患处皮肤灼热，突起根浅，肿势扩大或漫肿如馒，坚硬根深，顶有脓头，恶寒发热，口渴，小便黄赤，舌红，苔黄腻，脉弦数；疖病、痈、毛囊炎见上述症候者。④痄腮：多因温毒内侵双颐所致，症见双侧颐颌间发病，漫肿，局部硬痛，不会化脓；腮腺炎见上述症候者。

【剂型规格】酊剂，每瓶装①12ml；②30ml；③45ml。

【用法用量】外用，擦患处。口服，一次 5~10ml，一日 1~2 次；必要时饭前服用。

【临床应用】用于软组织损伤、挫伤、风湿性关节炎、类风湿关节炎、疖病、痈、毛囊炎、腮腺炎等。①急性踝关节扭伤：消肿止痛酊湿敷结合超声治疗急性踝关节扭伤患者 43 例，效优

31 例,效良 10 例,无效 2 例,总有效率为 95.35%［基础医学论坛,2016,20(2):215-216］。②骨折:配合红外线促进骨折愈合 100 例,痊愈 72 例,显效 21 例,无效 7 例,总有效率为 93%［中国伤残医学,2009,17(4):5］;另有文献报道,结合传统冷敷治疗早期骨折患者 150 例,显效 99 例,有效 44 例,无效 7 例,总有效率为 95.33%［中国当代医药,2015,22(10):143-145］。③痄腮:配合双嘧达莫治疗流行性腮腺炎 23 例,治愈 18 例,显效 3 例,有效 1 例,无效 1 例,总有效率为 95.65%［实用中西医结合临床,2010,10(1):58］。

【不良反应】目前尚未检索到不良反应报道。

【注意事项】①孕妇禁用;②对酊剂过敏者禁用;③外用时不宜擦腹部。

跌打丸(片)

Dieda Wan(Pian)

《中华人民共和国药典》2015 年版一部、
《中华人民共和国卫生部药品标准
中药成方制剂第十五册》

【药物组成】三七、当归、白芍、赤芍、桃仁、红花、血竭、北刘寄奴、烫骨碎补、续断、苏木、牡丹皮、制乳香、制没药、姜黄、醋三棱、防风、甜瓜子、炒枳实、桔梗、甘草、木通、煅自然铜、土鳖虫。

【功能主治】活血散瘀,消肿止痛。用于跌打损伤,筋断骨折,瘀血肿痛,闪腰岔气。

【辨证要点】①跌打损伤:多因外伤诸如跌打、扭伤致气血凝滞不通,症见受损局部肿胀、疼痛、活动受限而未见皮肤破损;急性闭合性软组织损伤见上述症候者。②骨折筋伤:多由外伤所致,症见伤处剧烈疼痛,肢体畸形,活动受限,红肿疼痛,青紫斑块,舌红或黯,脉弦或弦数;脱臼、骨折见上述症候者。
③闪腰岔气:多因外力诸如挑担负重、搬物屏气所致的经络气血运行不畅,症见腰痛甚则连及下肢,活动受限或胸胁胀痛,痛呈走窜,胸闷气急,呼吸说话时有牵掣痛;急性腰扭伤、胸胁进伤见上述症候者。

【剂型规格】丸剂,①小蜜丸,每 10 丸重 2g;②大蜜丸,每丸重 3g。片剂,每片 0.34g。

【用法用量】口服。小蜜丸一次 3g,大蜜丸一次 1 丸,一日 2 次。片剂,一次 4 片,一日 2 次。

【临床应用】用于治疗软组织损伤、挫伤、脱臼、骨折及风湿性关节炎、类风湿关节炎等。①外敷治疗肋软骨炎 49 例,治愈 42 例,好转 7 例,有效率为 100%[中医药研究,1994,(5):35]。②外用治疗急性乳腺炎 33 例,痊愈 30 例,治愈率为 90.9%;治愈时间最短 2 天,最长 10 天,平均为 3.5 天[时珍国医国药,1994,5(1):46]。③跌打丸外敷加热水袋热敷治疗静脉炎 86 例,其中手背静脉 23 例,头静脉 19 例,贵要静脉 13 例,前臂正中静脉 10 例,大隐静脉 21 例。结果 55 例治疗 2 天后红肿、疼痛消失,31 例治疗 3 天后红肿基本消失,局部轻微疼痛,总有效率为 100%[护理学杂志,2008,23(10):43]。④跌打丸联合刺络拔罐治疗急性踝关节扭伤 37 例,总有效率为 91%[现代中西医结合杂志,2010,10(1):2029]。⑤跌打丸与风湿跌打酒外敷治疗踝关节扭伤 78 例,治疗 2 周总有效率为 100%[中国校医,2012,26(5):344-346]。⑥跌打丸外敷治疗扭伤 73 例,有效率为 97.26%[河南中医,2015,36(6):1340-1342]。

【不良反应】文献报道使用跌打丸致过敏反应 1 例,致全身乏力、恶心[山西中医,1985,1(2):38];内服和外敷跌打丸导致过敏反应 1 例,致全身皮肤瘙痒[海军中医,1988,6(1):62]、过敏性休克[河北医药,1991,13(5):280]、胃脘痛[四川省卫生管理干部学院学报,1999,18(3):146]。

【注意事项】①本方含活血化瘀药物较多,故孕妇忌用,儿童慎用。②骨折、脱臼者宜手法复位后再用药物治疗。③本品含有乳香、没药,饭后服用可减轻胃肠道反应;脾胃虚弱者慎用。④肝、肾功能异常者禁用。

跌打七厘散(片)

Dieda Qili San(Pian)

《国家中成药标准汇编骨伤科分册》

【药物组成】当归(酒炙)、红花、乳香(醋炙)、没药(醋炙)、血竭、三七、麝香、冰片、朱砂(水飞)、儿茶。

【功能主治】活血,散瘀,消肿,止痛。用于跌打损伤,外伤出血。

【辨证要点】跌打损伤:因外伤骨折、瘀血阻滞所致,症见伤处青红紫斑,疼痛剧烈如针刺,不敢触摸,活动受限,伤处肿胀,或见出血,舌质紫黯,脉弦涩;软组织损伤、挫伤见上述症候者。

【剂型规格】散剂,每瓶(袋)装 1.5g。片剂,每片重 0.3g。

【用法用量】口服。散剂,一次 0.5~1g,一日 2~3 次。片剂,一次 1~3 片,一日 3 次;亦可用酒送服。外用调敷患处。

【临床应用】用于治疗急性软组织损伤气滞血瘀证等。①456 例急性软组织损伤病人随机分为两组,治疗组 342 例服用跌打七厘片,对照组 114 例服用复方三七胶囊,疗程均为 10天。治疗组的痊愈率为 72.3%,显效率为 16.4%;对照组的痊愈率为 60.7%、显效率为 19.6%[中国中医骨伤科杂志,2011,19(6):25-27]。②跌打七厘片治疗急性软组织损伤 130 例,临床痊愈 81 例,显效 28 例,有效 19 例,无效 2 例,总有效率为 98.46%[中国中医急症,2009,18(3):377-378];研末酒调涂敷治疗急性软组织损伤患者 138 例,治疗组痊愈 95 例,显效 26例,好转 10 例,无效 7 例,总有效率为 94.9%[现代中西医结合杂志, 2010, 19（21）: 2687］。③治疗 Colles 骨折愈合后腕关节僵硬 100 例, 随机分为治疗组和对照组各 50 例, 对照组给予常规治疗, 治疗组给予跌打七厘片酒调外用治疗, 观察 2 组的临床疗效。治疗组的总有效率为 96.0%, 明显高于对照组的 78.0%［临床合理用药杂志, 2014, 7（11）: 51］。④治疗胫骨骨折 96 例, 随机分为观察组 60 例和对照组 36 例, 观察组应用跌打七厘片治疗, 对照组给予中华跌打丸治疗, 观察组的局部肿痛减轻时间、骨痂出现时间及骨折愈合时间均短于对照组［临床合理用药, 2013, 6（7）: 63-64］。⑤治疗高龄老年人骨关节炎 36 例, 治愈 2 例, 显效 20 例, 有效 10 例, 无效 4 例, 总有效率为 88.9%［中国中医急症, 2013, 22（3）: 502］。⑥治疗急性四肢扭挫伤 25 例, 痊愈 17 例, 显效 5 例, 有效 2 例, 无效 1 例, 总有效率为 96%［临床医学工程, 2013, 20（10）: 1261-1262］。

【不良反应】偶有恶心、呕吐等胃肠道反应。5 例出现不同程度的胃区不适［中国中医急症, 2013, 22（3）: 502］、腹泻 1 例［临床合理用药, 2013, 6（7）: 63-64］。

【注意事项】①本品含朱砂, 不宜长期服用; ②本品为处方药, 必须在医师指导下使用; ③儿童一般不宜使用; ④对高热惊厥患者要严格控制疗程; ⑤服用本品超过 1 周者, 应检查血、尿中的汞、砷、铅离子浓度, 检查肝、肾功能, 超过规定限度者立即停用; ⑥肝、肾功能不全, 造血系统疾病, 孕妇及哺乳期妇女禁用。

跌打万花油

Dieda Wanhua You

《中华人民共和国卫生部药品标准
中药成方制剂第十八册》

【药物组成】野菊花、乌药、水翁花、徐长卿、大蒜、马齿苋、葱、金银花叶、黑老虎、威灵仙、木棉皮、土细辛、葛花、声色草、伸筋藤、蛇床子、铁包金、倒扣草、苏木、大黄、山白芷、朱砂根、过塘蛇、九节茶、地耳草、一点红、两面针、泽兰、红花、谷精草、土田七、木棉花、鸭脚艾、防风、侧柏叶、马钱子、大风艾、腊梅花、墨旱莲、九层塔、柳枝、栀子、蓖麻子、三棱（制）、辣蓼、莪术（制）、大风子（仁）、荷叶、卷柏、蔓荆子、皂角、白芷、骨碎补、桃仁、牡丹皮、川芎（制）、化橘红、青皮、陈皮、白及、黄连、赤芍、蒲黄、苍耳子、生天南星、紫草茸、白胡椒、香附（制）、肉豆蔻、砂仁、紫草、羌活、草豆蔻、独活、干姜、荜茇、白胶香、冰片、薄荷油、松节油、水杨酸甲酯、樟脑油、桉油、丁香罗勒油、茴香油、桂皮油。

【功能主治】止血止痛，消炎生肌，消肿散瘀，舒筋活络。用于跌打损伤、撞击扭伤、刀伤出血、烫伤等症。

【辨证要点】跌打损伤：因外伤骨折、瘀血阻滞所致，症见伤处青红紫斑，痛如针刺，焮肿闷胀，不敢触摸，活动受限，舌质紫黯，脉弦涩；软组织损伤、挫伤、刀伤、烫伤见上述症候者。

【剂型规格】油剂，每瓶装①10ml；②15ml；③25ml；④50ml。

【用法用量】外用，擦敷患处。

【临床应用】用于治疗跌打损伤、腱鞘炎、腰肌劳损、坐骨神经痛、烧伤、口腔溃疡、静脉炎、皮炎等。①局部涂抹治疗口腔溃疡30例，结果均在3天内痊愈，并在短时间内减轻了患者的痛苦，缩短治疗疗程，明显提高口腔溃疡患者的生活质量［中国社区医师，2010，12（229）：92-93］。②湿敷治疗胺碘酮所致的静脉炎25例，观察组显效14例，有效11例，有效率为100%；对照组采用50%硫酸镁溶液湿敷，显效8例，有效10例，有效率为72%［现代医院，2011，11（7）：54-55］。③采用跌打万花油联合理疗治疗婴儿尿布皮炎36例，结果痊愈（皮损完全消退）32例，显效（皮损消退60%以上）3例，好转（皮损消退不足60%）1例，总有效率为97.22%［山东医药，2007，47（25）：87］。④采用跌打万花油治疗烧伤43例，结果其对于烧伤创面刺激小、愈合快、感染发生率低，疗效显著［中成药，2002，24

（11）：904]。⑤治疗急性放射性皮肤损伤47例,用药24~48小时后,大多病损的溃烂渗出减少,并被淡黄色之瓣膜覆盖;患者自觉疼痛明显减轻。3~4天后开始有新肉芽生长,自其周边渐向中心创面延伸,慢慢干燥愈合。痊愈需5~26天,平均为10.31天[中华肿瘤放射学杂志,1992,1（1）：51]。

【不良反应】12例局部有红斑、水肿,34例有密集的针尖大小的丘疹和水疱,6例有渗出、糜烂[中国农村医学,1996,24（6）：30];有患者用后出现心慌、胸闷,恶心、呕吐,擦药处发红、发热、瘙痒[中国校医,2012,26（4）：26]。

【注意事项】①孕妇禁用;②经期及哺乳期妇女慎用;③切勿接触眼睛、口腔等黏膜处;④本品不宜长期或大面积使用,用药后皮肤过敏者应停止使用,症状严重者应去医院就诊;⑤本品为外用药,禁止内服;⑥忌食生冷、油腻食物;⑦皮肤破溃或感染处禁用。

跌打活血散

Dieda Huoxue San

《中华人民共和国药典》2015年版一部

【药物组成】红花、当归、血竭、三七、烫骨碎补、续断、炒乳香、炒没药、儿茶、大黄、冰片、土鳖虫。

【功能主治】舒筋活血,散瘀止痛。用于跌打损伤,瘀血疼痛,闪腰岔气。

【辨证要点】①跌打损伤:因外伤骨折、瘀血阻滞所致,症见伤处青红紫斑,痛如针刺,掀肿闷胀,不敢触摸,活动受限,舌质紫黯,脉弦涩;软组织损伤、挫伤见上述症候者。②闪腰岔气:由挑担负重、搬物屏气所致,症见腰痛,甚则连及下肢,活动受限或胸胁胀痛,痛呈走窜,胸闷气急,呼吸说话时有牵掣痛;急性腰扭伤、胸胁迸伤见上述症候者。

【剂型规格】散剂,每袋(瓶)装 3g。

【用法用量】口服,温开水或黄酒送服,一次 3g,一日 2 次。外用,以黄酒或醋调敷患处。

【临床应用】用于治疗软组织损伤、急性腰扭伤等。治疗软组织损伤 500 例,其中腰扭伤 75 例,膝踝关节 63 例,四肢软组织 362 例。结果治愈 431 例,显效 69 例,总有效率为 100%〔陕西中医, 1996, 17 (11): 497 〕。

【不良反应】目前尚未检索到不良反应报道。

【注意事项】①本方含活血化瘀药物,孕妇禁用,儿童慎用。②按照用法用量服用,内服时对饮酒不适者可用温开水送服。③皮肤破伤处不宜外敷。④本品含有乳香、没药,饭后服用可减轻胃肠道反应;脾胃虚弱者慎用,症见大便稀溏、食后易泻、食欲缺乏、面色萎黄、神疲倦怠、形体瘦弱等。⑤肝、肾功能异常者禁止内服。

跌打镇痛膏

Dieda Zhentong Gao

《中华人民共和国药典》2015 年版一部

【药物组成】土鳖虫、生草乌、马钱子、大黄、降香、两面针、黄芩、黄柏、虎杖、冰片、薄荷素油、樟脑、水杨酸甲酯、薄荷脑。

【功能主治】活血止痛,散瘀消肿,祛风胜湿。用于急、慢性扭挫伤,慢性腰腿痛,风湿关节痛。

【辨证要点】①跌打损伤:多由外力而致,症见局部肿胀疼痛,刺痛拒按;软组织损伤见上述症候者。②痹病:多由风湿瘀阻,稽留筋骨、关节,气血阻滞所致,症见长期腰腿不适,痛有定处,拒按,舌黯或有瘀点、瘀斑,脉涩;慢性腰腿痛、风湿性关节炎、类风湿关节炎见上述症候者。

【剂型规格】橡胶膏剂,每贴①10cm×7cm;②10cm×

400cm。

【用法用量】外用,贴患处。

【临床应用】用于治疗急、慢性扭挫伤,慢性腰腿痛,风湿关节痛等。跌打镇痛膏外贴治疗输液外渗 90 例,总有效率为97.78%,能短时间内缓解病人的肿胀、疼痛[右江民族医学院学报,2008,30(4):566–567]。

【不良反应】目前尚未检索到不良反应报道。

【注意事项】①本品为外用药,禁止内服。②皮肤破溃或感染处禁用。③孕妇慎用。④经期及哺乳期妇女慎用。⑤破伤出血者不可外敷,皮肤过敏者慎用。⑥本品含毒性药马钱子、草乌,应在医师指导下使用,不可过量、久用。⑦本品不宜长期大面积使用,用药后皮肤过敏如出现瘙痒、皮疹等现象时,应停止使用,症状严重者应去医院就诊。用药 3 天症状无缓解,应去医院就诊。⑧忌食生冷、油腻食物。

筋痛消酊

Jintongxiao Ding

《中华人民共和国药典》2015 年版一部

【药物组成】制乳香、制没药、大黄、红花、煅自然铜、三七、血竭、川芎、郁金、当归、栀子、刘寄奴、紫荆皮、儿茶、白芷、肉桂、防风、木香、香附、厚朴、小茴香、制川乌、制草乌、浙贝母、制天南星、木瓜、樟脑、冰片、木鳖子、羌活、陈皮。

【功能主治】活血化瘀,消肿止痛。用于急性闭合性软组织损伤。

【辨证要点】跌打损伤:系外力损伤导致血离其经、瘀血阻络所致,症见肢体肿胀疼痛、局部皮肤青紫、活动受限;急性软组织损伤见上述症候者。

【剂型规格】酊剂,每瓶装①30ml;②80ml。

【**用法用量**】外用。用药棉浸渍药液 10~20ml，湿敷患处 1 小时，一日 3 次。

【**临床应用**】用于跌打损伤、瘀血肿痛。治疗跌打损伤、瘀血肿痛 313 例，痊愈 233 例，显效 66 例，有效 10 例，无效 4 例，总有效率为 98.7%［广东医学，1996，17（3）：183-184］。

【**不良反应**】偶有局部瘙痒、皮疹等，一般不影响治疗。

【**注意事项**】①孕妇禁用；②开放性损伤禁用；③使用本品引起皮肤过敏者不宜使用。

舒筋定痛酒

Shujin Dingtong Jiu

《新药转正标准第 12 册》

【**药物组成**】乳香（醋炙）、没药（醋炙）、香附（醋炙）、延胡索（醋炙）、红花、血竭、当归、自然铜（煅醋淬）、骨碎补。

【**功能主治**】舒筋活血，散瘀止痛。用于跌打损伤，扭伤，血瘀肿痛。

【**辨证要点**】跌打损伤：由于扭伤、挫伤或碾伤等暴力因素致血运行不畅、阻滞经络，症见局部皮肤青紫瘀肿、疼痛剧烈、功能活动障碍；软组织损伤、骨折见上述症候者。

【**剂型规格**】酒剂，每瓶装①150ml；②300ml。

【**用法用量**】口服，一次 20ml，一日 3 次；外用涂于患处，一日 3~4 次。

【**临床应用**】用于跌打损伤、扭伤、血瘀肿痛及软组织损伤。

【**不良反应**】目前尚未检索到不良反应报道。

【**注意事项**】①孕妇、肝功能异常及对乙醇过敏者禁用；②高血压、心脏病患者慎用；③饭后服用；④忌食生冷、油腻食物；⑤发热病人暂停使用。

舒筋活血丸

Shujin Huoxue Wan

《中华人民共和国卫生部药品标准
中药成方制剂第一册》

【药物组成】土鳖虫、红花、桃仁、牛膝、骨碎补、续断、熟地黄、白芷、栀子、赤芍、桂枝、三七、乳香(制)、苏木、自然铜(醋煅)、大黄、儿茶、马钱子(制)、当归、冰片。

【功能主治】舒筋通络,活血止痛。用于跌打损伤,闪腰岔气,筋断骨折,瘀血痛。

【辨证要点】①跌打损伤:各种间接、直接暴力引起,如车辆撞击、高处坠跌、重物压砸、外力打击、扭转过度等,致使肌肉、筋膜、韧带损伤;症见局部瘀血肿胀、剧烈疼痛、关节活动不利;软组织损伤上述症候者。②骨折筋伤:由于各种暴力引起的闭合性骨折或关节脱位,症见瘀肿疼痛、关节活动不利,在手法整复或复位后,仍出现上述症候者。③闪腰岔气:突然遭受间接暴力引起腰肌筋膜、腰部韧带损伤和小关节错缝所致,症见腰部疼痛、压痛、肿胀或屈伸不利。

【剂型规格】大蜜丸,每丸重 6g。

【用法用量】口服。黄酒或温开水送服,一次 1 丸,一日 2 次或遵医嘱。

【临床应用】用于治疗挫伤、软组织损伤、脱臼、骨折、风湿性关节炎、类风湿关节炎等。

【不良反应】舒筋活血丸超量服用可致乌头碱中毒［新医学,1985,4(1):146］。另有文献报道超量服用舒筋活血丸引起中毒性休克并心律失常［中原医刊,1991,18(5):44］。

【注意事项】①孕妇禁用;②按照用法用量服用,勿超量服用。

舒筋活血定痛散

Shujin Huoxue Dingtong San

《中华人民共和国药典》2015 年版一部

【**药物组成**】乳香（醋制）、没药（醋制）、当归、红花、延胡索（醋制）、血竭、香附（醋制）、自然铜（煅）、骨碎补。

【**功能主治**】舒筋活血，散瘀止痛。用于跌打损伤，闪腰岔气，伤筋动骨，血瘀肿痛。

【**辨证要点**】①跌打损伤：各种间接、直接暴力引起，如车辆撞击、高处坠跌、重物压砸、外力打击、扭转过度等，致使肌肉、筋膜、韧带损伤；症见局部瘀血肿胀、剧烈疼痛、关节活动不利；软组织损伤上述症候者。②骨折筋伤：由于各种暴力引起的闭合性骨折或关节脱位，症见瘀肿疼痛、关节活动不利，在手法整复或复位后，仍出现上述症候者。③闪腰岔气：突然遭受间接暴力引起腰肌筋膜、腰部韧带损伤和小关节错缝所致，症见腰部疼痛、压痛、肿胀或屈伸不利。

【**剂型规格**】散剂，每袋装 12g。

【**用法用量**】口服，温黄酒或温开水冲服。一次 6g，一日 2 次；外用，白酒调敷患处。

【**临床应用**】用于治疗骨折肿痛、关节肿痛及软组织损伤等。

【**不良反应**】目前尚未检索到不良反应报道。

【**注意事项**】孕妇禁用；脾胃虚弱者慎用。

疏风定痛丸

Shufeng Dingtong Wan

《中华人民共和国药典》2015 年版一部

【**药物组成**】马钱子粉、麻黄、乳香（醋制）、没药（醋制）、千年健、自然铜（煅）、地枫皮、桂枝、牛膝、木瓜、甘草、杜仲（盐炙）、防风、羌活、独活。

【**功能主治**】祛风散寒，活血止痛。用于风寒湿闭阻、瘀血阻络所致的痹病，症见关节疼痛、冷痛、刺痛或疼痛致甚，屈伸不利、局部恶寒、腰腿疼痛、四肢麻木及跌打损伤所致的局部肿痛。

【**辨证要点**】①痹病：因风寒湿闭阻、瘀血阻络所致，症见关节疼痛，冷痛，刺痛或疼痛夜甚，或屈伸不利，局部恶寒，腰腿疼痛，四肢麻木；类风湿关节炎、骨关节炎见上述症候者。②跌打损伤：因跌打损伤、瘀血阻络所致，症见伤处肿胀疼痛，皮肤青紫瘀斑；软组织挫伤见上述症候者。

【**剂型规格**】丸剂，①水蜜丸，每 100 丸重 20g；②小蜜丸，每 100 丸重 20g；③大蜜丸，每丸重 6g。

【**用法用量**】口服。水蜜丸一次 4g（20 丸），小蜜丸一次 6g，大蜜丸一次 1 丸，一日 2 次。

【**临床应用**】用于风湿性关节炎、类风湿关节炎、肩周炎等。

【**不良反应**】本方所含的马钱子有大毒，过量可引起中毒，表现为神经性兴奋、战栗、恐惧之后突然发作剧烈的肌肉强直性痉挛，严重者可致延髓麻痹而死亡，可能与其所含的士的宁生物碱有关，故须严防过量。疏风定痛丸引起儿童痉挛 1 例，主要症状为全身战栗，逐渐加重，下肢强直不能行走，给予对症治疗后痉愈［北京医学，1983（3）：134］。还有文献报道此药有肝脏损害［浙江中西医结合杂志，2006，16（5）：265］，与痹痛宁胶囊并用致使马钱子中毒1例［中国临床医药实用杂志,2004(25):21］。另有报道倍服疏风定痛丸引起肢体颤动、呼吸困难1例,继续服药,剂量减半,未再出现上述症状［医学理论与实践,1995,8(5):222］。

【注意事项】①本品含马钱子有大毒,不可多服、久服。如出现中毒症状时,应立即停药并采取相应的急救措施。②本品主含麻黄,不宜与单胺氧化酶抑制剂呋喃唑酮、丙卡巴肼、帕吉林、苯乙肼等,洋地黄类强心药洋地黄、地高辛等,吩噻嗪类药物氯丙嗪、乙酰丙嗪等及氨茶碱等同用。③本品含甘草,不宜与海藻、大戟、甘遂、芫花同用。④孕妇忌服。⑤高血压、心脏病、肝肾功能不全、癫痫、破伤风、甲亢病人忌用。⑥本品含乳香、没药,宜饭后服;脾胃虚弱者慎用,体弱者慎服。⑦风湿热痹者忌用,症见关节肿胀酸痛、肌肉疼痛不适或伴有低热、皮肤紫斑、手指青紫麻木。

愈伤灵胶囊

Yushangling Jiaonang

《中华人民共和国卫生部药品标准中药成方制剂第八册》

【药物组成】土鳖虫、红花、自然铜(煅)、冰片、黄瓜子(炒)、续断、三七、当归、落新妇提取物。

【功能主治】活血散瘀,消肿止痛。用于跌打挫伤,筋骨瘀血肿痛;亦可用于骨折的辅助治疗。

【辨证要点】①跌打损伤:因各种间接、直接暴力引起,致使肌肉、筋膜、韧带损伤和关节脱位,出现局部瘀血肿胀、剧烈疼痛、关节活动不利。②伤筋动骨:由于各种暴力引起的骨折筋伤、损伤气血,致血离其经、瘀血阻络所致,症见伤处剧烈疼痛、功能活动障碍;各种新鲜骨折见上述症候者。

【剂型规格】胶囊剂,每粒装0.3g。

【用法用量】口服。一次 4~5 粒,一日 3 次。

【临床应用】用于治疗跌打挫伤、筋骨瘀血肿痛。①治疗急性软组织扭挫伤 680 例,痊愈 390 例,显效 185 例,有效 89 例,无效 16 例,有效率为 97.6%〔中国中医药信息杂志,2007,14(4):71〕。②治疗急性软组织损伤 79 例,有效率为 98.7%;新鲜骨折 66 例,痊愈 36 例,显效 23 例,有效 5 例,无效 2 例,有效率为 97%〔海峡药学,1999,11(2):36〕。③配合动力髋螺钉(DHS)治疗股骨转子间骨折 103 例,优良率达 96.8%〔社区医学杂志,2008,6(15):25〕。

【不良反应】2 例出现瘙痒、胸闷、心悸、气短〔西北药学杂志,2006,21(2):98〕。

【注意事项】①孕妇禁用;②忌食生冷、油腻食物;③对本品过敏者禁用,过敏体质者慎用。

腰疼丸

Yaoteng Wan

《中华人民共和国卫生部药品标准
中药成方制剂第十四册》

【药物组成】补骨脂(盐炒)、南藤(山蒟)、续断、吉祥草、牛膝(酒炒)、山药。

【功能主治】行气活血,散瘀止痛。用于闪跌扭伤与急性劳损等腰痛。

【辨证要点】①闪腰岔气:因外力诸如挑担负重、搬物过重致经络气血运行不畅,症见腰痛,甚则连及下肢,活动受限;急性腰扭伤见上述症候者。②腰痛:因肝肾不足、劳累过度或陈旧性腰部损伤引起的腰部疼痛或酸痛、腰肌酸软、遇劳加重、腰部屈伸不利;或肾气不足、劳役伤肾等引起的下腰痛、腿痛或间歇性跛行、腰部屈伸不利;腰肌劳损、腰椎管狭窄症见上述症候者。

【**剂型规格**】丸剂,每丸重 9g。

【**用法用量**】口服,用盐水送服。一次 1~2 丸,一日 2 次。

【**临床应用**】用于治疗腰痛、腰肌劳损等。治疗腰肌劳损76 例,显效 36 例,有效 28 例,无效 12 例,总有效率为 84%［上海中医药杂志, 1999, 33（3）: 34］。

【**不良反应**】目前尚未检索到不良反应报道。

【**注意事项**】①孕妇禁用;②寒湿、湿热痹阻所致的腰痛不宜使用;③阴虚火旺及实热者慎服,症见咽干口燥、心烦易怒、夜寐多梦等。

竭红跌打酊

Jiehong Dieda Ding

《中华人民共和国卫生部药品标准
中药成方制剂第十四册》

【**药物组成**】红花、儿茶、当归尾、白矾、苏木、芦荟、乳香、安息香、没药、血竭。

【**功能主治**】散瘀消肿,活络止痛。用于跌伤,筋骨扭伤,积瘀肿痛。

【**辨证要点**】跌打损伤:因外伤所致,症见伤处青红紫斑,痛如针刺,瘀肿闷胀,不敢触摸,活动受限而未见皮肤破损;软组织损伤、挫伤见上述症候者。

【**剂型规格**】酊剂,每瓶装 30ml。

【**用法用量**】外用。用棉花浸药液后擦患处,一日 2~3 次。

【**临床应用**】用于跌伤、筋骨扭伤、积瘀肿痛。

【**不良反应**】目前尚未检索到不良反应报道。

【**注意事项**】①皮肤破伤处不宜使用;②孕妇禁用;③皮肤过敏者停用;④禁止内服;⑤对乙醇过敏者慎用;⑥对本品

过敏者禁用,过敏体质者慎用;⑦本品性状发生改变时禁止使用。

麝香壮骨膏

Shexiang Zhuanggu Gao

《中华人民共和国卫生部药品标准
中药成方制剂第十一册》

【**药物组成**】药材浸膏(系由八角茴香、山奈、生川乌、生草乌、麻黄、白芷、苍术、当归、干姜粉碎成粗粉,用90%乙醇制成相对密度均为1.3的清膏)、麝香、薄荷脑、樟脑、冰片、豹骨、水杨酸甲酯、盐酸苯海拉明、硫酸软骨素。

【**功能主治**】镇痛,消炎。用于风湿痛、关节痛、腰痛、神经痛、肌肉酸痛、扭伤、挫伤。

【**辨证要点**】①痹病:为外感风寒湿而致,症见关节痛,腰痛,不肿或肿胀而不红不热,遇寒加重,得热症减,不发热或微热,小便清长,舌苔淡白或白腻,脉弦紧或浮紧;风湿性关节炎、类风湿关节炎见上述症候者。②跌打损伤:因外伤而致,症见伤处青红紫斑,痛如针刺,焮肿闷胀,不敢触摸,活动受限,舌质紫黯,脉弦涩;软组织损伤、挫伤见上述症候者。

【**剂型规格**】贴剂,每贴①6.5cm×10cm;②7cm×10cm;③8cm×13cm。

【**用法用量**】外用,贴于患处。

【**临床应用**】用于跖疣、筋伤、小儿腹痛、面神经麻痹、静脉炎、冻疮、急性软组织损伤等。①急性软组织损伤:300例急性软组织损伤患者随机平均分为对照组和治疗组,对照组150例采用双氯芬酸二乙胺凝胶治疗,治疗组150例采用双氯芬酸二乙胺凝胶配伍麝香壮骨膏外用治疗。结果治疗组治愈125例,显效18例,有效4例,无效3例,总有效率为98%,高于对照组的 87.67%［时珍国医国药, 2013, 24（7）: 1683］。②静脉炎: 接受甘露醇治疗的 180 例患者随机分为治疗组和对照组, 治疗组 90 例在输液过程中将麝香壮骨膏贴于穿刺点上方 1~5cm 处, 对照组用硫酸镁湿敷。治疗组显效 74 例, 有效 15 例, 无效 1 例, 治疗有效率为 98.9%, 高于对照组的 56.7%［西部医学, 2010, 22（6）: 1152-1153］。③辅助治疗儿童大叶性肺炎: 治疗组 48 例予麝香壮骨膏贴背部, 对照组 42 例仅给予常规基础治疗, 结果发现治疗组患者肺部啰音消失和胸部 X 线恢复的时间均明显缩短, 与对照组比较有显著性差异（P<0.01）。治疗组治愈 41 例, 有效 5 例, 无效 2 例, 总有效率为 95.8%, 高于对照组的 78.5%, 与对照组比较有显著性差异（P<0.05）［河南中医, 2010, 30（12）: 1198-1199］。

【不良反应】有报道外贴麝香壮骨膏引起接触性皮炎 1 例［药物不良反应杂志, 2004, 6（2）: 132］。文献报道用药过程中偶见局部有瘙痒、皮疹、局部皮肤发红, 停药后自行消退［河南中医, 2010, 30（12）: 1198-1199］。

【注意事项】①孕妇禁用; ②风湿热痹关节红肿热痛慎用; ③忌食生冷、油腻食物; ④皮肤破损处不宜使用; ⑤皮肤过敏者不宜使用。

麝香镇痛膏

Shexiang Zhentong Gao

《中华人民共和国药典》2015 年版一部

【药物组成】人工麝香、生川乌、水杨酸甲酯、颠茄流浸膏、辣椒、红茴香根、樟脑。

【功能主治】散寒, 活血, 镇痛。用于风湿性关节痛, 关节扭伤。

【辨证要点】痹病: 为外感风寒湿邪、凝滞经络所致, 症见关节肿胀、疼痛、屈伸不利或不肿不热,遇寒加重,遇热则减,不发热或微热,小便清长,舌苔淡白或白腻,脉弦紧或浮紧;风湿性关节炎、类风湿关节炎见上述症候者。

【剂型规格】贴剂,每贴 7cm×10cm。

【用法用量】外用,贴患处。

【临床应用】用于治疗风湿性关节炎、类风湿关节炎及关节软组织扭伤。

【不良反应】目前尚未检索到不良反应报道。

【注意事项】①孕妇禁用;②忌贴于创伤处;③风湿热痹关节红肿热痛者慎用;④有皮肤病者慎用;⑤过敏体质者慎用,外擦引起过敏反应者应立即停药;⑥有出血倾向者慎用;⑦经期及哺乳期妇女慎用。

麝香祛痛气雾剂(搽剂)

Shexiang Qutong Qiwuji(Chaji)

《中华人民共和国药典》2015 年版一部

【药物组成】人工麝香、红花、樟脑、独活、冰片、龙血竭、薄荷脑、地黄、三七。

【功能主治】活血祛瘀,舒经活络,消肿止痛。用于各种跌打损伤,瘀血肿痛,风湿瘀阻,关节疼痛。

【辨证要点】①跌打损伤:多系外力损伤导致气血受损、血离其经、瘀血阻络所致,症见肢体肿胀疼痛、活动受限;急性软组织损伤见上述症候者。②痹病:多因感受风寒湿邪、闭阻经络所致,症见关节肿胀疼痛,屈伸不利,晨僵,遇寒加重,得温则减;风湿性关节炎、类风湿关节炎见上述症候者。

【剂型规格】气雾剂,每瓶内容物重 72g,含药液 56ml。搽剂,每瓶装 56ml。

【用法用量】外用。气雾剂喷涂患处,按摩 5~10 分钟至患处发热,一日 2~3 次;软组织扭伤严重或有出血者,将药液喷湿的棉垫敷于患处。搽剂涂搽患处,按摩 5~10 分钟至患处发热,一日 2~3 次;软组织损伤严重或有出血者,将药液浸湿的棉垫敷于患处。

【临床应用】用于治疗急性软组织损伤、风湿性关节炎、类风湿关节炎等。①麝香祛痛气雾剂治疗急性软组织损伤患者 314 例,总显效率为 79.3%[中医正骨,2005,17(6):12]。②麝香祛痛搽剂临床治疗急慢性扭、挫伤 303 例,其中急性扭、挫伤痊愈 72 例,显效 121 例,有效 15 例,无效 1 例;慢性挫伤痊愈 11 例,显效 56 例,有效 21 例,无效 6 例;总有效率为 97.69%[中成药,1990,12(2):26]。③麝香祛痛气雾剂治疗风湿瘀阻型骨性关节炎 204 例,临床控制 2 例,显效 168 例,好转 34 例,总有效率为 100%[中西医结合研究,2012,4(3):118–120]。④治疗气滞血瘀型急性软组织损伤 209 例,临床痊愈 11.70%,显效 76.10%,好转 12.20%[中国中医骨伤科杂志,2013,21(2):23–25]。

【不良反应】目前尚未检索到不良反应报道。

【注意事项】①孕妇慎用;②对乙醇过敏者慎用;③风湿热痹关节红肿热痛者慎用。

麝香舒活搽剂(麝香舒活精、麝香舒活灵)
Shexiang Shuhuo Chaji(Shexiang Shuhuo Jing、Shexiang Shuhuo Ling)
《中华人民共和国药典》2015 年版一部、
《中华人民共和国卫生部药品标准
中药成方制剂第十八册》

【药物组成】樟脑、冰片、薄荷脑、红花、三七、人工麝香、血竭、地黄。

【功能主治】活血散瘀,消肿止痛。用于闭合性新、旧软组织损伤和肌肉疲劳酸痛及风湿痹痛。

【辨证要点】跌打损伤:各种间接、直接暴力引起,如车辆撞击、高处坠跌、重物压砸、外力打击、扭转过度等,导致肌肉、筋膜、韧带损伤或关节脱位,症见局部瘀血肿胀、剧烈疼痛、关节活动不利;软组织损伤见上述症候者。

【剂型规格】搽剂(麝香舒活精),每瓶装①30ml;②50ml;③100ml。麝香舒活灵,每瓶装50ml。

【用法用量】搽剂(麝香舒活精),外用适量,局部按摩或涂搽患处,一日1~2次。麝香舒活灵,外用适量,涂擦患处并按摩,一日3~4次。

【临床应用】用于治疗各种运动损伤与骨折肿痛、脱位愈合后的关节肿痛及软组织损伤等。①47名运动员及24名非运动员使用麝香舒活精治疗运动损伤(其中急性软组织损伤32例、慢性损伤39例),痊愈14例,显效19例,好转35例,无效3例,总有效率为96%。麝香舒活精对运动中最常见的肌肉损伤有很好的治疗作用,痊愈率为22%,显效率为26%,好转率为52%;对运动中常见的韧带损伤疗效更为明显,痊愈率为31%,显效率为15%,好转率为54%;治疗关节损伤痊愈率为11%,显效率为67%,好转率为22%;对滑膜炎、滑囊炎、肌腱及末端损伤也有较好的疗效,痊愈率为29%,显效率为18%,好转率为53%[武汉体育学院学报,2003,37(5):59-60]。②颞颌关节功能紊乱患者48例随机分为观察组和对照组,观察组24例采用麝香舒活精加特定电磁波(TDP)治疗,对照组24例仅采用TDP灯治疗。观察组治愈8例,显效13例,有效3例,无效0例,总有效率为100.0%,高于对照组的87.5%[中国当代医药,2011,18(35):102-103]。③麝香舒活灵经电疗仪治疗闭合性软组织损伤与单纯外用治疗的临床效果进行比较,各治疗80例大学生运动损伤。两药合用痊愈62例,显效16例,好转2例,治愈率为77.5%;疗效优于单纯外用麝香舒活灵治疗,治愈率为 51.25%［中国校医, 2001, 15（4）: 291］。④麝香舒活灵治疗踝关节外侧副韧带损伤 64 例, 治疗 5 次显效者 26 例, 10 次治愈者 32 例, 6 例病程较长者经治疗 15 次步履正常［中西医结合杂志, 1991, 5（31）: 308］。⑤麝香舒活灵治疗小儿肌性斜颈 13 例, 治愈 12 例, 另 1 例因患儿未坚持治疗而无效［湖北中医杂志, 1989（3）: 15］。

【不良反应】目前尚未检索到不良反应报道。

【注意事项】①本品含活血化瘀药物, 孕妇忌用, 经期及哺乳期妇女慎用。②切勿接触眼睛、口腔等黏膜处。皮肤破溃或感染处禁用。有出血倾向者慎用。③使用过程中若出现皮疹等皮肤过敏者应停用。④对本品过敏者禁用, 过敏体质者慎用。⑤本品为外用药, 不可内服。本品不宜长期或大面积使用。⑥忌食生冷、油腻食物。

麝香跌打风湿膏

Shexiang Dieda Fengshi Gao

《中华人民共和国药典》2015 年版一部

【药物组成】跌打风湿流浸膏、颠茄流浸膏、枫香脂、冰片、薄荷油、丁香罗勒油、樟脑、肉桂油、水杨酸甲酯、人工麝香。

【功能主治】祛风除湿, 化瘀止痛。用于风湿痛, 跌打损伤, 肿痛。

【辨证要点】风湿痛、跌打损伤、肿痛。

【剂型规格】贴剂, 每贴 6cm×10cm。

【用法用量】外用, 贴敷洗净患处。

【临床应用】用于治疗静脉炎、颈后部肌筋膜炎、急性闭合性软组织损伤。①本品外贴治疗静脉炎 40 例, 与 50% 硫酸镁热湿敷进行比较, 结果本品治愈 28 例, 占 70%; 显效 8 例, 占 20%; 有效 4 例, 占 10%; 无效 0 例, 占 0。50% 硫酸镁治愈 2 例，占 5%；显效 20 例，占 50%；有效 12 例，占 30%；无效 6 例，占 15%。麝香跌打风湿膏的疗效更优［中华临床医学研究杂志，2006，12（13）：1718］。②麝香跌打风湿膏局部贴敷联合口服追风透骨丸治疗颈后肌筋膜炎患者 50 例，因皮肤瘙痒过敏 4 例，胃肠道不适 1 例退出研究，其余 45 例患者治愈 5 例，显效 23 例，有效 12 例，无效 5 例，总有效率为 88.9%，治愈率为 11.1%［中药材，2009，32（6）：1005-1007］。

【不良反应】有报道外贴麝香跌打风湿膏出现蛛网膜下腔出血 1 例［中国中药杂志，2000（5）：26］。另有报道在用药过程中出现局部皮肤瘙痒、发红、皮疹等皮肤过敏反应［中药材，2009，32（6）：1005-1007］。

【注意事项】①孕妇慎用；②皮肤破溃或感染处禁用；③用药期间忌食生冷、油腻食物。

骨 折 类 药

    骨折系指由于外伤或病理等原因致使骨质部分地或完全地断裂的一种疾病。其主要临床表现为骨折部有局限性疼痛和压痛,局部肿胀和出现瘀斑,肢体功能部分或完全丧失。中国传统医药认为骨折愈合就是"瘀去、新生、骨合"的过程,根据骨折损伤的病理发展过程,可分为早、中、后期。早期由于气滞血瘀,故需活血祛瘀;中期因瘀虽去而未清、肿虽退而未消,应和营生新止痛、接骨续筋,以进一步调和气血;后期因久病体虚、久伤必虚,此时骨虽和而未坚,宜培补肝肾脾肺,以强筋壮骨,使损伤骨骼恢复原有的生理功能。骨折内服药的治疗应按早、中、后三期辨证施治,即早期以活血化瘀为主,中期以和血生新为主,后期以固本培元为主。常用的中成药主要为接骨续筋剂,此类药物侧重使用自然铜、土鳖虫、骨碎补、续断、黄瓜子和甜瓜子等接骨药物,适当配伍当归、乳香、没药、川芎、大黄、血竭、三七、桃仁、红花、延胡索、赤芍、红花、苏木、姜黄、三棱等活血化瘀止痛药物,主要用于骨折、脱臼。此类制剂均为口服,应在骨折、脱臼复位后服用。

三花接骨散

Sanhua Jiegu San

《新药转正标准第 21 册》

【**药物组成**】三七、血竭、西红花、当归、川芎、大黄、续断、牛膝、骨碎补(烫)、冰片、白芷、地龙、马钱子粉、自然铜(煅)、土鳖虫、沉香、木香、桂枝。

【功能主治】活血化瘀,消肿止痛,接骨续筋。用于骨折筋伤、瘀血肿痛等。

【辨证要点】①跌打损伤:因外伤、扭挫而致,症见伤处青红紫斑,痛如针刺,瘀肿闷胀,不敢触摸,活动受限,舌质紫黯,脉弦涩;软组织损伤、挫伤见上述症候者。②筋骨折伤:由外伤而致,症见伤处剧烈疼痛,肢体畸形,活动受限,瘀肿疼痛,青紫斑块,舌红或黯,脉弦或弦数;骨折、脱臼见上述症候者。

【剂型规格】散剂,每袋装 5g。

【用法用量】口服。一次 5g,一日 2 次。14 日为 1 个疗程,可连续服用 2 个疗程;或遵医嘱。

【临床应用】用于四肢骨折术后、肩关节炎、骨折。①肩关节炎:电针配合三花接骨散加味治疗肩关节周围炎 53 例,治愈 50 例,临床症状和体征全部消失,其中经 1 个疗程治愈者 21 例,经 2 个疗程治愈者 27 例,3 个疗程治愈者 2 例。余 3 例显效,症状和体征消失,但在气候变化时尚有不适[中国民间疗法,2001,9(4):14]。②骨折:三花接骨散治疗 35 例骨折患者,伤后或术后服药后消肿作用明显,具有止痛、促进骨折愈合的作用[现代中西医结合杂志,2000,9(11):1056]。

【不良反应】文献报道某些患者服药 2~3 周后有轻度腹泻,停药即消失[现代中西医结合杂志,2000,9(11):1056]。

【注意事项】①孕妇禁用;②骨折患者应先行复位固定后再用药物治疗;③本品应在医师指导下使用,不宜过量、久用。

伤科接骨片

Shangke Jiegu Pian

《中华人民共和国药典》2015 年版一部

【药物组成】红花、土鳖虫、朱砂、马钱子粉、炙没药、三七、海星、炙鸡骨、冰片、煅自然铜、炙乳香、甜瓜子。

【功能主治】活血化瘀,消肿止痛,舒筋壮骨。用于跌打损伤,闪腰岔气,筋伤骨折,瘀血肿痛。

【辨证要点】①跌打损伤:外伤扭挫导致血离其经、瘀血阻络所致,症见肢体肿胀疼痛,局部皮肤青紫,活动受限;急性软组织损伤见上述症候者。②筋伤骨折:因暴力撞击导致筋伤骨折,症见骨折或筋伤错位,肿胀疼痛,活动不利;外伤骨折见上述症候者。③闪腰岔气:因挑担负重、搬物屏气所致,症见腰痛,甚则连及下肢,活动受限或胸胁胀痛,痛呈走窜,胸闷气急,呼吸说话时有牵掣痛;急性腰扭伤、胸胁迸伤见上述症候者。

【剂型规格】片剂,①薄膜衣片,每片重 0.33g;②糖衣片（片芯重 0.33g）。

【用法用量】口服。成人一次 4 片,10~14 岁儿童一次 3 片,一日 3 次。以温开水或温黄酒送服。

【临床应用】用于软组织挫伤、脱臼、骨折、急性腰扭伤。骨折患者 80 例,随机分为两组,对照组(骨折类型为肱骨干骨折 13 例、胫骨干骨折 16 例、股骨干骨折 11 例)40 例,治疗组(骨折类型为肱骨干骨折 13 例、胫骨干骨折 15 例、股骨干骨折 12 例)40 例。经复位和固定后,对照组给予常规对症处理及抗感染治疗,治疗组在对照组的基础上给予口服伤科接骨片治疗,连续治疗 2 个疗程(共 30 天),治疗组的临床总有效率为 92.5%,高于对照组的 60.0%;伤科接骨片治疗骨折可有效缩短骨折愈合时间,消肿止痛效果明显,骨痂生长快 [中国药业,2013, 22（8）: 117-118]。此外,本品还有用于治疗颈椎病、骨质疏松症、腰椎间盘突出症、网球肘的报道。

【不良反应】有文献报道本品导致阴道出血 1 例 [中国药房,2010, 21（27）: 2580]。

【注意事项】①孕妇禁用;②骨折患者应先行复位固定后再用药物治疗;③脾胃虚弱者慎用;④本品含剧毒药,应在医师指导下按量使用,勿过量、久用。

骨折挫伤胶囊

Guzhecuoshang Jiaonang

《中华人民共和国药典》2015 年版一部

【药物组成】猪骨、炒黄瓜子、煅自然铜、红花、大黄、当归、醋乳香、醋没药、血竭、土鳖虫。

【功能主治】舒筋活络，消肿散瘀，接骨止痛。用于跌打损伤，扭腰岔气，筋伤骨折属于瘀血阻络者。

【辨证要点】①跌打损伤：因外伤扭挫、瘀血阻滞、经络不通所致，症见局部疼痛，肿胀，活动受限；软组织损伤、挟伤见上述症候者。②扭腰岔气：因瘀血阻滞所致，症见腰痛甚则连及下肢，或胸胁胀痛，痛呈走窜，胸闷气急，呼吸说话时有牵掣痛；急性腰扭伤见上述症候者。③筋骨折伤：由外力诸如跌打、扭挫所致，症见局部肿胀疼痛，活动受限，肢体畸形而未见皮肤破损，舌红或黯，脉弦或弦数；骨折、脱臼见上述症候者。

【剂型规格】胶囊剂，每粒装 0.29g。

【用法用量】口服，用温黄酒或温开水送服。一次 4~6 粒，一日 3 次；小儿酌减。

【临床应用】用于治疗各种骨折、软组织挫伤等。胫腓骨闭合性骨折患者 47 例，采用闭合复位、带锁髓内钉内固定术，术后随机分为治疗组和对照组，治疗组口服骨折挫伤胶囊，对照组不做特殊处理。治疗组在骨折临床愈合时间、X 线片骨痂生长及伤肢周径变化等指标方面均明显优先于对照组，提示骨折挫伤胶囊具有较确切的消肿、促骨折愈合的作用［华西医学，2001, 16（1）: 25-26］。

【不良反应】目前尚未检索到不良反应报道。

【注意事项】①孕妇禁用；②骨折、脱臼者先行复位固定后再用药物治疗；③胃弱者慎用。

接骨丸

Jiegu Wan

《中华人民共和国卫生部药品标准中药成方制剂第一册》

【药物组成】甜瓜子、土鳖虫、地龙（广地龙）、桂枝（炒）、郁金、骨碎补、续断、自然铜（煅醋淬）、马钱子粉。

【功能主治】活血散瘀，消肿止痛。用于跌打损伤，青紫肿痛，闪腰岔气，筋断骨折，瘀血肿痛。

【辨证要点】①跌打损伤：因外伤扭挫、瘀血阻滞、经络不通所致，症见局部疼痛，皮肤青肿，活动受限，舌质紫黯，脉弦涩；软组织损伤见上述症候者。②闪腰岔气：因局部跌打损伤致瘀血阻滞、经络不通，症见腰痛，活动受限或胸胁胀痛，痛呈走窜，胸闷气急，呼吸说话时有牵掣痛；急性腰扭伤见上述症候者。③骨折筋伤：多因外力跌打所致，症见伤处剧烈疼痛，肢体畸形，活动受限，焮肿疼痛，青紫斑块，舌红或黯，脉象弦或弦数；骨折、脱臼见上述症候者。

【剂型规格】丸剂，每 100 粒重 12g。

【用法用量】口服。一次 3g，一日 2 次。

【临床应用】用于跌打损伤、闪腰岔气、筋伤骨折。132 例骨折患者分为治疗组 88 例和对照组 44 例，经 X 线拍片检查，治疗组骨折愈合所需的时间比对照组平均缩短 20 天左右［中国社区医师，2005，7（107）：41］。

【不良反应】过量使用可引起肢体颤抖、惊厥、呼吸困难，甚至昏迷。

【注意事项】①孕妇禁用。②骨折、脱臼者应先行复位后再用药物治疗。③本品含剧毒药，应在医师指导下按量服用，不能多服、久服。如出现中毒症状时，应立即停药并采取相应的急救措施。

接骨七厘片（散）

Jiegu Qili Pian（San）

《中华人民共和国卫生部药品标准
中药成方制剂第三册》《国家中成药
标准汇编骨伤科分册》

【药物组成】乳香（炒）、没药（炒）、当归、土鳖虫、骨碎补（烫）、硼砂、血竭、自然铜（煅）、大黄（酒炒）。

【功能主治】活血化瘀，接骨止痛。用于跌打损伤，续筋接骨，血瘀疼痛。

【辨证要点】①跌打损伤：因外伤扭挫、瘀血阻滞、经络不通所致，症见局部疼痛，皮肤青肿，活动受限，舌质紫黯，脉弦涩；软组织损伤见上述症候者。②闪腰岔气：因局部跌打损伤致瘀血阻滞、经络不通，症见腰痛，活动受限或胸胁胀痛，痛呈走窜，胸闷气急，呼吸说话时有牵掣痛；急性腰扭伤见上述症候者。③骨折筋伤：因外力撞击所致，症见伤处剧烈疼痛，肢体畸形，活动受限，焮肿疼痛，青紫斑块，舌红或暗，脉弦或弦数；骨折、脱臼见上述症候者。

【剂型规格】片剂，每片相当于原药材 0.3g。散剂，每袋装1.5g。

【用法用量】口服。片剂，一次 5 片，一日 2 次，黄酒送服。散剂，一次 1.5g，一次 2 次；小儿酌减。

【临床应用】用于跌打损伤、骨折等。①治疗雷氏骨折50 例，骨折处复位以及固定后口服接骨七厘片，一般 3 天内可以消除肿胀，皮纹清晰，颜色接近正常；1 周后 X 线片复查均出现骨痂［中国冶金工业医学杂志，2005，22（1）：56］。②伸直型 Colles 骨折患者 60 例随机分为对照组和治疗组，对照组采取手法复位固定治疗，治疗组在手法复位固定治疗的基础上予以接骨七厘散加减内服及外敷,治疗组治愈 12 例,好转 15 例,未愈 3 例,总有效率治疗组为 90.0%,高于对照组的 76.7%[中医药导报,2014,20(1):125-126]。

【**不良反应**】目前尚未检索到不良反应报道。

【**注意事项**】①孕妇禁用;②骨折、脱臼者应先复位后再行药物治疗;③脾胃虚弱者慎用。

第九章

骨刺病类（骨质增生类）药

骨刺属于中医的"痹症"范畴,亦称"骨痹"。在当前社会和学术界经常将"骨刺"与西医学的"骨质增生"等同,事实上骨刺和骨质增生不是同一名词。骨刺仅指关节软骨由于退化或外伤,在肌腱、韧带附着处沿着肌腱、韧带走向形成的骨赘而言。人体随年龄的增长和软骨代谢的需要,会出现关节软骨骨化增生,是人体衰老的生理规律,但由于某部位肌腱、韧带撕裂或劳损,加速了软骨的变性和骨化的进程,从而出现占位性的对肌筋膜的压迫以及力平衡的失调,导致疼痛和功能障碍等一系列症状则是一种骨疾病,即骨刺并发症,通称"骨性关节炎"。而骨质增生包括骨修复的骨赘以及软骨退化和损伤的形成骨赘,即既包括发生在关节边缘的骨刺,也包括发生在关节面的片状、蘑菇样增生。从中医角度分析,由于气血不足、肝肾亏虚、风寒湿邪侵入骨络;或跌扑闪挫、伤损骨络,以致气血瘀滞、运行失畅,长期刺激骨体组织,以致骨表增生形成骨刺。药物治疗主要是针对病因对症选用具有滋补肝肾、填精壮骨、补益气血、搜风通络、祛湿散寒、活血化瘀功效的药物。如血瘀气滞、脉络闭阻者可选用骨刺宁胶囊;外感风寒湿邪、经脉痹阻、筋骨失养可选用骨刺消痛片（胶囊）、筋骨痛消丸、骨增生镇痛膏、骨痛灵酊;肾精亏虚、肝血不足所致的骨痹者可选用穿龙骨刺片（胶囊）、抗骨增生胶囊（丸）、骨仙片。

抗骨增生胶囊（丸）

Kanggu Zengsheng Jiaonang（Wan）

《中华人民共和国药典》2015年版一部

【**药物组成**】熟地黄、肉苁蓉（酒制）、狗脊（盐制）、女贞子（盐制）、淫羊藿、鸡血藤、莱菔子（炒）、骨碎补、牛膝。

【**功能主治**】补腰肾，强筋骨，活血止痛。用于骨性关节炎肝肾不足、瘀血阻络证，症见关节肿胀、麻木、疼痛、活动受限。

【**辨证要点**】骨痹：因肝肾不足、瘀血阻络所致，症见关节肿胀，麻木，疼痛，活动受限，苔白腻，脉沉而迟缓；骨性关节炎、创伤性关节炎、强直性脊柱炎、脊柱骨关节病见上述症候者。

【**剂型规格**】胶囊剂，每粒装0.35g。丸剂，①水蜜丸，每10~12丸重2.2g；②小蜜丸，每袋装3g；③大蜜丸，每丸重3g。

【**用法用量**】口服。胶囊剂，一次5粒，一日3次。丸剂，水蜜丸一次2.2g，小蜜丸一次3g，大蜜丸一次1丸，一日3次。

【**临床应用**】用于治疗退行性脊椎炎、骨性关节炎、跟骨增生症、骨质疏松症、颈椎病。①治疗退行性脊椎炎1000例，结果显效803例，好转141例，总有效率为94.4%［辽宁中医杂志，1982（3）：40］；②治疗膝骨关节炎48例，临床症状显著改善12例，中度改善26例，轻度改善6例，无效4例，总有效率为91.67%［实用临床医药杂志，2010，14（15）：98］；③治疗老年跟骨增生症62例，治愈40例，显效16例，有效3例，无效3例，总有效率为95.16%［上海中医药杂志，2009，43（7）：41］；④治疗绝经后骨质疏松症妇女30例，治疗6个月后，骨痛消失16例，骨痛减轻13例，无效1例，总有效率为96.7%［中国实用医药，2013，8（6）：168］；⑤治疗颈椎病53例，治愈7例，显效23例，有效10例，无效13例，总有效率为75.47%［华西医学，2015，30（5）：911–914］。

【不良反应】偶有患者出现胃部不适或腹部胀痛。另文献报道，强骨片与本品合用引起肝损害［药物不良反应杂志，2007，9（1）：59］。

【注意事项】①关节红肿热痛者慎用；②孕妇慎用。

骨仙片

Guxian Pian

《中华人民共和国药典》2015年版一部

【药物组成】熟地黄、枸杞子、女贞子、黑豆、菟丝子、骨碎补、仙茅、牛膝、防己。

【功能主治】补益肝肾，强壮筋骨，通络止痛。用于肝肾不足所致的痹病，症见腰膝骨节疼痛、屈伸不利、手足麻木；骨质增生见上述症候者。

【辨证要点】①痹病：由肝肾不足所致，症见腰膝疼痛，骨节酸软，屈伸不利，劳累加剧，或脚跟疼痛，舌淡，脉沉细；膝骨关节病、腰椎骨质增生、足跟骨骨质增生见上述症候者。②腰痛：因肝肾不足而致腰酸腿软、关节作痛、肢体麻木，劳累尤甚，或腰腿疼痛，步履艰难，舌淡，脉沉细；腰椎、颈椎骨质增生、腰肌劳损见上述症候者。

【剂型规格】片剂，①糖衣片（片芯重0.32g）；②薄膜衣片，每片重0.33g；③薄膜衣片，每片重0.41g。

【用法用量】口服。一次4~6片，一日3次。

【临床应用】用于治疗骨质增生及因其引起的疾患。①治疗骨质增生200例，治愈33例，显效69例，有效81例，总有效率为91.5%［中成药，1990，12（6）：24］；②温针灸结合口服药物骨仙片和中药外敷治疗膝关节骨关节炎60例，治愈21例，显效19例，好转15例，总有效率为91.67%［四川中医，2007，25（4）：83］。

【不良反应】目前尚未检索到不良反应报道。

【注意事项】孕妇慎服。感冒发热勿服。

骨痛灵酊

Gutongling Ding

《中华人民共和国药典》2015 年版一部

【药物组成】雪上一枝蒿、干姜、龙血竭、乳香、没药、冰片。

【功能主治】温经散寒,祛风活血,通络止痛。用于腰、颈椎骨质增生,骨性关节炎,肩周炎,风湿性关节炎。

【辨证要点】①骨痹:因风寒湿瘀阻而致,症见颈腰腿部痛有定处,重着而痛,肢重步艰,遇风、寒、湿邪后颈腰腿痛加重,自觉肢端冷痛,得温热减轻,多有下肢麻木刺痛感,苔白腻,脉沉而迟缓;骨性关节炎、创伤性关节炎、强直性脊柱炎、脊柱骨关节病见上述症候者。②痹病:为外感风寒湿邪、经络瘀阻而致,症见关节酸痛,酸多痛少,不肿或肿胀而不红不热,遇寒加重,得热症减,不发热或微热,小便清长,舌苔淡白或白腻,脉弦紧或浮紧;风湿性关节炎、类风湿关节炎见上述症候者。

【剂型规格】酊剂,每瓶装①30ml;②60ml;③70ml;④100ml;⑤250ml。每袋装①5ml;②10ml。

【用法用量】外用。一次 10ml,一日 1 次。将药液浸于敷带上贴敷患处 30~60 分钟;20 天为 1 个疗程。

【临床应用】用于治疗腰椎间盘突出、颈椎骨质增生引起的疼痛及肩周炎、类风湿关节炎。①治疗腰椎间盘突出症疼痛 36 例,治愈 24 例,好转 10 例,总有效率为 94.44%[中国正骨,2004,16(2):13];②治疗颈肩腰腿痛 58 例,有效率为 94.8%[医学新知杂志,2007,17(2):119]。

【不良反应】患者局部出现灼热感,连续多次使用时部分患者在用药部位可能会产生皮疹或局部痒感,停止用药后即可消失。每次用药后可涂少量润肤膏,可减轻和防止。

【注意事项】①本品含有雪上一枝蒿,有大毒,孕妇及皮肤破损处禁用。②本品只供外用,不可内服。用药后 3 小时内不得吹风,不接触冷水。③风湿热痹、关节红肿热痛者慎用,表现为关节疼痛,局部灼热红肿,得冷稍舒,痛不可触。④对酊剂过敏者勿用。⑤本品放置后稍有混浊,不影响疗效。

骨刺宁胶囊

Gucining Jiaonang

《中华人民共和国药典》2015 年版一部

【药物组成】三七、土鳖虫。

【功能主治】活血化瘀,通络止痛。用于瘀阻脉络所致骨性关节炎,症见关节疼痛、肿胀、麻木、活动受限。

【辨证要点】骨痹:因血瘀气滞、脉络闭阻、经络不通所致,症见关节疼痛、肿胀、麻木、活动受限;骨性关节炎见上述症候者。

【剂型规格】胶囊剂,每粒装 0.3g。

【用法用量】口服。一次 4 粒,一日 3 次,饭后服。

【临床应用】用于治疗腰椎骨质增生症、膝关节骨质增生、膝关节骨性关节炎、颈椎病。①治疗膝关节骨质增生 32 例,显效 16 例,有效 10 例,无效 6 例,总有效率为 81.25%[现代中西医结合杂志, 2008, 17（20）: 3139]。②膝关节骨性关节炎 122 例,随机分为治疗组和对照组,治疗组 62 例给予骨刺宁胶囊治疗,对照组 60 例给予布洛芬治疗。治疗组治愈 45 例,显效 10 例,有效 4 例,无效 3 例,总有效率为 95.16%,高于对照组的 80.00%[中草药, 2011, 42（6）: 1183-1185]。③治疗颈椎病 102 例,治愈 41 例,好转 52 例,无效 9 例,总有效率为 91.18%[西南国防医药, 2002, 12（2）: 148-149]。

【**不良反应**】文献报道在服药过程中个别患者出现胃肠道反应［现代中西医结合杂志，2008，17（20）：3139］。

【**注意事项**】①孕妇禁用；②关节局部红肿热痛者不宜使用。

骨刺消痛片（胶囊）

Guci Xiaotong Pian（Jiaonang）

《中华人民共和国药典》2015年版一部、
《中华人民共和国卫生部药品标准
中药成方制剂第二十册》

【**药物组成**】制川乌、制草乌、秦艽、白芷、甘草、粉萆薢、穿山龙、薏苡仁、制天南星、红花、当归、徐长卿。

【**功能主治**】祛风止痛。用于风湿痹痛、瘀血阻络所致的痹病，症见关节疼痛、腰腿疼痛、屈伸不利；骨性关节炎、风湿性关节炎、风湿痛见上述症候者。

【**辨证要点**】痹病：风湿痹阻所致之关节疼痛，局部畏寒，遇寒或活动后加重，得热痛减，休息后关节僵硬，关节屈伸不利，舌质淡红，舌苔薄白或腻，脉浮紧或濡缓；骨性关节炎、风湿性关节炎见上述症候者。

【**剂型规格**】片剂，每片重0.3g。胶囊剂，每粒装0.3g。

【**用法用量**】口服。片剂，一次4片，一日2~3次。胶囊剂，一次4粒，一日2~3次。

【**临床应用**】主要用于颈椎、腰椎、四肢关节骨质增生引起的酸胀麻木疼痛，对类风湿关节炎、风湿性关节炎、痛风、肩关节周围炎等也有显著疗效。

【**不良反应**】目前尚未检索到不良反应报道。

【**注意事项**】①孕妇禁用；②湿热痹者慎用；③本品应在医师指导下使用，不可过量服用；④如服药后出现唇舌发麻、头痛头昏、腹痛腹泻、心烦欲呕、呼吸困难等情况,应立即停药,并到医院救治。

骨增生镇痛膏

Guzengsheng Zhentong Gao

《中华人民共和国卫生部药品标准
中药成方制剂第十四册》

【**药物组成**】红花、骨碎补、川芎、猪牙皂、当归尾、生川乌、细辛、生草乌、羌活、白芥子、独活、生天南星、栀子、生半夏、干姜、桉油、樟脑、姜黄、雄黄。

【**功能主治**】温经通络,祛风除湿,消瘀止痛。用于各种骨增生性关节炎,亦可用于风湿性关节炎。

【**辨证要点**】①骨痹:系血瘀气滞、风寒之邪阻滞、经络不通所致,症见关节肿胀,麻木,疼痛活动受限;骨性关节炎见上述症候者。②痹病:为外感风寒湿而致,症见关节痛,不肿或肿胀而不红不热,遇寒加重,遇热则减,不发热或微热,小便清长,舌苔淡白或白腻,脉弦紧或浮紧;风湿性关节炎见上述症候者。

【**剂型规格**】橡胶膏剂,7cm×10cm。

【**用法用量**】外用。贴患处,一日1~2次。

【**临床应用**】用于治疗各种骨增生性关节炎。治疗骨关节炎患者50例,显效9例,有效33例,无效8例,总有效率为84%[中药新药与临床药理,1999,10(3):138-140]。

【**不良反应**】对皮肤有刺激性发热感;罕见皮疹、瘙痒、水疱。文献报道用药过程中有2例出现轻度皮疹,程度轻微,均不需停药或做特殊处理[中药新药与临床药理,1999,10(3):138-140]。

【**注意事项**】①孕妇禁用;②皮肤破损处禁用;③用前将皮肤洗干净,一次贴用不宜超过12小时,使用中发生皮肤发红、瘙痒等轻微反应时,可适当减少粘贴时间,出现皮疹或过敏反应者停止使用;④本品宜在医师指导下使用,不宜随意增加使用剂量和使用时间。

穿龙骨刺片（胶囊）

Chuanlong Guci Pian（Jiaonang）

《中华人民共和国药典》2015 年版一部、
CFDA 药品注册批件

【药物组成】穿山龙、淫羊藿、狗脊、川牛膝、熟地黄、枸杞子。

【功能主治】补肾健骨,活血止痛。用于肾虚血瘀所致的骨性关节炎,症见关节疼痛。

【辨证要点】骨痹:由肾虚血瘀所致的腰膝关节疼痛,畏寒肢冷,遇寒加重,得热则缓;腰部及膝部骨性关节炎见上述症候者。

【剂型规格】片剂,①素片,每片重 0.5g;②薄膜衣片,每片重 0.5g。胶囊剂,每粒装 0.5g。

【用法用量】口服。一次 6~8 片（粒）,一日 3 次。

【临床应用】用于骨性关节炎、骨质增生、骨刺疼痛。①194 例骨质增生患者随机分为 2 组,试验组 98 例口服穿龙骨刺胶囊,对照组 96 例口服布洛芬缓释胶囊,对照组和试验组的总有效率分别为 90% 和 75%;停药 7 天后,对照组和试验组的总有效率分别为 5% 和 63%［齐鲁药事,2009,28（1）:49-50］。②120 例骨质增生患者随机分为治疗组和对照组各 60 例,治疗组给予穿龙骨刺胶囊,对照组采用西药常规对症治疗。治疗组治愈 30 例,好转 27 例,无效 3 例,总有效率为 95%［临床合理用药,2015,8（1A）:25-26］。

【不良反应】文献报道在用药过程中出现食欲减退 1 例［齐鲁药事,2009,28（1）:49-50］。

　　【注意事项】①孕妇慎用；②关节红肿热痛者慎用；③对本品过敏者禁用，过敏体质者慎用；④服药期间遇有感冒发热、腹泻者应暂停服用。

筋骨痛消丸
Jingu Tongxiao Wan
《新药转正标准第 28 册》

　　【药物组成】丹参、鸡血藤、香附（醋制）、乌药、川牛膝、桂枝、威灵仙、秦艽、白芍、地黄、甘草。

　　【功能主治】活血行气，温经通络，消肿止痛。用于血瘀寒凝、膝关节骨质增生引起的膝关节疼痛、肿胀、活动受限。

　　【辨证要点】①痹病：系血瘀寒凝所致，症见膝关节疼痛肿胀，压痛明显，活动障碍，舌淡、边有瘀斑，脉沉迟而涩；膝骨性关节炎、类风湿关节炎、肩关节周围炎见上述症候者。②跌打损伤：由于外伤、扭挫所致的经络阻滞、气血运行不畅，症见局部疼痛、肿胀、青紫，关节活动障碍；软组织损伤见上述症候者。

　　【剂型规格】丸剂，每袋装 6g。

　　【用法用量】口服。一次 6g，一日 2 次；温开水送服。30 天为 1 个疗程。

　　【临床应用】用于治疗骨性关节炎、腰椎间盘突出、肩周炎、腰椎椎管狭窄症等。①髋关节骨关节炎：60 例髋关节骨关节炎患者随机分为治疗组和对照组各 30 例，均采用硫酸氨基葡萄糖治疗，治疗组在上述治疗的基础上加用筋骨痛消丸。治疗组治愈 15 例，显效 9 例，好转 5 例，无效 1 例，总有效率为 96.7%，高于对照组的 80.0%［湖南中医杂志，2015，31（6）：64-66］。②膝关节骨性关节炎：79 例膝关节骨性关节炎患者随机分为治疗组 40 例和对照组 39 例，治疗组采用附桂骨痛胶囊和筋骨痛消丸口服，并加中药熏洗；对照组采用西医综合治疗法。治疗组临床控制 21 例, 显效 12 例, 有效 6 例, 无效 1 例, 总有效率为 97.5%, 高于对照组的 76.9%〔中国实验方剂学杂志, 2012, 18（9）: 284-285〕。③腰椎椎管狭窄: 130 例腰椎椎管狭窄症患者口服筋骨痛消丸配合中药热敷, 治愈 13 例, 显效 57 例, 好转 46 例, 无效 14 例, 总有效率为 89.23%〔现代中医药, 2014, 34（6）: 28-29〕。

【不良反应】文献报道用药过程中有 3 例出现轻微的消化道不适, 症状轻微, 无特殊处理, 均自行消失〔湖南中医杂志, 2015, 31（6）: 64-66〕。

【注意事项】①孕妇禁用; ②风湿热痹关节红肿热痛者慎用。

颈椎病类药

颈椎病是一种常见病和多发病。颈椎病指颈椎椎间盘退行性改变及其继发病理改变累及其周围组织结构（神经根、脊髓、椎动脉、交感神经等），出现相应的临床表现的一种疾病。仅有颈椎的退行性改变而无临床表现者则称为颈椎退行性改变。根据受累组织和结构的不同，颈椎病分为颈型（又称软组织型）、神经根型、脊髓型、交感型、椎动脉型、其他型（目前主要指食管压迫型）。如果两种以上的类型同时存在，称为"混合型"。在中国传统医学中并无"颈椎病"的病名，但其症状近似于中医的"痹症""痿症""头痛""眩晕""项强"等。颈椎病多由外感风寒湿邪伤及经络，或长期劳损，肝肾亏虚，或痰瘀交阻，气滞血瘀等原因引起。中医药辨证治疗应以分型辨证用药为基本方法。①经络痹阻型：风寒湿邪客阻经络，长期劳损血行不畅等可致机体气血运行失调，经气不和，脉络痹阻，气血瘀滞不通则全身疼痛。因其主要伤及太阳经故而症状以上肢为著。气血运行不畅，机体失养故而出现麻木、僵硬等症。虚寒之邪痹阻经络，阳气受损，清阳不升则头重。治则：祛风散寒，通经除痹。中成药可选用颈复康颗粒、附桂骨痛片（胶囊、颗粒）。②气滞血瘀型：外邪侵袭，停滞经络，或肝肾不足，气血运行无力，或劳损外伤，气血郁滞，或病久邪客经络等均可致机体气血运行不畅，而气滞血瘀。血瘀于经络则不通，不通则痛且固定不移，拒按。气滞血瘀日久，累及肝肾，肝血肾精亏虚，不能荣养清窍则头晕、眼花、视物模糊。心神失养则失眠、健忘、惊惕。舌质紫暗或有瘀斑，脉弦细涩乃气滞血瘀之症候。治则：

活血化瘀,疏通经络。中成药可选颈痛颗粒、颈舒颗粒。③肝肾不足型:因经络、气血长期痹阻不通,日久伤及肝肾,或长期过劳,肝肾亏虚。肝肾不足,精血亏虚,清窍失养则头晕眼花、耳鸣耳聋。阴血不足,阳气偏亢,虚阳上越则头脑胀痛、面部烘热、口干咽干。肾精亏耗则腰膝酸软、抬举无力、活动牵强。肝血不足,筋失所养则震颤、行动艰难。脉弦细乃肝肾不足之象。治则:滋木涵水,调和气血。中成药可选用颈痛灵药酒、壮骨伸筋胶囊。

壮骨伸筋胶囊

Zhuanggu Shenjin Jiaonang

《中华人民共和国药典》2015 年版一部

【药物组成】淫羊藿、熟地黄、鹿衔草、炙骨碎补、肉苁蓉、鸡血藤、红参、狗骨、茯苓、威灵仙、豨莶草、葛根、醋延胡索、山楂、洋金花。

【功能主治】补益肝肾,强筋壮骨,活络止痛。用于肝肾两虚、寒湿阻络所致的神经根型颈椎病,症见肩臂疼痛、麻木、活动障碍。

【辨证要点】骨痹:因外感风寒湿邪,或长期劳损致肝肾两虚、寒湿阻络、气血运行不畅,症见肩臂疼痛、麻木、活动障碍;神经根型颈椎病、颈肩腰痛见上述症候者。

【剂型规格】胶囊剂,每粒装 0.3g。

【用法用量】口服。一次 6 粒,一日 3 次。4 周为 1 个疗程,或遵医嘱。

【临床应用】用于治疗颈椎病、肩周炎、跟痛症等。①颈椎病:神经根型颈椎病患者 65 例随机分为两组,以布洛芬为对照,治疗组 35 例临床治愈 8 例,显效 16 例,有效 9 例,无效 2 例,总有效率为 94.29%,高于对照组的 90.00%[中医正骨,2005,

17（8）：58]。②跟痛症：220 例跟骨骨折术后跟痛症患者随机分成两组，治疗组 120 例应用壮骨伸筋胶囊治疗，对照组 100 例采用曲安奈德 40mg+2% 利多卡因 0.5~2ml 局部痛点注射。治疗后 6 个月时，除治疗组 4 例和对照组 1 例因个人原因失访外，其余患者均获得完整随访。其中治疗组痊愈 31 例，显效 49 例，有效 26 例，无效 10 例，总有效率为 91.4%，高于对照组的 81.8%［陕西中医，2015，36（10）：1376–1377 ］。此外，壮骨伸筋胶囊还可用于治疗强直性脊柱炎［风湿病与关节炎，2015，4（6）：34–35]。

【不良反应】①视力损害：服用量在正常范围内，2 例患者在用药 2 天后均出现不同程度的视力损害［药物流行病学杂志，2000，9（1）：46]。②眼结膜充血：2 例患者服用正常剂量数周后分别发生眼结膜充血、出血、复视及视力下降等症状，停用壮骨伸筋胶囊，经对症处理后患者的眼部症状缓解消失，视力好转趋于正常。再次使用壮骨伸筋胶囊，眼部症状和视功能障碍重新出现［药物不良反应杂志，2011，13（5）：324–325]。③急性尿潴留［药物流行病学杂志，1997（6）：78]。④过敏反应［中国中药杂志，1999，24（4）：253]。⑤另有文献报道用药过程中出现食欲减退 1 例、面部潮红 1 例，症状均较轻，可以耐受，且在服药 1 周后缓解；发生一过性氨基转移酶轻度升高 2 例，GOT、GPT 均未超过正常值 2 倍以上，给予保肝治疗后症状好转［陕西中医，2015，36（10）：1376–1377]。

【注意事项】①青光眼患者和孕妇禁用；②关节红肿热痛者慎用；③高血压、心脏病患者慎用；④本品含洋金花，毒性较大，应在医师指导下使用，不可过量、久用；⑤本品含有红参，不能和藜芦、五灵脂同用；⑥本品含有洋金花，不宜与强心苷类西药如洋地黄、地高辛及阿托品同用。

附桂骨痛片（胶囊、颗粒）

Fugui Gutong Pian（Jiaonang、Keli）

《中华人民共和国药典》2015年版一部

【**药物组成**】制附子、制川乌、肉桂、党参、当归、炒白芍、淫羊藿、醋乳香。

【**功能主治**】温阳散寒，益气活络，消肿止痛。用于阳虚寒湿所致的颈椎及膝关节增生性关节炎。症见骨关节疼痛、屈伸不利、麻木肿胀、遇热则减、畏寒肢冷。

【**辨证要点**】骨痹：系阳虚寒湿阻滞经络所致，颈椎及膝部关节疼痛，屈伸不利，麻木肿胀，遇热则减，畏寒肢冷；颈椎及膝部骨性关节炎见上述症候者。

【**剂型规格**】片剂，每片重0.33g。胶囊剂，每粒装0.33g。颗粒剂，每袋装5g。

【**用法用量**】口服。片剂，一次6片，一日3次。胶囊剂，一次6粒（或4~6粒），一日3次。颗粒剂，一次1袋，一日3次。均为饭后服，3个月为1个疗程；如需继续治疗，必须停药1个月后遵医嘱服用。

【**临床应用**】用于治疗骨质增生症、骨性关节炎、颈椎病。①骨质增生症：治疗骨质增生症90例，随机分为治疗组与对照组。对照组30例给予常规消炎镇痛药物，治疗组60例口服附桂骨痛片。结果治疗组显效40例，有效19例，无效1例，总有效率为98.33%，高于对照组的83.33%[山东医药，2000，40（22）：67]。②膝骨性关节炎：膝骨性关节炎患者分为治疗组和对照组各40例，对照组用布洛芬，治疗组服用附桂骨痛胶囊。结果治疗组临床缓解24例，显效7例，有效6例，无效3例，总有效率为92.5%，高于对照组的82.5%[中成药，2007，29（2）：173-174]。③颈椎病：200例颈椎病患者随机分为治疗组 120 例和对照组 80 例,对照组口服骨筋丸治疗,治疗组口服附桂骨痛颗粒治疗。结果治疗组特效 15 例,显效 50 例,有效 52 例,无效 3 例,总有效率为 97.5%,高于对照组的为 95.0% [河南中医, 2015, 35（12）: 3005]。

【不良反应】服药后少数可见胃脘不适,停药后即可自行消除。

【注意事项】①孕妇及有出血倾向者、阴虚内热者禁用;②关节红肿热痛者慎用;③高血压、严重消化道疾病患者慎用;④服药期间注意血压变化;⑤应在医师指导下使用,不可过量、久用。

颈舒颗粒

Jingshu Keli

《中华人民共和国药典》2015 年版一部

【药物组成】三七、当归、川芎、红花、天麻、肉桂、人工牛黄。

【功能主治】活血化瘀,温经通窍止痛。用于神经根型颈椎病瘀血阻络证,症见颈肩部僵硬、疼痛、患侧上肢窜痛。

【辨证要点】骨痹:因瘀血阻络所致,症见头晕,颈项僵硬,肩背酸痛,患侧上肢窜痛,手臂麻木;神经根型颈椎病见上述症候者。

【剂型规格】颗粒剂,每袋装 6g。

【用法用量】温开水冲服。一次 1 袋,一日 3 次。1 个月为 1 个疗程。

【临床应用】用于治疗颈椎病。①配合推拿治疗颈椎病 60 例,痊愈 36 例,好转 20 例,总有效率为 93.33%[吉林中医药, 2007, 27（5）: 34];②治疗神经根型颈椎病 30 例,临床痊愈 11 例,显效 12 例,有效 6 例,无效 1 例,总有效率为 96.7%[继续医学教育, 2014, 28（8）: 41-44］；③联合推拿手法治疗混合型颈椎病 65 例,治愈 41 例,有效 18 例,无效 6 例,总有效率为 90.77%［中国医药指南, 2015, 13（11）: 202-203］。

【不良反应】偶见轻度恶心。

【注意事项】①孕妇禁用；②对本品过敏者禁用,过敏体质者慎用；③服药期间忌生冷、油腻食物；④本品含肉桂,不宜与赤石脂同用；⑤含人工牛黄,不宜与水合氯醛、吗啡、苯巴比妥同用。

颈痛颗粒

Jingtong Keli

《中华人民共和国药典》2015 年版一部

【药物组成】三七、川芎、延胡索、羌活、白芍、威灵仙、葛根。

【功能主治】活血化瘀,行气止痛。用于神经根型颈椎病属血瘀气滞、脉络闭阻证。症见颈、肩及上肢疼痛,发僵或窜麻、窜痛。

【辨证要点】骨痹：因血瘀气滞、脉络闭阻所致,症见颈部僵硬疼痛,肩背疼痛,上肢窜麻、窜痛,或可触及瘀结,日久者关节畸形僵硬,舌质紫黯、有瘀斑,脉弦涩；神经根型颈椎病、颈性眩晕见上述症候者。

【剂型规格】颗粒剂,每袋装 4g。

【用法用量】开水冲服,一次 1 袋,一日 3 次,饭后服用。2 周为 1 个疗程。

【临床应用】用于治疗颈椎病。①神经根型颈椎病：治疗神经根型颈椎病 50 例,显效 16 例,有效 27 例,无效 7 例,总有效率为 86%［当代医学, 2008, 14（22）: 7-8］。②椎动脉型颈椎病：治疗椎动脉型颈椎病 135 例,对照组 55 例给予手法、牵引治疗,治疗组 80 例在上述治疗的基础上口服颈痛颗粒治疗。结果治疗组治愈 52 例,显效 17 例,有效 7 例,无效 4 例,总有效率为 95.0%,高于对照组的 78.0%[当代医学,2010,16(26):94]。③脊髓型颈椎病术后麻木综合征:45 例脊髓型颈椎病术后麻木综合征患者随机分为两组,分别采用颈痛颗粒治疗与布洛芬和维生素 B_1 治疗,以术后肢体麻木、疼痛、大小便功能和肌力改善情况为指标。结果治愈 8 例,显效 13 例,好转 7 例,无效 2 例,总有效率为 93.33%,高于对照组的 66.7%[中医正骨,2008,20(10):12-14]。

【不良反应】过敏体质患者在用药期间可能有皮疹、瘙痒出现,停药后会逐渐消失,一般不需要做特殊处理。临床报道口服本品引起谷丙转氨酶升高 1 例[中国疗养医学,2004,1(3):157]。

【注意事项】①孕妇禁用;②消化道溃疡及肝、肾功能减退者,肾性高血压患者慎用,或遵医嘱;③忌烟、酒及辛辣、生冷、油腻食物,忌与茶同饮;④妇女月经期停止用药;⑤对本品过敏者禁用,过敏体质者慎用。

颈复康颗粒

Jingfukang Keli

《中华人民共和国药典》2015 年版一部

【药物组成】羌活、川芎、葛根、秦艽、威灵仙、苍术、丹参、白芍、地龙(酒炙)、红花、乳香(制)、黄芪、党参、地黄、石决明、花蕊石(煅)、关黄柏、王不留行(炒)、桃仁(燀)、没药(制)、土鳖虫(酒炙)。

【功能主治】活血通络,散风止痛。用于风湿瘀阻所致的颈椎病,症见头晕、颈项僵硬、肩背酸痛、手臂麻木。

【辨证要点】骨痹:因风湿瘀阻所致,症见头晕,颈项僵硬,肩背痛,手臂麻木,日久者关节畸形僵硬,舌质淡白,脉缓;颈椎病见上述症候者。

【剂型规格】颗粒剂,每袋装 5g。

【用法用量】开水冲服。一次 1~2 袋,一日 2 次。饭后服用。

【临床应用】用于颈椎病、偏头痛等。①治疗颈椎病 481 例,痊愈 325 例,显效 87 例,好转 52 例,无效 17 例,总有效率为 96.5%[中医杂志,2011,52(S1):154-155]。②治疗血管性头痛 96 例,其中缺血性头痛 60 例,显效 32 例,有效 24 例,无效 4 例,总有效率为 93.3%;挛性头痛 36 例,显效 18 例,有效 12 例,总有效率为 83.3%[中华实用中西医杂志,2008,21(2):119]。③治疗落枕 100 例,经 2~12 天(平均 6 天)治疗,均治愈[中国民间疗法,2003,11(10):44]。④治疗带状疱疹后遗神经痛 38 例,26 例经治疗 1 个疗程后痊愈,10 例经治疗 2 个疗程后痊愈,2 例经治疗 2 个以上疗程后痊愈[家庭中医药,2004(3):52]。⑤治疗颈肩肌筋膜炎 33 例,治愈 17 例,好转 15 例,无效 1 例,总有效率为 97.0%[家庭中医药,2004(3):52]。此外,颈复康颗粒还可用于治疗痛经、脑血栓以及改善血流变等。

【不良反应】文献报道有 3 例服药后发生轻度胃肠道反应,经对症治疗后症状消失[中国民间疗法,2003,11(10):44]。亦可致过敏反应[医药导报,1998,17(3):163]。

【注意事项】①孕妇禁用;②宜饭后服用;③脾胃虚弱者慎用;④如有感冒发热、鼻咽痛等患者,应暂停服用;⑤消化道溃疡、肾性高血压等患者慎用;⑥对本品过敏者禁用,过敏体质者慎用;⑦忌食生冷、油腻食物;⑧本品含白芍、丹参,不宜与藜芦同用。

颈痛灵药酒

Jingtongling Yaojiu

《中华人民共和国卫生部药品标准
中药成方制剂第十八册》

【药物组成】熟地黄、丹参、千年健、骨碎补、桂枝、没药、何首乌、黄芪、地枫皮、威灵仙、牛膝、山药、黑芝麻、天麻、枸杞子、狗脊、木瓜、槲寄生、当归、葛根、白芍、蛇蜕、乳香、甘草、人参、鹿茸、麝香。

【功能主治】 滋补肝肾，活络止痛。用于各种颈椎病引起的疼痛。

【辨证要点】 骨痹：因肝肾不足、瘀血阻络所致，症见颈部疼痛，活动不利，附件可能触及瘀结，日久关节畸形僵硬，舌质紫黯、有瘀斑，脉弦涩；颈椎病见上述症候者。

【剂型规格】 酒剂，每瓶装①100ml；②250ml。

【用法用量】 口服。一次 10~15ml，一日 2 次。

【临床应用】 用于各种类型颈椎病引起的疼痛、麻木眩晕、活动受限，对骨质增生、风湿性关节炎、神经痛也有一定疗效。

【不良反应】 目前尚未检索到不良反应报道。

【注意事项】 ①孕妇禁用。②高血压病患者慎用。③发热患者暂停使用。④对乙醇及本品过敏者禁用，过敏体质者慎用。⑤忌食生冷、油腻食物。⑥本品含人参，不宜同时服藜芦、五灵脂、皂荚或其制剂；不宜喝茶和吃萝卜。

第十一章

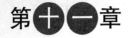

腰椎病类药

腰椎病是指因脊柱及脊柱周围软组织急、慢性损伤或腰椎间盘退变、腰椎骨质增生等原因引起的,在临床上表现为以腰痛、腰部活动受限和腰腿痛为主要症状的疾病。医学上所讲的腰椎病涵盖了腰部软组织劳损、腰部肌筋膜炎、腰椎退行性骨关节病、腰三横突综合征、腰椎间盘突出症急性腰扭伤、梨状肌综合征、腰椎结核等疾患。中医认为,本病多为肝肾亏虚、筋骨失养、气滞血瘀所致,当以补益肝肾、活血通络、化瘀止痛为治。中医治疗腰椎病有内治法和外治法。内治法:①寒湿痹阻型。主要表现为腰椎病伴腰部冷痛重着,转侧不利,渐渐加重,虽静卧也不减,或反加重,遇阴雨天疼痛加剧,舌苔白腻,脉沉而迟缓。当以祛寒行湿、温经通络为治,可选用腰痛宁胶囊、寒湿痹颗粒、风湿骨痛胶囊。②湿热阻滞型。主要表现为腰椎病伴腰部疼痛,痛处伴有热感,热天或雨天疼痛加重,而活动后或可减轻,小便短赤,苔黄腻,脉濡数。当以清热利湿、舒筋止痛为治,可选用二妙丸、湿热痹颗粒、正清风痛宁片。③肝肾两虚型。主要表现为腰椎病伴腰痛,腰痛以酸软为主,喜按喜揉,腰膝无力,遇劳更甚,卧则稍减,常反复发作,面色白,手足不温,舌淡苔白,脉沉细。当以补益肝肾为治,可选用腰椎痹痛丸、腰痛丸(片)、壮腰健肾丸(口服液)、骨刺平片、壮骨关节丸、强力天麻杜仲胶囊。④瘀血留滞型。主要表现为腰椎病伴腰痛如刺,痛有定处,轻则俯仰不便,重则因痛剧而不能转侧,痛处拒按,舌质紫暗或有瘀斑,脉涩,部分患者有外伤史。当以活血化瘀、理气止痛为治,可选用腰痹通胶囊、腰息痛胶囊、根痛平颗粒、红药片、云南白药胶囊。外治法可选用止痛透骨膏、通络祛痛膏,可活血化瘀、散寒通络、除风祛湿、散结止痛。

止痛透骨膏

Zhitong Tougu Gao

《新药转正标准第 31 册》

【**药物组成**】急性子、白芷、藤黄、威灵仙、川芎、蜂蜜。

【**功能主治**】祛风散寒,活血行滞,通络止痛。用于膝、腰椎部骨性关节炎属血瘀、风寒阻络证者,症见关节疼痛、肿胀、压痛或功能障碍、舌质黯或有瘀斑等。

【**辨证要点**】骨痹:因风寒湿邪凝滞于经络所致,症见腰膝部痛有定处,肢重步艰,重着而痛,遇风、湿邪加重,自觉肢端冷痹,得温热减轻,多有下肢麻木刺痛感,舌质黯或有瘀斑,脉沉而迟缓;骨性关节炎、创伤性关节炎、强直性脊柱炎、脊柱骨关节病见上述症候者。

【**剂型规格**】贴膏剂,每贴净重 7g。

【**用法用量**】外用。先将皮肤患处洗净拭干,然后将贴膏的塑料薄膜揭去,将药贴在患处。腰椎部位,贴药时取坐姿,每次 3~5 贴;膝关节部位,贴药时屈膝约 90°,每次 2~4 贴;屈伸不利者可加贴委中穴 1 贴,每 48 小时换药 1 次,可连续贴敷 2 周。

【**临床应用**】临床主要用于腰三横突综合征、踝关节闭合性软组织炎症。①本品治疗软组织损伤患者 71 例(运动员 47 名、非运动员 24 名),痊愈 14 例,显效 19 例,好转 35 例,总有效率为 96%,其中急性软组织损伤 32 例,慢性 39;平均治疗次数为 3 次 /5d,其中痊愈病例为 4 次 /5d[中国运动医学杂志,2002,21(5):522-524]。②治疗腰三横突综合征 32 例,治愈 12 例,显效 10 例,有效 8 例,无效 2 例,总有效率为 93.75%[中国实用医药,2008,3(13):57-58]。③本品治疗踝关节闭合性软组织32例,痊愈10例,显效21例,无效1例,总有效率为96.9%[中国现代药物应用,2015,9(16):77-78]。

【不良反应】有报道称用药过程中渗液溢出,胶布过敏出现皮肤红肿热痛,并有小水疱[2002年全国运动医学学术会议论文摘要汇编,2002:289]。

【注意事项】①孕妇禁用;②皮肤破损处禁用;③关节红肿热痛者不宜使用;④不可过量、久用;⑤使用本品引起过敏反应者应立即停药。

壮腰健肾丸(口服液)
Zhuangyao Jianshen Wan(Koufuye)
《中华人民共和国卫生部药品标准中药
成方制剂第三册》《新药转正标准第32册》

【药物组成】狗脊(制)、金樱子、黑老虎根、桑寄生(蒸)、鸡血藤、千斤拔、牛大力、菟丝子、女贞子。

【功能主治】壮腰健肾,祛风活络。用于肾亏腰痛,风湿骨痛,膝软无力,神经衰弱,小便频数,遗精梦泄。

【辨证要点】①腰痛:由于肝肾精血亏虚、风寒湿邪侵袭腰部所致,症见腰部疼痛,屈伸不利,膝软无力,小便频数;腰肌劳损、腰椎肥大、腰椎间盘突出症见上述症候者。②痹病:由于肝肾不足、风寒湿邪阻滞经络或慢性退行性变所致,症见关节活动屈伸不利,疼痛,压痛,肿胀或卡压弹响;风湿性、类风湿关节炎及骨性关节炎见上述症候者。

【剂型规格】丸剂,大蜜丸每丸重9g。口服液,每支装10ml。

【用法用量】口服。丸剂,一次1丸,一日2~3次。口服液,一次10ml,一日3次。4周为1个疗程,或遵医嘱。

【临床应用】用于治疗肩周炎、强直性脊柱炎、骨质疏松性腰椎压缩性骨折、脂溢性脱发等。①联合刺络放血治疗强直性脊柱炎87例,痊愈49例,显效32例,无效6例,总有效率为93%〔世界中西医结合杂志,2007(2):113-114〕。②治疗肩周炎76例,随机分为治疗组与对照组各38例,对照组口服尼美舒利干混悬剂治疗,治疗组口服壮腰健肾丸。结果治疗组治愈20例,好转11例,有效5例,无效2例,总有效率为94.7%,高于对照组的81.5%〔长春中医药大学学报,2011,27(5):793-794〕。③治疗老年骨质疏松性腰椎压缩性骨折,随机分为治疗组(47例)和对照组(49例),对照组仅采用西医常规治疗(卧床休息、对症止痛、补充钙剂和维生素D等治疗),治疗组于西医治疗的基础上口服壮腰健肾丸,结果治疗组较对照组骨密度提高快〔时珍国医国药,2011,22(11):2811-2812〕。④治疗脂溢性脱发14例,治愈率为100%〔中国民间疗法,2003,11(4):42〕。

【不良反应】有临床报道服用本品可引起过敏反应〔药品评价,2004,1(1):73〕,牙龈出血〔陕西中医,1995,16(3):124〕,过敏性紫癜〔第一军医大学学报,1988,8(1);7〕。

【注意事项】①孕妇忌服,儿童禁用,感冒发热者忌服;②风湿热痹者慎用;③忌食辛辣、生冷、油腻食物;④本品宜饭后服用;⑤对本品过敏者禁用,过敏体质者慎用。

根痛平颗粒

Gentongping Keli

《中华人民共和国药典》2015年版一部

【药物组成】白芍、葛根、桃仁(燀)、红花、乳香(醋炙)、没药(醋炙)、续断、狗脊(烫)、伸筋草、牛膝、地黄、甘草。

【功能主治】活血,通络,止痛。用于风寒阻络所致颈、腰椎病,症见肩颈疼痛、活动受限、上肢麻木。

【辨证要点】痹病:因风寒闭阻经络、气血运行不畅所致,症见肩颈肌肉筋骨疼痛,上肢麻木,活动受限,屈伸不利;神经根型颈椎病、腰椎病、腰椎间盘突出症见上述症候者。

【剂型规格】颗粒剂,每袋装①12g;②8g(无蔗糖)。

【用法用量】开水冲服。一次1袋,一日2次,饭后服用;或遵医嘱。

【临床应用】①治疗神经根型颈椎病45例(生理曲线改变32例、颈椎间隙变窄25例、椎关节增生31例、椎间孔变型36例),临床痊愈17例,显效18例,有效8例,无效2例,总有效率为95.6%[中国中医药科技,2007,14(4):239];②治疗腰椎骨质增生症78例,治愈28例,好转45例,无效5例,总有效率为93.59%[河南大学学报,2009,28(1):70-71];③治疗腰椎间盘突出症30例,有效28例,无效2例,症状完全消失者占53.6%,总有效率为93.3%[河北中西医结合杂志,1998,7(12):1898];④联合醋氯芬酸及甲钴胺治疗驾驶兵下腰痛360例,治疗1、2和4周后,所有患者的临床症状均有不同程度的改善,VAS及Oswestry指数治疗后较治疗前明显下降,治疗后1周患者的下腰痛症状明显改善,治疗后4周患者的下腰痛症状基本缓解[中国医药导报,2012,9(27):151]。

【不良反应】文献报道本品可致变态反应[济宁医学院学报,1996(3):29]。

【注意事项】①孕妇禁用;②本品对胃肠道有轻度刺激作用,宜饭后服用;③忌食生冷、油腻食物;④对本品过敏者禁用,过敏体质者慎用。

通络祛痛膏

Tongluo Qutong Gao

《中华人民共和国药典》2015年版一部

【药物组成】当归、川芎、红花、山柰、花椒、胡椒、丁香、肉桂、荜茇、干姜、大黄、樟脑、冰片、薄荷脑。

【功能主治】活血通络,散寒除湿,消肿止痛。用于腰、膝部骨性关节病瘀血停滞、寒湿阻络证,症见关节刺痛或钝痛、关节僵硬、屈伸不利、畏寒肢冷。用于颈椎病(神经根型)瘀血停滞、寒湿阻络证,症见颈项疼痛、肩臂疼痛、颈项活动不利、肢体麻木、畏寒肢冷、肢体困重等。

【辨证要点】骨痹:因外感寒湿瘀阻脉络所致,症见腰腿疼痛有定处,重着而痛,肢重步艰,遇寒湿之邪后腰腿疼痛加重,自觉肢端冷痹,得温热减轻,多有下肢麻木刺痛感,苔白腻,脉沉而迟缓;骨性关节炎、创伤性关节炎、强直性脊柱炎、脊柱关节病见上述症候者。

【剂型规格】橡胶膏剂,每贴 7cm×10cm。

【用法用量】外用,贴患处。腰部、膝部骨性关节病,一次1~2贴,一日1次,15天为1个疗程;颈椎病(神经根型),一次2贴,一日1次,21天为1个疗程。

【临床应用】临床用于治疗因外感寒湿瘀阻脉络所致的骨性关节炎、创伤性关节炎、强直性脊柱炎、脊柱骨关节病等腰腿疼痛。膝关节骨性关节炎(风湿瘀阻证)患者72例,随机分为治疗组和对照组各36例,治疗组给予通络祛痛膏外敷,对照组给予双氯芬酸二乙胺乳膏剂(双氯芬酸软膏)外用。结果治疗组的总有效率为86.1%,优于对照组的58.3%[长春中医药大学学报,2016,32(2):355-357]。

【不良反应】贴敷处偶见皮肤瘙痒、潮红、皮疹。

【注意事项】①孕妇禁用;②皮肤破损处禁用;③对橡胶膏剂过敏者慎用;④每次贴敷不宜超过12小时,防止贴敷处发生过敏。

腰痛丸（片）

Yaotong Wan（Pian）

《中华人民共和国药典》2015 年版一部

【**药物组成**】杜仲叶（盐炒）、补骨脂（盐制）、狗脊（制）、续断、当归、赤芍、白术（炒）、牛膝、泽泻、肉桂、乳香（制）、土鳖虫（酒炒）。

【**功能主治**】补肾活血，强筋止痛。用于肾阳不足、瘀血阻络所致的腰痛及腰肌劳损。

【**辨证要点**】①腰痛：由肾阳亏虚、腰府失养所致，症见腰膝酸痛，下肢痿软，畏寒，四肢欠温，少气乏力，舌淡，脉沉细；腰肌劳损见上述症候者。②也可用于跌打损伤、瘀血阻滞的腰痛，症见腰痛部位固定，或肿痛不适，或痛如锥刺，日轻夜重，或疼痛持续不解，活动不利，痛处拒按，舌质隐青或有瘀斑，脉弦涩或细；外伤腰痛见上述症候者。

【**剂型规格**】丸剂，①每 10 粒重 0.75g；②每 10 粒重 1g。片剂，①薄膜衣片，每片重 0.35g；②糖衣片（片芯重 0.35g）。

【**用法用量**】用盐水送服。丸剂，一次 9g，一日 2 次。片剂，一次 6 片，一日 3 次。

【**临床应用**】用于治疗腰椎间盘突出、腰肌劳损等。①联合电针夹脊穴治疗腰椎间盘突出症 75 例，治愈 65 例，有效 8 例，无效 2 例，总有效率为 97.3%［中国民间疗法，2011，19（6）：44］。②治疗腰肌劳损 76 例，显效 36 例，有效 28 例，无效 12 例，总有效率为 84%［上海中医药杂志，1999，33（3）：34］。

【**不良反应**】目前尚未检索到不良反应报道。

【**注意事项**】①孕妇禁用；②湿热痹阻所致的腰痛者慎用；③阴虚火旺，有实热者慎用；④服药期间不宜进食辛辣、油腻和煎炸类食物；⑤本品含肉桂，不宜与赤石脂同用；⑥含赤芍，不宜与藜芦同用。

腰息痛胶囊

Yaoxitong Jiaonang

《中华人民共和国卫生部药品标准
中药成方制剂第十一册》

【药物组成】白芷、草乌（制）、独活、续断、牛膝、三七、防风、威灵仙、秦艽、川加皮、防己、海风藤、杜仲、土萆薢、何首乌、桑寄生、当归、骨碎补、红花、千年健、赤芍、桂枝、对乙酰氨基酚。

【功能主治】舒筋活络，祛瘀止痛，活血驱风。用于风湿性关节炎，肥大性腰椎炎，肥大性胸椎炎，颈椎炎，坐骨神经痛，腰肌劳损。

【辨证要点】腰痛：由长期劳损、气血瘀滞不畅所致，症见腰痛如刺，痛有定处，轻则俯仰不便，重则因痛剧而不能转侧，痛处拒按，舌质紫暗或有瘀斑，脉涩；肥大性腰椎炎、肥大性胸椎炎、颈椎炎、坐骨神经痛、腰肌劳损、风湿性关节炎见上述症候者。

【剂型规格】胶囊剂，每粒装 0.3g。

【用法用量】口服。一次 2 粒，一日 3 次，饭后服。

【临床应用】用于腰膝关节疼痛、慢性腰腿疼、颈椎病等。①治疗 40 例颈椎病，总有效率为 82.5%［川北医学院学报，2003，18（1）：12］。②临床观察 652 例，总有效率为 92.5%，显效率为 69.32%。按症状分：腰椎间盘突出症 251 例，总有效率为 93.23%，显效率为 79.74%；坐骨神经炎 80 例，总有效率为 98.75%，显效率为 88.75%；急性风湿性关节炎 23 例，总有效率为 100%，显效率为 91.3%；急性腰扭伤 25 例，总有效率为 100%，显效率为 88%；各类慢性腰腿疼 273 例，总有效率为

79.4%，显效率为 43.6%［中草药，1997，28（2）：125］。③治疗寒湿痹阻兼瘀血证腰痛（腰椎肥大性脊椎炎、腰肌劳损）127例，显效率为 70.87%，有效率为 88.19%；对中医症候疗效的显效率为 65.35%，有效率为 92.91%［中药药理与临床，2002，18（1）：45］。④治疗寒湿型强直性脊柱炎 31 例，临床治愈 5 例，显效9 例，有效 12 例，无效 5 例，总有效率为 83.9%［川北医学院学报，2002，17（4）：71］。⑤治疗坐骨神经痛 30 例，26 例有效，总有效率为 86.67%［中国民康医学，2011，23（18）：2260，2284］。

【不良反应】文献报道 25 例当服药量增加至最大（4 粒）时，服药后 1~2 小时内出现头晕、颈背肌肉发紧或肌僵硬感，其中 15 例按此量继续服药，反应自行消退；另 10 例需减量服药，反应才消退。有 2 例皮肤出现少量红点、瘙痒，继续服用自行消失［中国民康医学，2011，23（18）：2260，2284］。

【注意事项】①本品含对乙酰氨基酚，严重肝、肾功能不全患者及对本品过敏者禁用。服药期间不宜饮酒或饮用含乙醇的饮料。②含有红花、草乌，孕妇慎用。③胃肠不适者慎服。④本品含草乌、对乙酰氨基酚等，不宜过量、久服。⑤本品含草乌，不宜与贝母、半夏、白及、白蔹、瓜蒌同用。⑥含赤芍，不宜与藜芦同用。⑦含对乙酰氨基酚，不宜与氯霉素、抗病毒药齐多夫定、阿司匹林或其他非甾体抗炎药及其他含有对乙酰氨基酚的药物同用。

腰椎痹痛丸

Yaozhui Bitong Wan

《中华人民共和国卫生部药品标准
中药成方制剂第十六册》

【药物组成】桂枝、千年健、五加皮、桃仁、骨碎补、赤芍、防风、独活、萆薢、防己、威灵仙、制草乌、桑寄生、秦艽、红花、海风藤、白芷、续断、当归。

【功能主治】壮筋骨,益气血,舒筋活络,祛风除湿,通痹止痛。用于治疗实证腰痛。

【辨证要点】腰痛:由于肝肾精血不足、风寒湿邪阻滞经络所致,症见腰部疼痛、膝软无力、遇寒加重;腰肌劳损见上述症候者。

【剂型规格】丸剂,水蜜丸,每 100 粒重 6.3g。

【用法用量】口服。一次 2g,一日 3 次。

【临床应用】用于治疗肥大性颈椎炎、肥大性腰椎炎、肥大性脊椎炎、腰肌劳损等病症。还可用于增生性脊椎炎、类风湿关节炎、坐骨神经痛等。

【不良反应】目前尚未检索到不良反应报道。

【注意事项】①孕妇禁用;②热痹,关节灼热、红肿、疼痛者慎用;③感冒时不宜服用;④本品含草乌等毒性药,不可过量、久服;⑤本品含有草乌,不宜与贝母、半夏、白及、白蔹、瓜蒌同用;⑥含赤芍,不宜与藜芦同用。

腰痛宁胶囊

Yaotongning Jiaonang

《中华人民共和国药典》2015 年版一部

【药物组成】马钱子粉(调制)、土鳖虫、川牛膝、甘草、麻黄、乳香(醋制)、没药(醋制)、全蝎、僵蚕(麸炒)、苍术(麸炒)。

【功能主治】消肿止痛,疏散寒邪,温经通络。用于寒湿瘀阻经络所致的腰椎间盘突出症、坐骨神经痛、腰肌劳损、腰肌纤维炎、风湿性关节痛,症见腰腿痛、关节痛及肢体活动受限者。

【辨证要点】腰腿痛:因寒湿瘀阻经络所致,症见腰痛腿痛,屈伸不利,动则加剧,舌淡、边有瘀斑,脉沉涩;腰椎间盘突出症、坐骨神经痛、腰肌劳损、腰肌纤维炎、风湿性关节炎及类风湿关节炎见上述症候者。

【**剂型规格**】胶囊剂,每粒装 0.3g。

【**用法用量**】黄酒兑少量温开水送服。一次 4~6 粒,一日 1 次。睡前半小时服或遵医嘱。

【**临床应用**】用于腰椎间盘突出症、坐骨神经痛、类风湿关节炎、骨性关节炎、腰肌纤维炎、腰椎骨质增生、腰肌劳损等症。①治疗腰椎间盘突出症患者 100 例,随机均分为观察组和对照组各 50 例,对照组给予腰痛宁胶囊口服药物治疗,观察组在对照组的基础上联合微波治疗。观察组治愈 30 例,好转 20 例,总有效率为 100%;对照组治愈 20 例,好转 20 例,无效 10 例,总有效率为 80%[北方药学,2016,13(7):86-87]。②治疗坐骨神经痛 72 例,临床控制 3 例,显效 29 例,有效 27 例,无效 13 例,总有效率为 81.9%[中草药,2015,19(10):2916-2918]。③治疗腰肌纤维炎 71 例,临床控制 + 显效 38 例,控显率为 53.5%[中草药,2015,46(18):2764-2767]。④治疗类风湿关节炎 29 例,临床治愈 8 例,显效 8 例,有效 12 例,无效 1 例,总有效率为 96.6%[吉林医学,2010,31(11):1466]。⑤治疗髋骨关节炎 78 例,临床控制 9 例,显效 38 例,有效 22 例,无效 9 例,总有效率为 88.46%[风湿病与关节炎,2014,3(2):32-33]。⑥治疗腰椎骨性关节炎 40 例,显效 27 例,有效 11 例,无效 2 例,总有效率为 95%[中国生化药物杂志,2016,36(6):136-138]。⑦治疗腰腿疼痛 102 例,治愈 58 例,好转 30 例,无效 14 例,总有效率为 86.27%[中国民间疗法,2014,22(7):42]。⑧治疗腰肌劳损,77 例腰肌劳损患者作为观察组采用中医推拿配合腰痛宁胶囊内服治疗,对照组 69 例单纯采用腰痛宁胶囊内服治疗,其中观察组的总有效率为 93.51%,对照组的总有效率为 65.22%[内蒙古中医药,2013(7):38-39]。⑨治疗腰椎增生症 72 例,治疗组的控显率为 41.5%,疼痛减轻率为 86.1%[中草药,2016,47(5):799-802]。⑩治疗强直性脊柱炎共 51 例,明显进步 6 例,进步 19 例,改善 25 例,无效 1 例,总有效率为

98.0%[中华腹部疾病杂志,2005,5(6):443]。

【不良反应】服药0.5~1小时,少数患者可感觉腿部肌肉微微颤动,或略发强,属一般治疗反应。少数患者服药初期有皮肤瘙痒或出少量红疹,不必停药,1~2周后即可消退。误服过量可产生中毒反应,出现咬肌紧、肌肉抽动等症状,饮白开水(约800ml)半小时左右即可缓解;如仍不缓解,可肌内注射苯巴妥钠0.1g。另据文献报道有患者在服用常规剂量的腰痛宁胶囊后,出现大疱表皮松解坏死型药疹[中国临床康复,2002,6(15):2299]、固定性药疹[海峡药学,2008,20(8):174]、血压升高[新疆中医药,2008,26(4):35]、肝损伤[中国全科医学,2010,13(18):2047]及其他严重过敏[枣庄医药,1996(5):100]等不良反应。

【注意事项】①孕妇及儿童禁用。②风湿热体温在37.5℃以上应慎服或采用其他抗风湿治疗,合并高血压23/13kPa(170/100mmHg)者不宜应用。③脑出血后遗症及脑血栓形成的后遗症偏瘫患者试服时遵医嘱。④注意癫痫患者忌服。⑤心脏病、高血压及脾胃虚寒者慎用。⑥运动员慎用。⑦本品含马钱子有大毒,不可过量、久服。如出现中毒症状时,应立即停药并采取相应的急救措施。⑧本品含有乳香、没药,饭后服用可减轻胃肠道反应。⑨本品含甘草,不宜与海藻、大戟、甘遂、芫花同用。

腰痹通胶囊

Yaobitong Jiaonang

《中华人民共和国药典》2015年版一部

【药物组成】三七、川芎、延胡索、白芍、牛膝、狗脊、熟大黄、独活。

【功能主治】活血化瘀,祛风除湿,行气止痛。用于血瘀气滞、脉络闭阻所致腰痛,症见腰腿疼痛、痛有定处、痛处拒按、轻者俯仰不便、重者则因痛剧而不能转侧;腰椎间盘突出症见上述症候者。

【辨证要点】腰痛:由长期劳损、经络气血运行不畅所致,症见腰腿不适,痛有定处,拒按,轻者俯仰不便,重者则因痛剧而不能转侧,舌黯或有瘀点、瘀斑,脉涩;腰椎间盘突出症、强直性脊柱炎见上述症候者。

【剂型规格】胶囊剂,每粒装 0.42g。

【用法用量】口服。一次 3 粒,一日 3 次,宜饭后服用。30 天为 1 个疗程。

【临床应用】用于治疗腰椎间盘突出、强直性脊柱炎、腰痛等。①治疗腰椎间盘突出症 114 例,随机分为治疗组与对照组各 57 例,对照组给予牵引治疗,治疗组在上述治疗的基础上口服腰痹通胶囊。治疗组治愈 45 例,好转 12 例,总有效率为 100%,高于对照组的 87.71%[中国实验方剂学杂志,2012,18(13):287-288]。②治疗腰椎终板骨软骨所致疼痛 140 例,随机分为治疗组与对照组各 70 例,对照组给予萘普生缓释胶囊治疗,治疗组在上述治疗的基础上口服腰痹通胶囊。治疗组治愈 23 例,好转 41 例,无效 6 例,总有效率为 91.43%,高于对照组的 81.43%[中国药业,2016,25(10):24-25]。③配合骨盆牵引治疗椎间盘源性腰痛 43 例,可有效地缓解腰痛症状,总满意率为 90.7%[中医正骨,2011,23(11):51-52]。④治疗强直性脊柱炎 30 例,治疗后病情活动程度(BAS-G、BASDAI、BASMI、BASFI、脊柱痛 VAS)均有改善[实用临床医药杂志,2010,14(21):60-61]。

【不良反应】文献报道在用药过程中出现恶心、呕吐 4 例,血压升高 1 例,眩晕 2 例,症状均较轻微,但不能肯定其是否与腰痹通胶囊相关[中国药业,2016,25(10):24-25]。

【注意事项】①孕妇禁用;②脾虚便溏者慎用;③消化性溃疡患者慎服或遵医嘱。

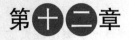
骨质疏松症是由骨量减少、骨骼微细结构发生破坏所导致骨骼脆弱而易发生骨折的骨骼系统疾病。发病与饮食、增龄、基因、受体、蛋白质等因素有关,其中增龄型骨质疏松症和雌性激素缺乏型骨质疏松症为主要的两大类型。中医理论认为,骨质疏松症属于"骨痿、骨痹"的范畴,发病与多虚多瘀、虚中有实、多因多果有关。

西医防治骨质疏松症的药物大致可分为3类,包括雌激素、降钙素、双膦酸盐类等抑制骨吸收;氟化物、甲状旁腺素等刺激骨形成;钙剂、维生素D等促进骨矿化。上述药物长期服用均有不少不良反应,易引起并发症。中成药补肾壮骨剂防治骨质疏松症有整体疗效好、副作用小的优势;其主要由淫羊藿、续断、牡蛎等补肝肾、壮筋骨药物组合而成;其中抗骨质疏松症效应的有效成分包括黄酮类(淫羊藿总黄酮、骨碎补总黄酮等)、皂苷类(人参皂苷、牛膝皂苷等)、苯并吡喃类(蛇床子素、补骨脂素等)等。使用本类药物时应结合体育锻炼防治。肝肾不足、筋骨失养所致的骨性关节炎、骨质疏松症等可选用骨松宝颗粒(胶囊);肾虚气血不足所致的中老年骨质疏松症可选用骨疏康颗粒(胶囊);肝肾不足、瘀血阻络、筋骨失养所致的骨质疏松症可选用仙灵骨葆胶囊。

龙牡壮骨颗粒

Longmu Zhuanggu Keli

《中华人民共和国药典》2015 年版一部

【**药物组成**】党参、黄芪、山麦冬、醋龟甲、炒白术、山药、醋南五味子、龙骨、煅牡蛎、茯苓、大枣、甘草、乳酸钙、炒鸡内金、维生素 D_2、葡萄糖酸钙。

【**功能主治**】强筋壮骨,和胃健脾。治疗和预防小儿佝偻病、软骨病;对小儿多汗、夜惊、食欲缺乏、消化不良、发育迟缓也有治疗作用。

【**辨证要点**】①小儿五迟:因先天不足、肝肾亏损、后天失养、气血虚弱所致,患儿可见面色不华,发稀,出牙、坐立、行走等生长发育迟缓,骨骼软弱;小儿佝偻病、软骨病、钙缺乏症见上述症候者。②小儿汗症:因小儿脾肾虚弱、气阴不足、卫外不固所致,症见身体消瘦,神萎不振,心烦少寐,动则多汗,晚间尤甚,多梦,惊惕不安,夜间烦哭;小儿佝偻病、软骨病、钙缺乏症见上述症候者。③厌食:因脾胃虚弱、运化失调所致,症见不思饮食,消化不良,肌肉松弛;小儿佝偻病见上述症候者。

【**剂型规格**】颗粒剂,①每袋装 5g;②每袋装 3g(无蔗糖)。

【**用法用量**】开水冲服。2 岁以下一次 5 或 3g(无蔗糖),2~7 岁一次 7.5 或 4.5g(无蔗糖),7 岁以上一次 10 或 6g(无蔗糖),一日 3 次。

【**临床应用**】临床用于治疗和预防小儿佝偻病、软骨病、小儿厌食症、小儿迁延性肺炎、婴儿夜啼、老年性骨质疏松症、心悸失眠。①治疗婴幼儿佝偻病 48 例,痊愈 24 例,好转 22 例,无效 2 例,总有效率为 95.8%[亚太传统医药,2012,8(6):78-79];治疗维生素 D 缺乏性佝偻病 50 例,显效 15 例,有效

29例,无效6例,总有效率为88%[世界中医药,2016,11(8):1454-1456]。②治疗小儿汗症(自汗、盗汗)30例,痊愈7例,有效21例,无效2例,总有效率为93.3%[世界中医药,2015,10(12):1885-1886]。③治疗厌食症患儿40例,治愈22例,有效15例,无效3例,总有效率为92.5%;治疗后末梢血微量元素锌、钙含量较治疗前明显提高[世界中医药,2016,11(1):91-92]。④治疗小儿迁延性肺炎11例,治愈10例,好转1例,治愈率为91%,有效率为100%[吉林中医药,1997,17(4):22]。⑤治疗婴儿夜啼40例,治愈30例,好转9例,无效1例,总有效率为97.5%[世界中医药,11(5):831,834]。⑥治疗小儿神经性尿频1例,连服2个疗程(2周),告愈,随访半年未复发[医学文选,1994,13(2):60]。⑦治疗26例老年性骨质疏松症患者3个月,观察治疗前后桡骨、尺骨骨密度及生化指标的变化。结果发现桡骨、尺骨骨密度在治疗前与治疗后差异有显著性($P<0.05$),碱性磷酸酶、血钙、磷均在正常范围内[长治医学院学报,2000,14(3):229-230]。

【不良反应】文献报道服药后出现荨麻疹1例[人民军医,1999,42(8):491]、过敏性皮疹1例[中成药,1998,20(4):487]、膀胱结石1例[海峡药学,1999,11(4):88]。

【注意事项】①实热证者慎用;②服药期间忌食辛辣、油腻食物;③患儿发热期间暂停服本品,佝偻病合并手足搐搦者应配合其他治疗。

仙灵骨葆胶囊

Xianling Gubao Jiaonang

CFDA标准颁布件(2012)

【药物组成】淫羊藿、续断、补骨脂、丹参、地黄、知母。

【功能主治】滋补肝肾,活血通络,强筋壮骨。用于肝肾不足、瘀血阻络所致的骨质疏松症。

【辨证要点】骨痿：因肝肾不足、瘀血阻络、筋骨失养所致，症见腰脊疼痛，足膝酸软，乏力困倦，骨脆易折；骨质疏松症见上述症候者。

【剂型规格】胶囊剂，每粒装 0.5g。

【用法用量】口服。一次 3 粒，一日 2 次；4~6 周为 1 个疗程；或遵医嘱。

【临床应用】临床用于治疗骨质疏松症、骨性关节炎、股骨头坏死等。①本品治疗胸腰椎骨质疏松性骨折 35 例，显效 22 例，有效 10 例，无效 3 例，有效率为为 91.4%［河南中医，2015，35（6）：1338–1340］。②本品治疗骨质疏松症疼痛 80 例，显效 49 例，有效 24 例，无效 7 例，有效率为 91.3%；骨密度疗效：腰椎治疗后（0.80 ± 0.14）g/cm³ 比治疗前（0.72 ± 0.12）g/cm³ 有显著提高；骨指标比较：治疗后骨钙素和 β– 胶原系列分别为（35.71 ± 4.16）和（0.38 ± 0.16），比治疗前有显著提高［中华中医药学刊，2014，32（12）：3050–3052］。③本品治疗膝骨性关节炎 45 例，显效 24 例，有效 19 例，无效 2 例，总有效率为 95.6%；关节功能 JOA 法评分：治疗前后分别为（51.89 ± 6.72）和（83.12 ± 6.34）；疼痛缓解时间：药物组为（3.35 ± 1.75）周，对照组为（4.82 ± 1.74）周［中医学报，2015，30（5）：737–738］。④本品治疗非创伤性股骨头坏死 60 例，Harris 评分优良率：优 34 例，良 18 例，差 8 例，优良率为 86.7%［中国中医骨伤科杂志，2014，22（7）：24–28］。⑤髓芯减压术配合本品治疗激素性早期（Ⅰ、Ⅱ期）股骨头坏死 39 例，其中 29 髋左侧坏死，27 髋右侧坏死，双侧坏死 17 例；56 髋中，治愈 13 髋，显效 20 髋，好转 15 髋，无效 8 髋，总有效率为 85.7%；分期与疗效比较有极显著性差异（P<0.01）：Ⅰ–A 期 13 髋，治愈 13 髋；Ⅰ–B 期 10 髋，显效 7 髋，好转 3 髋；Ⅰ–C 期 8 髋，显效 4 髋，好转 4 髋；Ⅱ–A 期 9 髋，显效 5 髋，好转 4 髋；Ⅱ–B 期 10 髋，显效 4 髋，好转 3 髋，无效 3 髋；Ⅱ–C 期 6 髋，好转 1 髋，无效 5 髋［上海中医药杂

志，2008，42（8）：48-49］。⑥本品改善男性不育患者的精液质量66例，正常形态精子百分率≥15%者由治疗前的25.8%增加为57.6%，正常形态精子百分率<9%者由治疗前的53.0%降为25.8%；7例少精子症者用药前精子正常形态百分率平均为5.8%，服药4个月后平均为10.9%；治疗期间有5例患者配偶怀孕［中华男科学杂志，2008，14（12）：1146-1148］。

【不良反应】文献报道该药主要为消化系统不良反应，临床症状表现为腹痛、恶心、欲呕、胃脘不适、食欲减退、大便秘结、口干及咽痛等，少数严重病例出现肝功能异常现象［中国药物警戒，2011，8（9）：555-556］，与双氯芬酸钠合用甚至出现肝衰竭［中国药物滥用防治杂志，2015，21（3）：173-174］。另有服药后出现全身皮疹的报道［药物不良反应杂志，2013，15（5）：297-298］。

【注意事项】①孕妇禁用；②感冒时不宜服用；③过敏体质者慎用；④服药期间忌生冷、油腻食物。

骨松宝颗粒（胶囊）

Gusongbao Keli（Jiaonang）

《中华人民共和国卫生部药品标准中药成方制剂
第十七册》《新药转正标准第72册》

【药物组成】淫羊藿、续断、赤芍、川芎、知母、莪术、三棱、地黄、牡蛎（煅）。

【功能主治】补肾活血，强筋壮骨。用于骨痿（骨质疏松）引起的骨折、骨痛、骨关节炎，以及预防更年期骨质疏松。

【辨证要点】骨痿：因肝肾不足、筋骨失养所致，症见背痛、腰痛膝软、骨脆易折；骨性关节炎、骨质疏松症见上述症候者。

【剂型规格】颗粒剂，每袋装①5g（无糖型）；②10g（含糖型）。胶囊剂，每粒装0.5g。

【用法用量】口服。颗粒剂，一次1袋，治疗骨折及骨关节炎,一日 3 次;预防骨质疏松症,一日 2 次,30 天为 1 个疗程。胶囊剂,一次 2 粒,用于骨痿(骨质疏松)引起的骨痛,一日 3 次;预防骨质疏松症,一日 2 次。

【临床应用】临床用于治疗骨性关节炎、骨质疏松症等。①本品结合针灸治疗骨质疏松症 42 例,痊愈 33 例,显效 7 例,无效 2 例,总有效率为 95.2%[亚太传统医药,2014,10(4):123-124];②本品联合胰岛素注射液治疗 2 型糖尿病性骨质疏松症 49 例,显效 27 例,有效 19 例,无效 3 例,总有效率为 93.9%[现代药物与临床,2016,31(3):346-349];③本品治疗骨质疏松性脊柱压缩性骨折 23 例,骨密度改变率为(11.59±0.77)%,疼痛缓解程度为下降 8.72%[内蒙古中医药,2016,35(2):45];④本品治疗骨质疏松性脊柱压缩性骨折 100 例,腰椎、股骨颈、桡骨远端骨密度分别平均增加(11.59±0.59)%、(6.19±3.16)% 和(14.34±5.84)%[辽宁中医药大学学报,2010,12(1):144-146];⑤本品联合唑来膦酸治疗原发性骨质疏松慢性腰背痛 45 例,总有效率为 77.8%,视觉疼痛模拟评分为(1.97±0.65)分,Barthel 指数、标准心理组分、标准生理组分分别为(19.2±4.11)、(59.2±19.51)和(55.3±15.41)[中国老年学杂志,2015,35(17):4868-4649]。

【不良反应】目前未检索到不良反应报道。

【注意事项】①孕妇禁用;②对于骨质疏松症引起的骨折,应遵医嘱,配合其他疗法;③饮食宜清淡,适量补充牛乳、豆制品等,以便促进钙质吸收。

骨疏康颗粒(胶囊)

Gushukang Keli(Jiaonang)

《中华人民共和国药典》2015 年版一部

【药物组成】淫羊藿、熟地黄、骨碎补、黄芪、丹参、木耳、黄瓜子。

【功能主治】补肾益气,活血壮骨。用于肾虚气血不足所致的中老年骨质疏松症,症见腰脊酸痛、胫膝酸软、神疲乏力。

【辨证要点】骨痹:肾虚气血不足所致的中老年骨质疏松症,症见腰脊酸痛、胫膝酸软、神疲乏力。

【剂型规格】颗粒剂,每袋装 10g。胶囊剂,每粒装 0.32g。

【用法用量】口服。颗粒剂,一次 1 袋,一日 2 次,饭后开水冲服。胶囊剂,一次 4 粒,一日 2 次,饭后服用。

【临床应用】临床用于治疗中老年骨质疏松症,症见腰脊酸痛、胫膝酸软、神疲乏力等。①本方胶囊剂和颗粒剂治疗骨质疏松症各 120 例,总有效率(西医诊断标准)分别为 86.7% 和 87.6%;中医症候疗效:总有效率分别为 93.3% 和 94.3%;腰椎骨密度疗效:总有效率分别为 72.4% 和 73.3%,股骨颈骨密度疗效:总有效率分别为 73.3% 和 71.4%;Ward's 三角总有效率分别为 61.9% 和 61.9%;大粗隆总有效率分别为 76.3% 和 72.4%〔中国中医骨伤科杂志,2006,14(6):10–15〕。②本方颗粒剂治疗腰椎增生症 53 例,显效 13 例,有效 32 例,无效 8 例,总有效率为 84.9%;其中治疗腰部酸胀、疼痛的有效率为 80%,腰部活动受限的有效率为 84.9%,腰部压痛及叩击痛的有效率为 100%〔中医药导报,2007,13(6):80〕。③本方颗粒剂配合手法治疗骨质疏松症并发颈椎病 60 例,显效 52 例,有效 6 例,无效 2 例,总有效率为 96.7%;骨密度(g/cm^2)治疗后(0.832 ± 0.162)较治疗前(0.743 ± 0.132)明显升高(P<0.01);酶法测定抗酒石酸盐酸性磷酸酶(U/L)治疗后(2.39 ± 1.14)较治疗前(4.48 ± 1.29)明显降低(P<0.01)〔吉林大学学报,2012,38(2):206〕。

【不良反应】偶有轻度胃肠道反应,一般不影响继续服药。

【注意事项】①发热病人暂停使用;②对本品过敏者禁用,过敏体质者慎用;③宜饭后服用;④忌辛辣、生冷、油腻食物。

第十三章

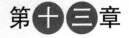

其他类药

中医有"不荣则痛,不通则痛"的理论,疼痛相对应的疾病除跌打损伤类、骨折类、骨刺病、颈椎病、腰椎病、骨质疏松类外,其他如腰肌劳损、风湿病、肾虚腰痛、气虚血瘀等皆可引起疼痛。外伤出血、骨折筋伤、痛经可用独一味胶囊(片)。扭挫疼痛、风湿瘀阻、经络不通而致的疼痛可用红茴香注射液。血瘀阻络疼痛、骨折疼痛可用伸筋丹胶囊。肝肾不足、血瘀气滞、脉络痹阻,或风寒湿邪凝滞于经络所致的疼痛用壮骨关节丸。先天禀赋不足、肾虚精亏等导致骨髓失养可用肾骨胶囊。因肾气不足、气虚血瘀而致的疼痛可用骨痨敌注射液。先天不足、肝肾亏损、后天失养、气血虚弱所致的小儿五迟、小儿汗症、脾胃虚弱,运化失调所致的厌食可用龙牡壮骨颗粒。肾阳亏虚、肾腑失养所致的腰痛可用青娥丸。三叉神经痛、坐骨神经痛、风湿关节痛可用汉桃叶片。

汉桃叶片

Hantaoye Pian

《中华人民共和国药典》2015 年版一部

【**药物组成**】汉桃叶。

【**功能主治**】祛风止痛,舒筋活络。用于三叉神经痛,坐骨神经痛,风湿关节痛。

【**辨证要点**】用于三叉神经痛、坐骨神经痛、风湿关节痛。

【剂型规格】片剂,①薄膜衣片,每片重 0.33g;②糖衣片(片芯重 0.32g)。

【用法用量】口服。一次 3~5 片,一日 3 次。

【临床应用】临床主要用于三叉神经痛、坐骨神经痛、风湿关节痛。亦可用于手术后疼痛、胃肠痉挛及胆绞痛等疾病的治疗。①联合腺苷钴胺、维生素 B_1 治疗眶上神经炎 30 例,痊愈 28 例,显效 2 例,总有效率为 100%[现代医药卫生,2006,22(17):2626];②治疗坐骨神经痛 20 例,显效 11 例,有效 5 例,无效 4 例,总有效率为 80%[黑河科技,1997(1):31-32];③联合卡马西平、多塞平治疗三叉神经痛 60 例,痊愈 14 例,显效 26 例,有效 16 例,无效 4 例,总有效率为 93.3%[中国中医药现代远程教育,2012,10(18):42]。

【不良反应】有报道称小儿误服过量汉桃叶片后出现发热、口干、皮肤潮红等现象,经抢救无效死亡的病例[内蒙古医学杂志,1994,14(4):228]。

壮骨关节丸

Zhuanggu Guanjie Wan

《中华人民共和国药典》2015 年版一部

【药物组成】狗脊、淫羊藿、独活、骨碎补、续断、补骨脂、桑寄生、鸡血藤、熟地黄、木香、乳香(醋炙)、没药(醋炙)。

【功能主治】补益肝肾,养血活血,舒筋活络,理气止痛。用于肝肾不足、血瘀气滞、脉络痹阻所致的骨性关节炎、腰肌劳损,症见关节肿胀、疼痛、麻木、活动受限。

【辨证要点】①骨痹:因肝肾不足、风寒湿邪凝滞于经络所致,症见颈、腰、膝部痛有定处,重着而痛,遇风寒湿邪加重,得温热减轻,苔白腻,脉沉而迟缓;骨性关节炎、强直性脊柱炎、脊柱骨关节病、骨质疏松症见上述症候者。②腰痛:因肝肾不足、血瘀气滞、脉络痹阻所致,症见腰部酸软疼痛,屈伸不利,遇劳加重,舌淡,脉沉细;腰肌劳损见上述症候者。

【剂型规格】丸剂,水丸,每瓶装60g。

【用法用量】口服。浓缩丸一次10丸,水丸一次6g,一日2次。早、晚饭后服用。

【临床应用】临床用于治疗骨性关节炎、强直性脊柱炎、脊柱骨关节病、骨质疏松症、腰肌劳损等。①玻璃酸钠合壮骨关节丸治疗膝骨关节炎148例,缓解47例,显效72例,有效22例,无效7例,总有效率为95.3%[实用中西医结合临床,2008,8(3):36–37];②壮骨关节丸合钙尔奇D治疗骨质疏松症60例,用药24周后显著提高了骨密度,降低了血骨钙素(BGP)、尿吡啶啉与肌酐比值(UPYD/Cr)[医药产业资讯,2006,3(17):230–231];③治疗骨痹64例(膝关节退行性变46例、腰椎退行性变18例),治愈41例,好转7例,未愈16例,总有效率为75.0%[实用中医药杂志,2012,28(1):39]。

【不良反应】本品的不良反应主要为肝损害、血压升高和过敏性疾病等[药物不良反应杂志,2000,2(1):15]。引起的肝损害主要为胆汁淤积性肝炎[药物不良反应杂志,2000,2(1):20]、黄疸型肝炎[中外医疗,2009(18):181];过敏性疾病主要表现为荨麻疹、红斑疹、水疱疹、皮疹、过敏性紫癜等;另有出现血小板减少和血尿的报道[福建医药杂志,1997,19(1):77]。

【注意事项】①本品可能引起肝损伤,肝功能不全者禁用;②孕妇及哺乳期妇女禁用;③关节红肿热痛者慎用;④本品含有乳香、没药,宜饭后服,脾胃虚弱者慎用;⑤老年患者或有肝炎病史的患者在治疗期间应注意肝功能监测;⑥避免大剂量、长疗程服用。

红茴香注射液

Honghuixiang Zhusheye

《中华人民共和国卫生部药品标准
中药成方制剂第二十册》

【**药物组成**】红茴香。

【**功能主治**】消肿散瘀，活血止痛。用于腰肌劳损、关节或肌肉韧带伤痛、风湿痛等。

【**辨证要点**】①扭挫疼痛：因外伤而致，症见伤处青红紫斑，痛如针刺，瘀肿闷胀，不敢触摸，活动受限而未见皮肤破损；软组织损伤见上述症候者。②痹病：因风湿瘀阻、经络不通而致，症见肌肉关节疼痛，其痛呈刀割、针刺样，压痛明显，局部皮色紫黯，舌质紫黯有瘀斑，脉弦涩；风湿性关节炎、类风湿关节炎、强直性脊柱炎见上述症候者。

【**剂型规格**】注射剂，每支装①1ml；②2ml。

【**用法用量**】痛点、穴位或肌内注射。一次 1~2ml，一日或隔日 1 次。3~5 次为 1 个疗程；或遵医嘱。

【**临床应用**】临床主要用于治疗软组织损伤、腰间椎盘突出、关节炎、腰肌劳损等导致的疼痛。①治疗软组织损伤 129 例，痊愈 106 例，显效及有效 21 例，无效 2 例，总有效率为 98.4%［浙江中医杂志，2012，47（10）：746］；②治疗急性腰椎间盘突出症 88 例，痊愈 32 例，显效 28 例，有效 14 例，无效 14 例，总有效率为 84.1%［中国医药导刊，2013，15（S）：147-148］；③小剂量痛点注射治疗冈上肌肌腱炎 156 例，痊愈 85 例，显效 31 例，有效 33 例，无效 7 例，总有效率为 95.5%［中国社区医师：医学专业，2012，14（301）：216］；④穴位注射治疗腰肌劳损 100 例，治愈 50 例，显效 40 例，有效 10 例，总显效率和总有效率分别为 90.0% 和 100%［浙江中医杂志，2000，35（10）：431］；

⑤治疗急、慢性腰腿痛 80 例,治愈 64 例,好转 10 例,未愈 6 例,总有效率为 92.5%〔浙江中医杂志, 2009, 44(11): 857〕。

【不良反应】有报道称肌内注射本品 2 例出现严重心律失常,停药后症状消失〔药物不良反应杂志, 1999, 1(3): 188〕。

【注意事项】①经期妇女及孕妇禁用;②风湿热痹、关节红肿热痛者不宜使用;③注射后见过敏者应立即停药,并行抗过敏治疗;④若发现混浊、沉淀、变色、漏气或瓶身细微破裂,均不得使用;⑤中毒时应立即停药,以补液、促进毒物排泄及对症支持疗法为主。

伸筋丹胶囊

Shenjindan Jiaonang

《中华人民共和国药典》2015 年版一部

【药物组成】地龙、制马钱子、红花、醋乳香、防己、醋没药、香加皮、烫骨碎补。

【功能主治】舒筋通络,活血祛瘀,消肿止痛。用于血瘀络阻引起的骨折后遗症、颈椎病、肥大性脊椎炎、慢性关节炎、坐骨神经痛、肩周炎。

【辨证要点】①骨折疼痛:多由外伤而致,症见肌肉关节疼痛,其痛呈针刺样,固定不移,压痛明显,局部皮色紫黯,脉弦或弦数;骨折、脱臼见上述症候者。②痹病:多因血瘀阻络所致,症见肌肉关节疼痛,其痛呈针刺样,固定不移,压痛明显,局部皮色紫黯,日久者关节畸形僵硬,舌质紫黯、有瘀斑,脉弦涩;颈椎病、肥大性脊椎炎、慢性关节炎、坐骨神经痛、肩周炎症见上述症候者。

【剂型规格】胶囊剂,每粒装 0.15g。

【用法用量】口服。一次 5 粒,一日 3 次,饭后服用或遵医嘱。

【临床应用】临床用于治疗关节炎、腰肌损伤、肩周炎等。①联合神经阻滞疗法治疗神经根型颈椎病 66 例,痊愈 48 例,有效 12 例,无效 6 例,总有效率为 90.9%〔河北中医药学报,2010,25(1):45〕;②治疗坐骨神经痛 30 例,痊愈 7 例,显效 11 例,有效 10 例,无效 2 例,总有效率为 93.3%〔浙江中医杂志,2001,36(12):544〕。

【不良反应】有报道口服本品出现过敏性皮疹〔工企医刊,2004,17(6):61〕,过量服用本品中毒 1 例〔临床医学,2010,30(7):103〕。

【注意事项】①孕妇和哺乳期妇女禁用;②骨折、脱臼者宜手法复位后再用药物治疗;③风湿热痹、关节红肿热痛者慎用;④饭后服用可减轻胃肠道反应;⑤不宜过量、久用;⑥心脏病患者慎用。

青娥丸

Qing'e Wan

《中华人民共和国药典》2015 年版一部

【药物组成】盐杜仲、盐补骨脂、炒核桃仁、大蒜。

【功能主治】补肾强腰。用于肾虚腰痛,起坐不利,膝软乏力。

【辨证要点】腰痛:由肾阳亏虚、肾腑失养所致,症见腰膝酸痛,下肢痿软,畏寒怕冷,四肢欠温,少气乏力,舌淡,脉沉细;慢性腰肌劳损见上述症候者。

【剂型规格】丸剂,①小蜜丸;②大蜜丸,每丸重 9g。

【用法用量】口服。水蜜丸一次 6~9g,大蜜丸一次 1 丸,一日 2~3 次。

【临床应用】临床用于治疗慢性腰肌劳损、骨质疏松症。青娥丸治疗绝经后骨质疏松症 30 例,总有效率为 93.3%;其中肾精亏虚 15 例,治疗后显效 3 例,有效 11 例,无效 1 例;肾阳不足 10 例,治疗后显效 1 例,有效 8 例,无效 1 例;脾肾两虚 5 例,治疗后显效 1 例,有效 4 例[中国中医骨伤科杂志, 2013, 32(10): 71]。

【**不良反应**】有报道称服用本品出现口干、便秘症状[中国中医骨伤科杂志, 2016, 24(7): 22]。

【**注意事项**】①湿热或寒湿痹阻及外伤腰痛者慎用;②治疗期间宜节制房事;③服药期间不宜进食辛辣、油腻和煎炸类食物。

肾骨胶囊

Shengu Jiaonang

《中华人民共和国卫生部药品标准
中药成方制剂第十二册》

【**药物组成**】牡蛎。

【**功能主治**】促进骨质形成,维持神经传导、肌肉收缩、毛细血管正常渗透压,保持血液的酸碱平衡。用于儿童、成人或老年人缺钙引起的骨质疏松、骨质增生、骨痛、肌肉痉挛,小儿佝偻症。

【**辨证要点**】①骨痿:多因先天禀赋不足、肾虚精亏等导致骨髓失养,症见骨痛,肌肉痉挛,骨脆易折;原发性、继发性及特发性骨质疏松症见上述症候者。②五软五迟:多因先天禀赋不足、肾虚精亏等导致骨髓失养,症见小儿筋骨软弱,坐立、行走无力,头颅软化,囟门闭合较迟,牙齿晚出,甚则鸡胸龟背;小儿佝偻病、软骨病、钙缺乏症见上述症候者。

【**剂型规格**】胶囊剂,每粒含钙 0.1g。

【**用法用量**】口服。一次 1~2 粒,一日 3 次;孕妇和儿童遵医嘱。

【**临床应用**】临床用于治疗骨质疏松症、小儿佝偻病、软骨病、钙缺乏症等。①治疗肝肾不足型骨质疏松症 140 例,显效 58 例,有效 66 例,无效 16 例,总有效率为 88.6%;明显增加尺骨、桡骨的骨密度;疗效与病程、年龄有直接关系[辽宁中医药大学学报, 2014, 16(5): 207]。②治疗肝肾不足、筋脉瘀滞证骨性关节炎 40 例（试验组和对照组的比例为 1：1），无论从骨性关节炎的治疗，还是肝肾不足、筋脉瘀滞证的改善，特别是对主要症状的改善作用均与对照组的疗效相当，非劣效于抗骨增生片［辽宁中医药大学学报，2015，15（4）：96-99］。

【不良反应】本品可能引起肝功能异常［药物不良反应杂志，2003，5（1）：32］。

【注意事项】①饭后立即服用，服药后要多饮水；②饮食宜清淡，多食乳类、豆类等含钙丰富的食物。

骨痨敌注射液

Gulaodi Zhusheye

《中华人民共和国卫生部药品标准
中药成方制剂第二十册》

【药物组成】三七、黄芪、骨碎补、乳香（制）、没药（制）。

【功能主治】益气养血，补肾壮骨，活血化瘀。用于骨关节结核、淋巴结结核、肺结核等各种结核病以及瘤型麻风病等症。

【辨证要点】骨痨：因肾气不足、气虚血瘀而致，症见关节疼痛肿胀，活动受限，肌肉萎缩，全身不适，倦怠乏力，肢体消瘦，面色萎黄，食欲减退；骨关节结核初期见上述症候者。

【剂型规格】注射剂，每支装 2ml。

【用法用量】肌内注射。一次 2-4ml，一日 1-2 次。

【临床应用】临床用于治疗结核病。①骨痨敌治疗骨关节结核 234 例，3 个月近期总有效率 95%。其中随访观察远期疗效 100 例，以优良可差评价临床疗效，随访 1-2 年 11 例，优 7 例，良 3 例，可 1 例；随访 2-3 年 33 例，优 23 例，良 9 例，可 1 例；随访 3-4 年 25 例，优 22 例，良 2 例，可 1 例；随访 4-5 年 15 例，优 11 例，良 1 例，可 3 例；随访 5-6 年 6 例，优 6 例；随访 6-7 年 5 例，优 5 例［陕西新医药，1978（6）：12-15］。②骨痨敌联合化学治疗初治菌阳肺结核 64 例,治疗 2 周、2 个月、5 个月和 6 个月后,治疗组的痰菌阴转率分别为 39.1%、95.3%、98.4% 和 98.4%[中外医疗,2010,29(32):5,7]。③空洞性肺结核患者接受常规抗结核药物联合骨痨敌注射液治疗 3 个月,痰菌转阴率为 93.3%,空洞闭合率为 77.7%,临床症状改善率为 94.4%[内蒙古中医药,2015,34(4):22-23]。④治疗颈淋巴结核 45 例,显效 24 例,好转 14 例,有效 4 例,无效 3 例,总有效率 93.3%[陕西中医,1986,7(9):397]。

【不良反应】本品可能引起皮肤过敏反应[临床肺科杂志,2012,17(11):2125]。

【注意事项】①孕妇禁用;②骨痨见骨蒸潮热、低热不退者配合滋阴凉血除蒸药同用;③月经期停用;④忌食生冷、油腻食物;⑤若发现混浊、沉淀、变色、漏气或瓶身细微破裂,均不得使用。

独一味胶囊(片)

Duyiwei Jiaonang(Pian)

《中华人民共和国药典》2015 年版一部

【药物组成】独一味。

【功能主治】活血止痛,化瘀止血。用于多种外科手术后的刀口疼痛、出血,外伤骨折,筋骨扭伤,风湿痹痛以及崩漏、痛经、牙龈肿痛、出血。

【辨证要点】①外伤出血:由外伤、手术所致,症见局部皮破肉绽,剧烈疼痛,出血;切割伤见上述症候者。②骨折筋伤:由外伤而致,症见伤处剧烈疼痛,肢体畸形,活动受限,红肿疼痛,青紫斑块;脱臼、骨折见上述症候者。③痹病:为外感风湿、闭阻经络而致,症见关节痛,痛如针刺样;风湿性关节炎、类风湿关节炎见上述症候者。④痛经:由血瘀闭阻经络而致,症见经前或经期小腹疼痛拒按,经行不畅,血色紫黯有块,舌紫黯,脉沉弦。

【剂型规格】胶囊剂,每粒装 0.3g。片剂,①薄膜衣片,每片重 0.28g;②糖衣片(片芯重 0.26g)。

【用法用量】口服。胶囊剂,一次 3 粒,一日 3 次,7 日为 1 个疗程;或必要时服。片剂,一次 3 片,一日 3 次,7 日为 1 个疗程;或必要时服。

【临床应用】临床用于治疗外伤出血、骨折筋伤疼痛、神经痛、风湿性关节炎、痛经等。①外伤出血:治疗鼻出血患者 67 例,治愈 57 例,有效 8 例,无效 2 例,总有效率为 97%[中国校医,2009,23(2):214];治疗口腔出血性疾病患者 72 例,治愈 60 例,有效 7 例,无效 5 例,总有效率为 93.1%[口腔医学,2004,24(2):122];治疗妇科出血性疾病 162 例(宫血 30 例、节育环后出血 36 例、产后出血 21 例、人工流产后出血 52 例、其他 23 例),显效 83 例,有效 62 例,无效 17 例,总有效率为 89.5%[青海医药杂志,2001,31(7):49-50]。②骨折筋伤疼痛:本品胶囊剂治疗外伤后疼痛 40 例,痊愈 11 例,显效 21 例,有效 5 例,无效 3 例,总有效率为 92.5%;明显改善患处肿胀,缩短疼痛时间[中国药房,2013,24(28):2644-2645]。③神经痛:本品治疗三叉神经痛 26 例,治疗 15 天后,基本治愈 4 例,显效 15 例,有效 5 例,无效 2 例,总有效率为 92.3%[贵阳中医学院学报,2002,24(2):12-13]。④妇科疾病:治疗妇科疾病 300 例,其中子宫内膜炎 150 例,总有效率为 86.7%;阴道出血 100 例,总有效为率 92.0%;经期腹痛 50 例,总有效率为 92.0%[实用中医内科杂志,2005,19(2):171]。⑤炎症疼痛:联合玻璃酸钠关节腔内注射治疗膝关节滑膜炎 35 例,治愈 25 例,好转 8 例,无效 2 例,总有效率为 94.3%[甘肃中医学院学报,2015,32(4):48-50]。

【不良反应】有报道服用本品可引起过敏反应[江苏医药,2000,26(8):6]。

【注意事项】①孕妇禁用;②骨折、脱臼者宜手法复位后再用药物治疗;③饮食宜清淡,多食易消化的食物。

药名索引